もっと！

愛と創造、支配と進歩をもたらす ドーパミンの最新脳科学

ダニエル・Z・リーバーマン、
マイケル・E・ロング
梅田智世 訳

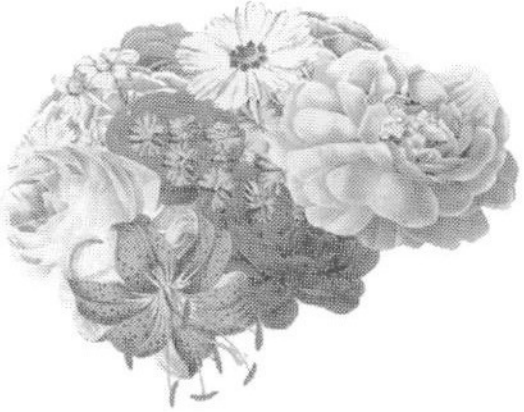

インターシフト

サムとザックへ、
私の目を開き、新しい角度で世界を見られるようにしてくれるきみたちに。
——ダニエル・Z・リーバーマン

お父さんへ、
相手が聞きたがっていなくても、誰彼かまわず宣伝したであろうあなたに。

そして、ケントへ、
ちょうどおもしろくなりはじめたときにいなくなってしまったあなたに。
——マイケル・E・ロング

THE MOLECULE OF MORE
How a Single Chemical in Your Brain Drives Love, Sex, and Creativity—
and Will Determine the Fate of the Human Race
by Daniel Z. Lieberman, MD and Michael E. Long

もっと！

愛と創造、支配と進歩をもたらすドーパミンの最新脳科学

【目次】

＊文中、〔　〕は訳者の注記です

はじめに　上と下

下を見てほしい。何が見える？　自分の手、机、床。もしかしたら、コーヒーの入ったカップ、ノートパソコン、新聞もあるかもしれない。その共通点は何だろうか？　どれも自分の手で触れられるものだ。下を見たときに目に入るものは、あなたの手の届く範囲にあるもの、いますぐにコントロールできるもの、特に計画を立てたり努力をしたり考えたりしなくても、動かしたり操作したりすることのできるものだ。それはあなたの仕事の成果かもしれないし、他者の親切、あるいは単なる幸運の賜物かもしれない。いずれにしても、下を見たときに目に入るものは、あなたのものと言える。それはどれも、あなたの手のうちにあるものだ。

さて、次は上を見上げてみてほしい。何が見える？　天井、壁に掛かった絵もあるだろうか。あるいは窓の外にあるもの。木々、家々、ビル、空に浮かぶ雲——遠く離れたところにあるさまざまなもの。その共通点は何だろうか？　それに手で触れるためには、計画を立て、思考し、計算しなければならない。ほんの少しかもしれないが、それでもやはり多少の調整と努力が求められる。下を見たときに目に入るものとは違い、上の世界が私たちに見せるものは、手に入れるためには思考や努力を要するものだ。

単純に聞こえるのは、実際に単純だからだ。だが脳にとって、この区別は大きく異なるふたつの思考様式――まったく違うふたつの世界の扱い方の分岐点になる。あなたの脳のなかで、下の世界はいくつかの化学物質――神経伝達物質と呼ばれる――に統制されている。あなたが満足感を覚え、いまここにあるものを楽しめるのは、その化学物質のおかげだ。だが、あなたの目を上の世界に向けたときに脳が頼るのは、それとは別の化学物質――たったひとつの分子だ。その分子は、指先にあるものの世界の向こうへあなたを連れて行くのみならず、すぐにつかめる領域の外にある世界を追いかけ、支配し、所有したいという欲求を生み出している。実体のある物だけではない。知識、愛、権力。そうした遠くにあるものを追い求める意欲を、その分子はかきたてている。テーブルの反対側にある塩入れに手を伸ばすときも、宇宙船で月へ飛行するときも、空間と時間を超越した神を崇拝するときも、その化学物質の出す命令が、地理的なものであれ知的なものであれ、あらゆる隔たりを私たちに乗り越えさせているのだ。

下の化学物質――「ヒア&ナウ（いまここ：H&N）」と呼ぶことにしよう――は、目前にあるものをあなたに体験させてくれる。そのはたらきのおかげで、あなたはいますぐに味わったり楽しんだり、あるいは闘ったり逃げたりすることができる。上の化学物質は、それとは違う。その化学物資は、まだ手にしていないものをあなたにほしがらせ、新しいものを追い求めたいと思わせる。そして、あなたがそれに従って行動したときには報酬を、従わなかったときには苦しみを与える。それは創造性の源であり、さらに進めば狂気の源にもなる。依存症の鍵を握り、そこからの回復の道となるものでもある。成功を追求する野心的な企業幹部があらゆるものを犠牲にするのも、出世した俳優や起業家や芸術家が夢に描いた富と名声をすべて手に入れてもなおたゆまぬ努力を続けるのも、満たされた夫や妻がほかの人を求めるスリルと引き換えに何もかもをなげうつのも、すべてその化学物質のちょっとした生物学的現象のなせるわざだ。それが生み出す打ち消しようのない切望のうずきが、科学者を学説の追求へと駆り立て、哲学者に秩序と理《ことわり》と意味を探し求める意欲を与えている。

私たちが救いを求めて空を見上げるのは、そのせいだ。天国が上にあり、現世が下にあるのも、そのせいだ。それは私たちの夢を動かすモーターの燃料であり、失敗したときには絶望の源にもなる。私たちが努力して成功する理由であり、発見して繁栄する理由でもある。

そして、幸せがけっして長くは続かない理由でもある。

あなたの脳にとって、このただひとつの分子は、究極の多目的デバイスだ。それが無数の神経化学プロセスをつうじて私たちを駆り立て、いまここにある喜びのもっと先へ進めと背中を押し、想像から生まれる可能性の宇宙を探索させている。哺乳類、爬虫類、鳥類、魚類の脳内には例外なくこの化学物質が見られるが、ヒト以上に大量に持つ生物は存在しない。それは幸いでも禍《わざわい》でもある。モチベーションでも報酬でもある。炭素、水素、酸素、それにひとつの窒素原子——構造は単純だが、それが生み出す結果は複雑だ。その化学物質の名は、ドーパミン。その物語は、人類の営みの物語にほかならない。

いますぐそれを実感し、そのはたらきに身を委ねたいのなら、あなたにもできる。

上を見上げればいい。

愛とは要求であり、渇望であり、人生最高の賞品を求める衝動である。

——ヘレン・フィッシャー（自然人類学者）

第1章 愛●恋愛から友愛へ

生まれてこのかた待ち望んでいた相手を見つけた。
なのになぜ、ハネムーンは永遠に続かないのだろうか？

この章では、セックスの欲求を生み出し、あなたに恋をさせる化学物質を——そしてあらゆるものが遅かれ早かれ変わってしまう理由を——探っていく。

ショーンは湯気にけむるバスルームの鏡を拭い、黒髪に指を走らせてほほえんだ。「きっとうまくいく」

ショーンはタオルを落とし、自分のたいらな腹に見とれた。ジムに執着したおかげで、六つに割れる腹筋の三分の二ができあがっていた。そこから、ショーンの思考はもっと切迫した執着へ漂っていった。二月以降、誰ともデートしていなかった。それはつまり、七か月と三日のあいだセックスしていないという婉曲表現だ――自分がそれほど正確に日数を把握していることに気づき、ショーンは動揺した。その連続記録も今夜でおしまいだ。そう心に決めた。

バーに行ったショーンは、可能性のありそうな相手を値踏みした。今夜のバーには、魅力的な女性がたくさんいる――見た目がすべてというわけではないが。たしかに、ショーンはセックスが恋しかったが、自分の人生に特定の誰かがいてほしいとも思っていた。理由もなくメールを送る相手、満ち足りた毎日の一部になりうる相手がほしかった。ショーンは自分のことをロマンチストだと思っていた。今夜のところはセックスで頭がいっぱいだとしても。

ハイテーブルの前で友人と立ち話をしている若い女性と何度も目があった。黒髪に茶色い瞳の持ち主だ。ショーンが彼女に目をとめたのは、いかにも土曜の夜らしいお決まりの格好をしていなかったからだ。ハイヒールではなくフラットシューズを履き、クラブ向きの服ではなくリーヴァイスを穿いている。ショーンが自己紹介をすると、たちまちのうちに苦もなく会話が流れはじめた。彼女の名はサマンサ。サマンサは開口一番、ビールをあおるよりもカーディオ・エクササイズ〔有酸素運動の一種〕をしているほうがしっくりくると打ち明けた。それが呼び水となり、地元のジムやフィットネス・アプリ、午前と午後のエクササイズを比べた場合のそれぞれのメリットについて、突っこんだ議論がはじまった。その夜ずっと、ショーンはサマンサのそばを離れず、サマンサもすぐに彼がそばにいることを好ましく思うようになった。

ふたりの背中を押し、長期的な絆を結ぶに至る道を進ませた要因は数多くある。共通の関心事、互いに感じた心地良さ。もしかしたら、酒の力と多少の必死さもあったかもしれない。だが、それはどれも、愛の扉を開く真の鍵ではない。最大の要因は、これだ——彼らはふたりとも、精神に変化をもたらす化学物質の影響下にあった。それは、バーにいた全員に言えることだ。

そして、いずれわかることだが、あなたも同じだ。

ドーパミンは快楽物質ではない

脳内に存在するドーパミンが発見されたのは、一九五七年のこと。発見者は、ロンドン近郊のランウェル病院の研究室に所属していた研究者、キャスリン・モンタギュだ。ドーパミンは当初、ノルエピネフリン（ノルアドレナリン）と呼ばれる化学物質を合成するための一手段としか見られていなかった。だがその後、科学者たちは奇妙なことに気づきはじめた。ドーパミンを産生する脳細胞〔脳の神経細胞《ニューロン》〕は全体のわずか〇・〇〇〇五％——二〇万個に一個の割合——しかないにもかかわらず、行動に並外れた影響を及ぼしているように見えたのだ。ドーパミンが作用すると、被験者は喜びの感情を経験し、どんなことをしてでもその希少な細胞を活性化させようとした。それどころか、適切な条件がそろうと、ドーパミンを活性化して快感をもたらす行動に抗うことさえできなくなった。一部の科学者は、ドーパミンに「快楽物質」の名を与え、一連のドーパミン産生細胞が脳内でたどる経路を「報酬系」と名づけた。

快楽物質としてのドーパミンの評判は、薬物常用者の実験でさらに確固たるものになった。この種の実験では、放射性同位体で標識した糖とコカインの混合液を薬物常用者の体内に注入する。この方法を使えば、脳のどの領域がカロリーをもっとも多く消費しているかがわかる。静脈注射したコカインが効いているあいだ、被験者には現在の気分の良さを評価してもらう。その結果わかったのは、ドーパミン報酬系の活性が大きくなるほど高揚感が大きくなるという事実だった。身体のはたらきで脳内からコカインが除去され、ドーパミンの活性が低下するにつれ、その高揚感は薄れていった。そのほかの研究でも同様の結果が得られた。こうして、ドーパミンの快楽物質としての役割が揺るぎないものになったのだった。

別の研究者たちもその結果を再現しようとした。予想外のことが起きはじめたのは、そのときだ。研究者たちは、こんな理論を立てていた。ドーパミン経路の進化した理由が、薬物でハイになるのを助長するためだった可能性は低い。薬物はおそらく、人工的なドーパミン刺激を引き起こすのだろう。ドーパミンに仕事を与えた進化プロセスの原動力は、生存と生殖に関する活動を促すニーズだった可能性が高い。そこで、同じ効果が出ると期待しつつ、コカインを食べものに置き換えてみた。そして明らかになった事実に、誰もが驚いた。それが快楽物質ドーパミンの終わりのはじまりだった。

研究者らが発見したのは、ドーパミンの本質は快楽ではまったくないという事実だった。ドーパミンは、それよりもはるかに影響の大きい感情を生み出している。これから紹介するように、ドーパミンに対する理解こそが、さまざまな領域での人類の努力を説明し、さらには予測するための鍵を握っているのだ。その領域は、目をみはるほどに広い。たとえば、芸術、文学、音楽の創造。成功の追求。新世界や自然の法則の発見。神をめぐる思考。そして、恋もそのひとつだ。

* * *

ショーンは恋に落ちたことを自覚していた。自信のなさは溶けてなくなった。毎日が黄金の未来のはじまりのような気分だった。サマンサと過ごす時間が長くなるにつれ、彼女に対して感じる興奮は増し、期待感が絶え間なく続くようになった。彼女のことを思うたびに、無限の可能性が広がった。セックスに関して言えば、ショーンの性欲はこれまでになく強くなったが、その対象はサマンサに限られていた。ほかの女性は存在しなくなった。さらにすばらしいことに、ショーンがその幸せのすべてを打ち明けようとしたとき、サマンサは彼の言葉を遮り、自分もまったく同じ気持ちだと言ってくれたのだ。

ショーンはふたりがずっと一緒にいられるという確約がほしかった。だからある日、サマンサにプロポーズした。返事はイエスだった。

ハネムーンから数か月が過ぎ、いろいろなことが変わりはじめた。結婚当初、ふたりは互いに夢中だった。だが、時が経つにつれ、相手に対する激しいまでの切望は、それほど激しいものではなくなった。なんでもできるという確信は、それほどたしかなものではなくなった。もはや頭をいっぱいにするものでも、あらゆるものの中心でもなかった。ふたりの高揚感はしぼんだ。不幸せというわけではなかったが、つきあいはじめたばかりのころに感じていた深い満足が、いつのまにか消えかけていた。無限の可能性があるという感覚が非現実的なものに見えはじめた。かつてはいつも相手のことを考えていたのに、そうではなくなった。裏切るつもりは毛頭なかったが、ショーンの目はほかの女性たちに引かれるようになった。サマンサも、ときどき男性と戯れることを自分に許した。もっとも、レジに並んでいるときに、食料品を袋につめる大学生の男の子と笑みを交わす以上のものではなかったが。

ふたりは一緒にいて幸せだった。けれど、当初は輝いていた新しい人生は、別々だったころのそれぞれの人生と変わらないものに見えはじめていた。魔法が、それがなんであれ、消えかけていた。

「前の恋愛とまったく同じ」とサマンサは思った。

「こういうこと、前にもあったな」とショーンは思った。

いくつかの点で、ラットはヒトよりも研究しやすい。ラットが相手なら、研究倫理委員会にドアを叩かれる心配をせずに、いろいろな実験をすることができる。食べものと薬物がどちらもドーパミンを刺激するという仮説を検証するべく、科学者たちはラットの脳に電極を直接埋め込み、ひとつひとつのドーパミン神経細胞の活性を直接測定できるようにした。次に、ペレット状の餌を落とすシュートのついたケージを組み立てた。結果は予想どおりだった。最初のペレットを落とすや否や、ラットのドーパミン系が活性化したのだ。大成功！　自然界の報酬も、コカインなどの薬物と同じようにドーパミン活性を刺激するのだ。

次に、科学者たちは最初の実験とは違うことをした。来る日も来る日も餌のペレットを落とし続け、餌がシュートを滑り落ちる際のラットの脳を観察したのだ。その結果は、予想だにしないものだった。ラットはそれまでと変わらない熱心さで餌をむさぼった。餌を楽しんでいるのは明らかだった。それなのに、ラットのドーパミン活性が停止していたのだ。刺激が相変わらず続いているのに、いったいなぜドーパミン活性が停止するのか？　その答えは、思いもよらないところからもたらされた――サルと電球だ。

ウォルフラム・シュルツは、影響力の大きなドーパミン実験のパイオニアのひとりに数えられる。スイス・フリブール大学〔現ケンブリッジ大学〕神経生理学教授のシュルツは、学習におけるドーパミンの役割に関心を持つようになった。シュルツはまず、マカクザルの脳のドーパミン細胞が集まっている領域に小さな電極を埋めこんだ。次に、ふたつの電球とふたつの箱がある装置にサルを入れた。ときどき電球のどちらかが点灯する。片方の電球は、餌のペレットが右側の箱に入っているという合図だ。もう片方の電球は、餌が左側の箱に入っていることを意味する。

サルがこのルールを理解するまでには、しばらく時間がかかった。最初のうちはランダムに箱を開け、ほぼ半分の確率で餌を手に入れていた。サルが餌のペレットを見つけると、脳のドーパミン細胞が発火した。ラットのケースと同じだ。しばらくすると、サルは合図の意味を理解し、餌の入っている正しい箱に毎回手を伸ばすようになった。そしてそのときから、ドーパミン放出のタイミングが変わりはじめた。餌を見つけた時点で発火していたのが、電球が点灯した時点で発火するようになったのだ。なぜだろうか？

電球の点灯はつねに突発的で、予想できない。だが、電球が点けば餌が手に入ることをひとたび学習すると、サルの感じる「サプライズ」は、餌ではなく電球の点灯だけからもたらされるようになる。そこから、新たな仮説が浮かび上がった。ドーパミンの活性は快楽の指標ではなく、予想外のこと――可能性と期待に対する反応だとする仮説だ。

ヒトであるわれわれも、それと同じように、期待を持たせるサプライズから来るドーパミンの急増を体験している。恋人から甘いラブレターが届いたとき（「なんて書いてあるんだろう？」）、長年会っていなかった友人からメールが来たとき（「どんな知らせがあるのかな？」）。あるいは、ロマンスを求めているさなかに、なじみのバーのべたつくテーブルで新しい素敵な出会いがあったとき（「何かが起きるかも？」）。だが、サプライズがおなじみの出来事になると、その目新しさは薄れ、ドーパミンの勢いも衰える。そうなったら、もっと甘いラブレターやもっと長いメール、もっと心地良いテーブルを与えられても、もう勢いは戻らない。

このシンプルな概念は、大昔からある疑問——愛はなぜ色褪せるのかという疑問を化学的に説明している。私たちの脳は予想外のものを希求し、ひいては未来に、あらゆるエキサイティングな可能性がはじまる未来に関心を向けるようにプログラムされている。だが、愛であれなんであれ、それがおなじみのものになったら、その興奮は薄れ、新たな対象が私たちの関心を引きはじめる。

この現象を研究する科学者たちは、私たちが目新しいものから得る興奮を「報酬予測誤差」と名づけた。その意味するところは、まさに名前のとおりだ。私たちはつねに、次に来るものを予測している。たとえば、何時に退社できるのか。あるいは、ＡＴＭで残高照会したときに目にするはずの金額もそうだ。実際に起きたことが予測よりも良ければ、それは文字どおり、未来予測の誤差ということになる。もしかしたら、早めに退社できるかもしれないし、予測より一〇〇ドル多い残高を目にするかもしれない。その幸せな誤差こそ、ドーパミンを始動させているものの正体だ。おまけの時間やおまけの金額そのものではない。ポイントは、予想外の良いニュースがもたらすぞくぞくするような快感にある。

実際、報酬予測誤差さえあればドーパミンは始動する。通勤中、なじみの通りを歩いているところを想像してみてほしい。過去に何度も歩いた道だ。突然、あなたは新しいベーカリーカフェが開店していることに気づく。それまでは見たことのない店だ。あなたはたちまち、店に入って商品を見たくなる。それはドーパミンのなせるわざだ。そこから生まれる感情は、何かを味わったりさわったり眺めたりするときの楽しさとは違う。それはいわば期待の喜び――なじみのない、より良いものかもしれないという可能性だ。あなたは興奮しているが、その店のパンはまだひとつも食べていないし、コーヒーの味見もしていないし、それどころか店内のようすを見てもいない。

あなたはその店に入り、深煎りコーヒーとクロワッサンを注文する。コーヒーをひと口飲む。芳醇な香りが舌全体に広がる。これまでで最高のコーヒーだ。次に、クロワッサンをかじる。バターたっぷりでさくさくとしたそれは、何年も前にパリのカフェで食べたものとまったく同じだ。さて、あなたはどんな気持ちになるだろうか？ この新しい一日のはじめ方のおかげで、人生が少しだけ良いものになったと思うかもしれない。これから毎朝、この店に立ち寄って朝食をとり、街いちばんのコーヒーと最高にさくさくのクロワッサンを味わうことができるのだ。この店のことを友人たちに話すかもしれない――もしかしたら、彼らが聞きたいと思っている以上にしつこく。カフェの名前の入ったマグカップも買うかもしれない。一日をはじめることにさえ、もっと興奮するようになるかもしれない。なぜなら、〈そう、このすばらしいカフェがあるから〉。それがドーパミンのはたらきなのだ。

言ってみれば、カフェと恋に落ちたようなものだ。

だがときには、望んでいたものを手に入れてみたら、予想していたほどの快感を得られないこともある。ドーパミンの生む興奮（つまり、期待のスリル）は永遠には続かない。なぜなら、いずれ未来は現在になるからだ。ぞくぞくするような未知の神秘は、おなじみの退屈な日常になる。その時点で、ドーパミンの仕事は終わり、失望が顔を出しはじめる。コーヒーとクロワッサンがとてもおいしかったので、あなたはいつもそのベーカリーカフェで朝食をとるようになる。だが、数週間が経つと、「街いちばんのコーヒーとクロワッサン」はありきたりの朝食に変わってしまう。

コーヒーとクロワッサンが変わったわけではない。変わったのは、あなたの期待だ。

同じように、サマンサとショーンも、ふたりの関係がすっかりおなじみのものになるまでは互いのことで頭がいっぱいだった。対象が日常生活の一部になり、報酬予測誤差が起きなくなると、もはやドーパミンは始動せず、興奮の感情を呼び起こさなくなる。ショーンとサマンサは、バーの見知らぬ顔の海のなかで互いに驚き、夢中になった。だがやがて、終わらない喜びに満ちた想像上の未来は、実体のある現実の体験になった。未知のものを理想化するというドーパミンの仕事——そして能力——は終わりを迎え、したがってドーパミンも機能を停止したというわけだ。

情熱は、私たちが可能性の世界を夢見るときに高まり、現実に出くわしたときにしぼむ。あなたを寝室へと手招いていた愛の神や女神が、しわくちゃのティッシュで鼻をかむ眠たげな配偶者に変わるとき、愛の性質——一緒にいる理由——もまた変わらなければならない。ドーパミンの見せる夢から……何か別のものに。だが、いったい何に？

身体の近く・遠く

オーストラリア・クイーンズランド大学の生理学名誉教授ジョン・ダグラス・ペティグリューは、ウォガウォガという愉快な名を持つ街の生まれだ。ペティグリューは神経学者として輝かしいキャリアを歩み、「空飛ぶ霊長類仮説」に新たなデータを加え、コウモリがヒトの遠い親戚だと立証したことで知られている。その着想に加え、ペティグリューは脳がどのように三次元の世界地図を描いているかをはじめて明らかにした人物でもある。情熱的な恋愛となんの関係があるのかと思うかもしれない。だが、それはのちに重要な概念として、ドーパミンと愛の説明の鍵を握ることになる。

ペティグリューが突き止めたのは、脳が外の世界を別々の領域に分けて処理していることだった。「身体近傍空間」と「身体外空間」——要するに、近くと遠くだ。身体近傍空間は、手の届く範囲内にあるあらゆるもの——つまり、手を使っていますぐに動かせるもので構成されている。これはいま現在、現実にあるものからなる世界だ。身体外空間は、そのほかのすべてもの——一メートル先であろうが五〇〇〇万キロ先であろうが、手の届く範囲の外へ移動しなければ触れられないもので構成されている。これは可能性の世界だ。

そう定義すると、別の事実がおのずから浮かび上がる。明らかだが役に立つ事実だ。ある場所から別の場所へ移動するには時間がかかる。したがって、身体外空間で起きる相互作用は、必然的に未来に起きることになる。別の言い方をすれば、距離は時間と結びついているということだ。たとえば、あなたがいま、桃を食べたい気分だとしよう。だが、いちばん近くにある桃は近所の市場の大箱のなかに入っていて、いますぐ楽しむことはできない。桃を楽しめるのは未来になってから、それを手に入れたあとのことだ。さらに、手の届く範囲の外にあるものを手に入れるためには、多少なりとも計画を立てなければならないこともある。立ち上がって電気を点けるとか、市場まで歩いて行って桃を買う程度の簡単なことかもしれないし、ロケットを打ち上げて月へ到達させる方法を見つけ出さなければいけないかもしれない。それこそが、身体外空間にあるものを明確に表す特徴だ。それを手に入れるためには、労力と時間、そして多くの場合は計画が必要になる。それに対し、身体近傍空間にあるものは、その場ですぐに体験することができる。その体験は直接的だ。さわる、味わう、つかむ、握りしめる。幸福や悲しみ、怒り、喜びを感じる。そうしたたぐいの体験だ。

そこから、神経化学をめぐる単純明快な事実が導き出される。脳のはたらきは、身体近傍空間と身体外空間でそれぞれ異なるという事実だ。あなたがヒトの精神を設計するとしたら、そのように区別する脳をつくるのは理にかなっているだろう。手にしているものをひとつのシステムで処理し、それとは別のシステムで手にしていないものを処理する。初期の人類にとって、「あるか、ないかのどちらか」というおなじみのフレーズは、「あるか、死ぬかのどちらか」と言い換えても差し支えなかったはずだ。

進化という観点から見ると、自分が手にしていない食糧は、実際に手にしている食糧とは決定的に違う。それは水にも、身を守る場所にも、道具にも言える。その区別がきわめて重要だったからこそ、身体近傍空間と身体外空間の処理に関して、脳内で別々の経路と化学物質が進化したのだ。下を向いたときに見るのは、身体近傍空間だ。その空間を処理するとき、脳はいまここでの体験に関係するいくつもの化学物質に制御される。だが、脳が身体外空間を処理するときには、あるひとつの化学物質が、ほかのすべての化学物質を凌駕する支配力を行使する。期待と可能性を司る化学物質——ドーパミンだ。遠くにあるもの、まだ手に入れていないものは、使ったり消費したりすることはできない。できるのは欲することだけだ。ドーパミンにはきわめて明確な仕事がある。未来に手に入れられる資源を最大化し、より良いものを追い求める。それがドーパミンの仕事だ。

私たちの生活のあらゆる面は、この方式で区別されている。私たちは欲するものと持てるものをそれぞれ別の方法で処理している。たとえば、自分の家を持ちたいと思い、その種の欲望を体験すると、それが刺激となり、家を探して購入するのに必要な努力をする意欲が湧き起こる。そのときに使われる一連の脳の回路は、手に入れたあとに家を楽しむときに使われる回路とは異なる。昇進を期待すると、未来志向のドーパミンが活性化する。そのときの感情は、それまでよりも高い給料を二度目か三度目に受けとるときの「いまここ」での体験のそれとはまったく違う。そして、愛の探索に求められるスキルは、愛の維持に求められるそれとは別物だ。愛を継続させるためには、身体外空間的体験を身体近傍空間的体験に変えなければならない。つまり、探求から所有へ、期待するものから大切に世話しなければいけないものへの変化だ。それはまったく違うスキルで、そこにこそ、時とともに愛の性質を変えなければいけない理由がある。そして、あまりにも多くの人が経験しているように、われわれがロマンスと呼ぶドーパミンのスリルが終わると同時に愛が色褪せてしまう理由も、そこにある。

とはいえ、その移行をこなしている人も多い。彼らはどうやって切り換えているのか——どうやってドーパミンの誘惑を出し抜いているのだろうか？

魅力は魔法

魅力は美しい幻影だ。「魅力《グラマー》」という言葉は、もともとは文字どおりの魔法を意味していた。それはありふれた日常を超越し、理想を現実にすることを約束してくれる。魅力のよりどころは、謎と美質の特別な組みあわせだ。情報が多すぎると、魔法は解けてしまう。

——ヴァージニア・ポストレル

魅力はドーパミン作動性の想像力を刺激するものを目にし、いまここにある現実を正確に認識する能力が押し流されたときに生まれる。

そのいい例が、飛行機旅行だ。上を見てほしい。空に飛行機は見えるだろうか？　どんな思考と感情が呼び起こされるだろうか？　多くの人が抱くのは、あの飛行機に乗って遠い異国の地へ旅したいという願望——雲間の旅からはじまる気ままな逃避を欲する気持ちだ。もちろん、あなたがその飛行機に乗っている場合は、あなたの「いまここ」での感覚が、その空の楽園が街中を走るラッシュアワーのバスとそれほど変わらないことを告げているだろう。窮屈な座席、疲労困憊、不快感——優美さとは正反対だ。

その点で言えば、ハリウッド以上に魅力的なものなどあるだろうか？　見目麗しい俳優の男女がパーティーに出かけ、プールサイドでふざけあう。だが、現実はそのイメージとはまったく違う。一日に一四時間、熱いライトの下で汗を流さなければならない。女性は性的に搾取され、男性は私たちがスクリーンで目にする途方もない肉体をつくるプレッシャーから、ステロイドを摂取してホルモンを増強する。グウィネス・パルトロー、ミーガン・フォックス、シャーリーズ・セロン、マリリン・モンローは、「キャスティング・カウチ（役を得るためにプロデューサーと寝ること）」の経験を語っている（そしてマリリン・モンローを除く全員が、セックスと引き換えに誰もが望む役を与えるという申し出を断ったと話している）。ニック・ノルティ、チャーリー・シーン、ミッキー・ローク、アーノルド・シュワルツェネッガーは、いずれもステロイドを使用したことを認めている。ステロイドは、肝臓障害、気分変動、暴力的な感情の爆発、精神病を引き起こすおそれがある。ハリウッドは、けばけばしく飾り立てられた、卑俗なビジネスなのだ。

いっぽう、山は卑俗ではない。山は遥か彼方に堂々とそびえ立ち、数キロメートルぶんの空気のぼかし効果により、ちょうど結婚式の花嫁のソフトフォーカス写真のように印象が和らげられている。ドーパミンが大量に出ている人は、その山に登りたい、探索したい、征服したいと望む。しかし、それはできない。なぜなら、存在していないからだ。山そのものは存在している。だが、そこにいるという想像上の体験は実現不可能だ。現実に山にいる時間の大部分は、自分がそこにいることさえわからない。たいていは木々に囲まれていて、あなたにはそれしか見えない。ときどき展望スポットに行きあたり、数キロ先の谷を見渡すことはできるかもしれない。けれど、それをあなたが見ているとき、期待と美しさに満ちているのは遥か彼方の谷であり、いままさにあなたが立っている山ではない。魅力が生み出す欲望は、満たすことのできないものだ。なぜなら、それは想像のなかにしか存在しないものに対する欲望なのだから。

空を飛ぶ飛行機にしろ、ハリウッドの映画スターにしろ、遠くにそびえる山にしろ、手の届かないもの、現実ではないものだけが魅力を発揮する。魅力は一種の嘘なのだ。

＊　＊　＊

ある日の昼どき、サマンサは偶然デマルコに会った。ショーンの前に真剣につきあっていたボーイフレンドだ。ふたりは何年も会っていなかったし、フェイスブックでさえ互いを見つけていなかった。デマルコは相変わらず愉快で頭が切れ、おまけにスタイルも抜群だった。サマンサはすぐに、夢見るようなまなざしに戻った。そこには、長いあいだ感じていなかった何かがあった。こみあげる興奮。赤い糸で結ばれた男性と一緒にいるのかもしれないという感覚。新鮮な発見に満ち溢れているように見える誰か。デマルコも興奮し、自分の気持ちを伝えたくてたまらなくなった。彼が真っ先に口にしたのは、もうすぐ婚約する予定で、それがどれほど嬉しいかということだった。フィアンセは「運命の人」だ、サマンサにもぜひ会ってほしい、なにしろ、これほど大切で特別に思った相手はいままでひとりもいなかったから、とデマルコは打ち明けた。

デマルコと別れたサマンサは、こんな日は酒を飲むに限ると決めた。バーに移動し、トルティーヤチップスのバスケットとビールを注文し、それから三〇分をビールのラベルをつついて過ごした。サマンサはショーンを愛していた。本当に愛していた――いや、本当だろうか？

ふたりの関係は、ほとんどマンネリ化していた。デマルコと一緒にいるときに感じた気持ちこそ、彼女の望んでいるものだった。かつてはショーンにもそれを感じていたのに、いまはもう感じられなかった。

ダークサイド

ドーパミンにはダークサイドがある。ラットのいるケージにペレット状の餌を落とすと、ラットはドーパミンの奔流に襲われる。この世界が空から食べものの落ちてくる場所だなんて、いったい誰が思うだろうか？　だが、ペレットを五分間隔で落とし続けると、ドーパミンの放出は止まる。いつ餌を期待すべきか、ラットにはもうわかっている。したがって驚きはないし、ラットの「報酬予測」に誤差も存在しなくなる。それならば、ランダムな間隔でペレットを落とし、いつも驚くようにしたら？　そして、ラットとペレットを人間と金に置き換えたらどうなるだろうか？

混みあったカジノを想像してほしい。人だかりになったブラックジャックのテーブル、大金の賭けられたポーカー、ぐるぐると回転するルーレット。それはまさに派手派手しいラスヴェガスの縮図だが、もっとも儲かるのは大金の動くそうしたゲームではないことを、カジノの経営者たちは知っている。最大の利益を生むのは、地味なスロットマシンだ。スロットマシンは、旅行者や退職者たち、そして毎日カジノにひとりで立ち寄り、明滅するライトや鳴り響くベルの音、かたかたと回るルーレットのかたわらで数時間を過ごす常習的なギャンブラーに愛されている。現代の標準的な設計のカジノでは、フロアの八〇％という途方もないスペースがスロットマシンに割かれているが、それにはもっともな理由がある――スロットマシンがカジノの賭博収入の大部分を生んでいるからだ。

世界最大級のスロットマシン・メーカーの親会社は、サイエンティフィック・ゲームズという名を持っている。その誘惑的な機械の設計では、科学が大きな役割を果たしている。スロットマシンの起源は一九世紀にまでさかのぼるが、現代になってから加えられた改良は、一九六〇年代に行動操作の原則を打ち出した行動科学者バラス・フレデリック・スキナーの先駆的な研究にもとづいている。

スキナーは鳩を箱のなかに入れる実験をおこない、レバーをつつけば餌のペレットが手に入ると鳩に学習させる「条件づけ」が可能だということを発見した。レバーをつつく必要のある回数は、ある実験では一回、別の実験では一〇回と変わるが、一回の実験のなかでは、餌を得るためにつつかなければならない回数はつねに変わらない。結果はとりたてて興味深いものではなかった。つつかなければならない回数とは関係なく、無限にある書類の山に判を押す役人よろしく、どの鳩もレバーをつつき続けた。

次に、スキナーは別のことを試みた。ペレットを得るのに必要なプレス回数がランダムに変化する実験を設定したのだ。そうすると、餌がいつ落ちてくるのか鳩にはわからない。すべての報酬が予想外のものになる。鳩たちは興奮した。それまでよりも速くつついた。何かが鳩を刺激し、より大きな努力に駆り立てていた。その原動力こそ、驚きを司る物質、ドーパミンだった。かくして、スロットマシンの科学的な根拠が生まれた。

サマンサが昔のボーイフレンドに会ったとき、あらゆる感情が奔流のように甦った――興奮、可能性、興味、不安。サマンサはロマンスを探し求めていたわけではないが、必ずしもそうである必要はない。デマルコの出現、そして情熱的な興奮の新たなチャンスというなかば無意識の夢は、サマンサの人生の感情面に落ちてきた予想外の喜びだった。そして、その驚きが興奮の源になったのだ。もちろん、サマンサはそれを知らない。

サマンサとデマルコは、改めて会って飲みにいくことになり、楽しい時間を過ごす。ふたりは翌日のランチもともにする。すぐに、ふたりの会合は事実上の「デート」になる。気持ちが高揚する。話すときに相手に触れる。別れるときにハグをする。ふたり一緒にいると時間が飛ぶように過ぎる。昔つきあっていたころのように——思い返してみれば、ショーンと一緒にいるときもかつてはそうだった。「もしかしたら」とサマンサは思う。「デマルコが運命の人なのかも」。だが、ドーパミンの役割を理解すれば、ふたりの関係がとりたててめずらしいものではないことはすぐにわかる。ドーパミンの呼び起こす興奮が、また繰り返されているにすぎないのだ。

ドーパミンを始動させる目新しさは、永遠には続かない。こと恋愛に関しては、情熱的な恋の終わりがいずれは必ず訪れる。そして選択のときが来る。相手がいまここにいることに対する日々の感謝から生まれる愛情へ移行するのか、関係を終わらせて別のジェットコースターの乗り場を探しに出るのか。ドーパミンのスリルを選ぶのなら、ほとんど努力は必要ない。けれど、そのスリルはすぐに終わる。トゥインキー〔人気のスポンジケーキ〕を食べる喜びのようなものだ。長続きする愛では、重点が期待から体験へと移る。なんでも起こりうるという幻想から、現実とそれに伴うあらゆる不完全さとの関わりへの移行。その移行は難しいし、困難なタスクを簡単に逃れる方法が世界にあるときには、私たちはそちらを選びがちになる。だからこそ、恋愛初期のドーパミンの急襲が終わると、多くの恋愛も終わってしまうのだ。

恋愛初期は、橋のたもとにあるメリーゴーランドに乗っているようなものだ。その回転木馬はあなたの望むだけ何度でも回転し、あなたを美しい旅へ連れて行ってくれるが、最後にはいつもあなたをスタート地点に連れ戻す。音楽が止まり、地に足を戻すたびに、あなたは選ばなければならない。もう一周するのか。それとも、あの橋を渡り、別の、もっと永続的な種類の愛へ向かうのか。

「満足なんかできない！」

ミック・ジャガーが「満足なんかできない！」と最初に歌ったのは、一九六五年のことだ。それが未来を予言していたとは、当時は知るよしもなかった。二〇一三年に伝記作家に語ったところによれば、ジャガーは四〇〇〇人くらいの女性とつきあったという——成人後の人生で計算すると、一〇日ごとにパートナーを変えていたことになる。

注目すべきは、ジャガーがそのあとに「……四〇〇〇人目でやっと満足を手に入れた。もう十分だよ！」とは語っていないことだ。おそらく、可能である限り、いつまでも続けていくのだろう。では、いったい何人の恋人とつきあえば満足できるのだろうか？　四〇〇〇人とつきあった人は、ドーパミンに人生を操縦されていると言っても過言ではないだろう。少なくとも、セックスに関してはそう言える。そして、ドーパミンの最重要指令は、「もっと多くを手に入れろ」だ。さらに半世紀にわたって満足を追い続けたとしても、ジャガーはそれをつかまえることはできないだろう。彼の考える満足は、満足ではまったくないからだ。それは果てしない不満を育てる物質、ドーパミンに突き動かされた追求だ。恋人をベッドに連れこんだ途端、彼の当面の目標は、別の恋人を見つけることになる。

それはジャガーに限った話ではない。普通でないとさえ言えない。ミック・ジャガーは、テレビドラマ『となりのサインフェルド』に登場するジョージ・コスタンザの自信家バージョンだ。ジョージは『サインフェルド』のほぼすべてのエピソードで恋に落ちる。ばかばかしいほどの苦労をしてデートに誘い、セックスにつながる可能性があるのなら、ほとんどどんなことでもやってのける。新しい女性が現れるたびに、彼女こそ人生の伴侶、自分と一緒に末永く幸せになってくれる完璧な女性かもしれないと想像する。だが、『サインフェルド』のファンなら例外なく、どんな結末を迎えるかを知っている。ジョージが相手に夢中になっているのは、その女性が彼の愛情に応える瞬間までだ。それ以上がんばる必要がなくなると、彼の求めていたものはすべて消えてしまう。ジョージ・コスタンザは、ロマンスの追求というドーパミン性のスリルに病みつきになるあまり、丸々一シーズンを費やして、さんざんひどいことをしてきた自分を愛し続けてくれる唯一の女性との婚約をご破算にしようとする。結婚式の招待状の封筒を舐めた婚約者が有毒の接着剤のせいで死んでしまっても、ジョージは打ちのめされない。安堵し、喜びさえ感じる。そして、恍惚としながらロマンスの探求に復帰する。ミック・ジャガーはジョージと同じだ。そして、ジョージは私たち全員と同じだ。私たちはみな、新しい愛を探す情熱や狙いをつける感覚、興奮、そしてスリルを楽しんでいる。違うのは、大半の人がある時点でドーパミンの嘘を見抜くことだ。ヴァンデレー・インダストリーズ（『となりのサインフェルド』に登場する架空の会社）の元ラテックス製品セールスマンやローリング・ストーンズのリードボーカルとは違い、私たちの大半は、次に出会うはずの美しい女性やハンサムな男性がおそらく満足の鍵ではないことをいずれは理解する。

＊　＊　＊

「ショーンはどう？」とサマンサの母が訊いた。

「うーん……」サマンサはコーヒーカップのふちを指でなぞった。「思っていたのとは違うかな」

「またなの？」

「ほらきた」とサマンサ。

「私が言いたいのは、ただ、ショーンはすごくいい人みたいだし――」

「お母さん、『あなたは恵まれている』なんていうお説教はいらないから」

「これがはじめてじゃないでしょう。ローレンスのこと、覚えてる？　デマルコは？」。サマンサは唇を噛んだ。「どうして、いまあるものに満足できないの？」

友愛を司るH&N

ドーパミンの観点から言えば、所有は関心事ではない。ドーパミンにとって重要なのは獲得だけだ。あなたが橋の下で暮らしていれば、あなたにテントをほしがらせる。あなたがテントで暮らしていれば、ドーパミンは家をほしがらせる。あなたが世界一豪華な大邸宅で暮らしていれば、月にそびえる城をほしがらせる。ドーパミンに永続的な基準はないし、フィニッシュラインを探すこともしない。脳内のドーパミン回路を刺激できるのは、それがなんであれ、ぴかぴかの新しいものの可能性だけ。いま現在あるものがどれほど完璧かは、問題にならない。ドーパミンのモットーは〝もっと〟なのだ。

ドーパミンは愛の煽動者であり、その後に続くあらゆることを始動させる大もとのひとつだ。だが、その段階を越えて愛を継続させるためには、愛にもとづく人間関係の性質を変えなければならない。なぜなら、背後で流れる化学の交響曲が変化するからだ。ドーパミンは快楽物質などではない。まったく違う。ドーパミンの本質は、期待物質だ。可能性にすぎないものではなく、いま手にしているものを楽しむためには、未来志向のドーパミンから現在志向の化学物質に脳を移行させる必要がある。そうした現在志向の神経伝達物質を、ここではまとめて「ヒア&ナウ（いまここ：H&N）」と呼ぶことにする。ほとんどの人は、H&Nの名を耳にしたことがあるはずだ。たとえば、セロトニン、オキシトシン、エンドルフィン（モルヒネの脳内バージョン）、そしてエンドカンナビノイド（マリファナの脳内バージョン。「内因性カンナビノイド」とも）と呼ばれる一群の化学物質だ。ドーパミンのもたらす期待の快楽とは対照的に、これらの化学物質は感覚や感情から生まれる喜びをもたらす。その証拠に、エンドカンナビノイドの一種であるアナンダミドは、「楽しさ、至福、歓喜」を意味するサンスクリット語が名前の由来になっている。

人類学者のヘレン・フィッシャーによれば、初期の恋愛、すなわち「熱愛」は、一二か月から一八か月しか続かないという。そのあともカップルが絆を保とうと思ったら、「友愛」と呼ばれる違う種類の愛を育まなければならない。友愛はH＆Nが司っている。なぜなら、友愛はいまここで起きている体験と結びついているからだ――「愛する人と一緒にいるのだから、それを楽しみなさい」ということだ。

友愛は人間だけの現象ではない。同じ相手と一生添い遂げるほかの動物種にも見られる。特徴的な行動は、テリトリー防衛や巣づくりでの協力だ。絆を築いたつがいは、互いに餌を与えあい、毛づくろいをしあい、子育ての仕事を分担する。たいていの場合は互いの近くにとどまり、引き離されると不安をあらわにする。それはヒトでも同じだ。ヒトも同じような活動に従事し、同じような感情、具体的に言えば、互いの人生が深く絡みあう相手がいるという満足感を抱く。

愛の第二段階でH＆Nが仕事を引き継ぐと、ドーパミンは抑制される。そうでなければならない。なにしろ、ドーパミンは私たちの頭のなかで薔薇色の未来図を描き、その実現に必要な努力へと私たちを駆り立てるのだから。現在の関係に対する不満は、変化を起こす重要な動機だ。新しい恋愛の本質はそこにある。それに対し、Ｈ＆Ｎの司る友愛の特徴は、いまの現実に対する深く永続的な満足感、変化に対する嫌悪、少なくともパートナーとの関係という点での変化に対する嫌悪だ。実際、ドーパミン回路とＨ＆Ｎ回路は連携することもあるものの、ほとんどの状況では互いに打ち消しあう。Ｈ＆Ｎ回路が活性化しているときには、私たちは周囲にある現実の世界を体験するように促され、ドーパミンは抑制される。ドーパミン回路が活性化しているときには、私たちは未来の可能性へと突き進み、Ｈ＆Ｎ回路は抑制される。

研究室における実験でも、この概念が裏づけられている。熱愛の段階にある人から採取した血球を調べたところ、Ｈ＆Ｎであるセロトニンの受容体が健康な人よりも少なくなっていたのだ。これは、Ｈ＆Ｎが退却していることを示している。

新しいパートナーや情熱的なあこがれというドーパミン的スリルに別れを告げるのは簡単ではないが、それができるのは成熟の証《あかし》であり、長続きする幸福への一歩でもある。ローマへの休暇旅行を計画している男性を思い浮かべてみてほしい。彼は数週間を費やして毎日のスケジュールを立て、さんざん話に聞いてきた美術館や史跡を残らず訪ねられるように予定を組む。だが、いざ人類史上最高に美しい芸術作品に囲まれたときには、ディナーを予約したレストランまでどうやって行こうかと考えている。ミケランジェロの傑作を見て感動しなかったわけではない。単に、彼の性格がドーパミン優位というだけのことだ。彼にすれば、実際の行動よりも期待と計画のほうが楽しいのだ。恋人たちもそれと同じような期待と体験の断絶を味わう。初期の「熱愛」を動かしているのは、ドーパミン――高揚感、理想化、好奇心、未来の展望だ。そのあとに来る「友愛」では、H&N――満足、穏やかさ、身体の感覚や感情をつうじた体験が重視される。

ドーパミンのうえに成り立つロマンスは、短命ではあるがスリリングで、ジェットコースターのようだ。だが、私たちの脳の化学構造は、友愛への道を進むための手立てを用意している。ドーパミンが強迫的な切望を司る物質であるのに対し、長期的な絆ともっとも関係の深い化学物質は、オキシトシンとバソプレシンだ。オキシトシンは女性で、バソプレシンは男性でより活性が高い。

これらの神経伝達物質は、さまざまな動物を使って実験室で研究されている。たとえば、メスのプレーリーハタネズミの脳にオキシトシンを注射したところ、そのメスはたまたま近くにいたどんなオスとでも長期的な絆を築いた。同じように、遺伝的に多婚のオスのハタネズミにバソプレシンの活性を高める遺伝子を投与すると、交尾可能なメスがほかにいるにもかかわらず、一匹のメスだけと交尾するようになる。バソプレシンが「良い夫ホルモン」として機能したのだ。ドーパミンのはたらきはそれとは正反対だ。ヒトの場合、大量のドーパミンを産生する遺伝子を持つ人ほど性的なパートナーの数が多くなり、性交の初体験年齢も若くなる。

たいていのカップルでは、ドーパミン的な熱愛がH&N的な友愛に変わっていくのに伴い、セックスの頻度は少なくなる。これは当然と言える。というのも、オキシトシンとバソプレシンはテストステロンの放出を抑制するからだ。同じように、テストステロンはオキシトシンとバソプレシンの放出を抑制する。この事実は、テストステロンの血中濃度が生まれつき高い男性が傾向としてあまり結婚しない理由をある程度まで説明している。また、独身男性は既婚男性よりもテストステロンが多い。そして、結婚生活が不安定になると、その男性のバソプレシンは減少し、テストステロンが増加する。

人は長期的な友愛を求めているのか？　その答えがイエスであることを示す絶好の証拠がある。複数のパートナーを持つことは一見すると魅力的に思えるが、にもかかわらず、ほとんどの人は最終的には身を落ち着ける。国連のある調査では、九〇％を超える男女が四九歳までに結婚することがわかっている。人は友愛がなくても生きていけるが、私たちの大多数は、友愛を見つけて維持するための努力に人生の大部分を割いている。それを可能にしているのがＨ＆Ｎだ。Ｈ＆Ｎのおかげで、私たちは自分の感覚が伝えるもの――いま目の前にあるもの、もっとほしいという渇望感を抱かずに体験できるものに満足を見いだすことができるのだ。

性的衝動と飢え

ショーンに最初に会った夜、サマンサは月経周期の一三日目だった。それは大きな意味を持つ。なぜだろうか？

テストステロンは、男性でも女性でも性欲を高めるはたらきをする。男性は大量のテストステロンを産生し、これが髭や筋肉量の増加、低い声など、男性的な特徴を生んでいる。女性のテストステロン量はそれよりも少なく、卵巣で産生されている。平均的に見ると、女性のテストステロン量がもっとも多くなるのは月経周期の一三日目と一四日目だ。これは卵子が卵巣から排出される時期にあたり、妊娠する可能性がもっとも高い時期でもある。テストステロンの量は日によってランダムに変動し、一日のなかで変わることもある。朝にテストステロンの分泌量が多くなる女性もいれば、もっと遅い時間帯に多くなる人もいる。何よりも個人差が大きい。一部の女性は、ほかの女性よりも生まれつきテストステロンの産生量が多い。テストステロンは薬剤として投与することもできる。プロクター・アンド・ギャンブル（P&G：デオドラント製品や紙おむつのメーカー）の科学者がテストステロン入りのジェルを女性の被験者の皮膚に塗布したところ、被験者のセックス回数が増加した。残念ながら、髭が生える、声が低くなる、男性特有の薄毛になるといった作用が一部の女性で見られたため、この「女性版バイアグラ」は米国食品医薬品局（FDA）の認可を得られなかった。

ラトガース大学の人類学者で、出会い系サイト「マッチ・ドット・コム」の主席科学顧問でもあるヘレン・フィッシャーによれば、テストステロンが生むタイプの性的衝動は、飢えなどのほかの自然の衝動と同じだという。飢えているときには、どんな種類の食べものであろうが、食べたいという衝動を満たしてくれる。同じように、テストステロンの誘発する性的衝動を体験しているときには、その欲求はセックス全般に対するものであり、必ずしも特定の人を対象としているわけではない。多くの場合、とりわけ若い人では、ほぼ誰でもかまわない。また、この性的衝動は抗しがたい欲求でもない。人は性的に飢えても死ぬわけではない。テストステロンが人を自殺や殺人へ駆り立てることはない。その点が、愛に圧倒されるドーパミン的体験とは違うところだ。

＊　＊　＊

ショーンは湯気にけむるバスルームの鏡を拭い、黒髪に指を走らせてほほえんだ。「きっとうまくいく」

「待って。じっとしてて」サマンサがそう言って、ショーンの額からひと房の髪を払った。「このほうが、すごくハンサムに見える」

「それなら……」

「いい子にして」とサマンサは言い、ショーンの頬に軽くキスした。

ドーパミン停止がオーガズムをもたらす

熱烈な期待から身体的な触れあいの快楽へと移行するセックスの進行段階は、愛がたどる段階をなぞっている。セックスはいわば早送りの愛だ。セックスは欲望からはじまる。これはテストステロンの引き起こすドーパミン作動性の現象だ。それに続く興奮も、未来志向のドーパミン的体験だ。身体的な接触がはじまると、脳の支配権はＨ＆Ｎへ移り、おもにエンドルフィンの放出をつうじて感覚的な体験の喜びがもたらされる。行為の極致、すなわちオーガズムは、ほぼ完全に「いまここ」での体験だ。この瞬間、エンドルフィンをはじめとするＨ＆Ｎ神経伝達物質が連携し、ドーパミンをシャットダウンする。

この脳内の移行は、オランダの男女を脳スキャナーにつなぎ、刺激を与えてオーガズムに導く実験でカメラにとらえられている。スキャン画像からわかったのは、性的な絶頂のさなかには前頭前野全域で活性が低下することだった。前頭前野は、衝動行為を制御するドーパミン作動性の脳領域だ。この制御が緩む結果、性的絶頂を感じるのに必要なＨ＆Ｎ回路が活性化する。被験者が男性か女性かは関係なかった。一部の例外はあったものの、オーガズムのときの脳の反応はつねに同じ——ドーパミンがオフ、Ｈ＆Ｎがオンになったのだ。[1]

それが本来あるべき形だ。だが、熱愛から友愛への移行に苦労する人がいるのと同じように、ドーパミンに突き動かされている人は、セックス中にＨ＆Ｎに支配権を引き渡すのに苦労することがある。言い換えれば、男性でも女性でも、大きな衝動に突き動かされているときに、思考のスイッチを切って触れあいの感覚だけを体験する——つまり、あまり考えずに感じることがしごく難しい場合もあるというわけだ。

H&N神経伝達物質が現実――セックス中の現実は強烈だ――を体験させてくれるいっぽうで、ドーパミンは現実の上を漂っている。ドーパミンには、つねに何かもっと良いものを呼び起こす力がある。しかも、誘惑の力を増すために、そうして呼び起こした別の現実に私たちを支配させる。想像上の世界が実現不可能であろうが、そんなことは関係ない。ドーパミンはいつだって、私たちに幻影を追い求めさせることができるのだ。

性的な体験が――特に継続的な関係の場合には――ドーパミンの見せる幻影の犠牲になることは多い。一四一人の女性を対象にした調査では、被験者の六五%が性交中に夢想し、別の人を相手にしている、もしくはまったく別のことをしているところを想像していることが明らかになった。別の研究では、その数字は九二%にものぼった。男性がセックス中に夢想する割合も、女性とほとんど変わらない。そして、男女ともに、セックス回数の多い人ほど夢想する傾向が強い。

望ましいパートナーとベッドに入るのに必要なエネルギーとモチベーションを与えてくれる脳の回路が、のちにその楽しさを味わう邪魔をするようになるとは、なんとも皮肉な話だ。その一因は、体験の強度にあるのかもしれない。一回目のセックスは、一〇〇回目のセックスよりも強烈な体験になる――同じ相手との一〇〇回目のセックスとなれば、なおさらだ。けれども、その体験の絶頂、すなわちオーガズムには、ほぼどんなときにも、現実から大きく遊離した夢想家をも目の前にあるH&Nの世界に引き戻すほどの強さがある。

ママはなぜ結婚するまで待たせたがるの?

文化が変わり、この手の考え方が時代遅れになっている地域もあるが、それでも娘に「結婚までとっておきなさい」と薦める母親（そして心配性の父親）は少なくない。それが道徳や宗教的な教えの一部になっているケースも多いが、はたして「待つこと」には脳内の化学物質を根拠とする利点があるのだろうか?

テストステロンとドーパミンは特別な関係にある。テストステロンは、熱愛期間中にドーパミンの作用と引き換えに抑制されない唯一のH&Nだ。それどころか、このふたつは一致協力してフィードバックループをつくりだしている――いわばロマンスの感情を高める永久機関だ。熱愛は通常、性欲を高める。テストステロンはその欲求をさらに活性化する。高まった欲求は、さらに熱愛を煽る。そんなわけで、性欲が満たされないようにすれば、実際に情熱が高まることになる。もちろん、必ずしも永遠に続くわけではないし、かなりの犠牲を払わずにはすまないが、効果があるのはたしかだ。したがって、化学的な根拠はたしかにあると言える。それはずっと昔から、現在の私たちが目にしている行動の基礎の、少なくとも一部を担ってきたのかもしれない。待ったぶんだけ、愛のもっともエキサイティングな段階が長くなる。距離と拒否の生む甘く苦い感情は、化学反応の発露なのだ。

情熱が繰り延べられれば、その情熱は維持される。母親が娘の結婚を願うなら、恋愛の情熱を増幅させれば、手っとりばやくことを運べる。ひとたび幻想が現実になると、ドーパミンはシャットダウンされる傾向がある。そして、ドーパミンは熱愛を駆り立てる化学物質だ。それならば、ドーパミンをもっと増やせばいいのでは？　いますぐセックスに応じるべきか、未来までとっておくべきか？　ママは答えを知っている。そして、その化学的根拠が、いまようやくわかりはじめている。

＊　＊　＊

ショーンは少し太ったが、サマンサにはいまのほうが魅力的に見える。ショーンのほうも、サマンサが前よりもきれいになったと思っていた。ドレスアップしたサマンサは素敵だが、起き抜けの、ぼさぼさの髪にすっぴん、ショーンの大学時代の着古したTシャツという格好のサマンサほど、自分にとってセクシーに見えるものはないとショーンは友人たちにのろけていた。最近のふたりは、赤ん坊が眠っているあいだ、声を潜めて少しでも長く時間を稼ごうとするようになっている。ふたりだけの無防備な朝の時間は、互いの存在を楽しめる数少ない瞬間だからだ。

サマンサは、ショーンが職場では話せない不安を抱えているときに、その不安の解消に協力するすべを覚えた。ショーンはサマンサのために時間を割く方法を見つけ、サマンサは修士号取得をめざして勉強できるようになった。だが、ふたりは以前にも増して、互いがそばにいることをただ楽しむようになっていた。ときにはまったく話をしないこともある。かつてはそれがおかしいことに思えたものだが、最近ではそれでいいと感じる。サマンサは、ショーンが自分に手をのばした夜のことを思い出す。彼女の腰を撫で、すぐにその手を引っ込めた夜のことを。ショーンが寝返りを打ち、眠りにつく前にいつもきまって出す声がサマンサの耳に届く。

「どうかした?」サマンサは訊く。

「なんでもない」とショーン。「ただ、きみがそこにいるのをたしかめただけ」

ドーパミンに「快楽物質」の異名がついたのは、常習性薬物の実験がきっかけだった。ドラッグがドーパミン回路を活性化させると、被験者が高揚感を体験する。そんな単純な話のように思えた。だがそれは、自然界の報酬——たとえば食べもの——を使った研究により、ドーパミン分泌の引き金になるのが予想外の報酬だけだと判明するまでのことだった。ドーパミンは報酬に対する反応ではなく、報酬予測誤差、すなわち実際の報酬から予測した報酬を差し引いたものに対する反応だったのだ。そこにこそ、恋愛が永遠に続かない理由がある。私たちは恋に落ちると、愛する人の存在がもたらす完璧な未来を期待する。それは熱に浮かされた想像の上に立つ未来だ。一二か月から一八か月後に現実が力を取り戻せば、その未来は粉々に砕けてしまう。そのあとには何が?　多くの場合、それで終わりだ。恋愛関係は終わりを迎え、ドーパミン作動性のスリルを求める探索がまた一からはじまる。そのかわりに、熱愛をもっと永続的なものに移行させる道もある。熱愛は友愛に変えることもできる。友愛にはドーパミンがもたらすようなスリルはないかもしれないが、幸せを運ぶ力がある――オキシトシン、バソプレシン、エンドルフィンなどのＨ＆Ｎ神経伝達物質がもたらす、長期的な幸せだ。

それはお気に入りの行きつけの場所のようなものだ――レストラン、店、あるいはどこかの街でもいい。そうした場所に対する愛情は、なじみのある雰囲気に、つまり実体のある現実の性質に喜びを感じることから生まれる。そこで私たちが楽しんでいるのは、この先どうなるかという可能性ではなく、いま現在のありようだ。それこそが、長期的に満たされる関係を築く唯一のたしかな基盤になる。ドーパミンは、未来の報酬を最大化することを目的とする神経伝達物質だ。それは、私たちが愛へと至る道を歩き出すきっかけをくれる。私たちの欲望を刺激し、想像力をかきたて、光り輝く約束の上に成り立つ恋愛へと私たちを引きずり込む。だが、こと愛に関しては、ドーパミンははじまりの場所であり、終着点ではない。ドーパミンはけっして満足しない。ひたすらもっとと言い続けることしかできないのだ。

第2章 依存症●「欲求ドーパミン」の駆動力

それがほしい……でも、あなたはそれを楽しめるだろうか？

ドーパミンは理性を圧倒して身を焦がすような欲望を生み出し、想像の限りの破壊的行動へと私たちを駆り立てる。

ひとりの男がレストランの前を通りすぎ、ハンバーガーの焼けるにおいを嗅ぎつける。ひとロかじるところを想像する。ほとんど味わっているような気分になる。彼はダイエット中だが、いまこのときは、そのハンバーガーを食べたいというほかには何も考えられない。そこで店に入り、ハンバーガーを注文する。予想どおり、最初のひと口は最高だ。ところが、ふた口めはそれほどでもない。ひと口食べるたびに、喜びはどんどん小さくなっていく――あれほど焦がれた「ハンバーガー天国」も、もはやこれまでだ。彼はとにもかくにも、なぜそうするのかよくわからないまま食べ終え、小さな嫌悪感とおおいなる敗北感を抱く。ダイエットを貫けなかったからだ。

通りに戻る彼の脳裏に、こんな思いがよぎる——何かを求めることと、それを楽しむことには、大きな違いがある。

あなたの脳は誰が支配している?

誰もが一度はこんな疑問を持ったことがあるだろう——なぜ? 〈なぜ自分はこんなことをしてしまうのか? なぜこんな選択をしてしまうのか?〉

表面上は、簡単な疑問のように思える。私たちが何かをするときには理由がある。セーターを着るのは寒いから。朝に起きて仕事へ行くのは、支払いをしないといけないから。歯を磨くのは虫歯を防ぐため。私たちの行動のほとんどは、ほかのことを目的としている。たとえば、暖かくなる、支払いをするための金を稼ぐ、歯科医に小言を言われないようにする、といった目的だ。

問題は、この疑問はどこまでも問い続けられることだ。なぜ暖かくなりたいのか? なぜわざわざ支払いをするのか? なぜ歯科医の小言を避けたいのか? 子どもたちは始終そんなゲームをしている。「もう寝る時間だよ」どうして? 「明日の朝、起きて学校に行かないといけないから」どうして? 「教育を受けなければいけないから」どうして? そんなふうに、どこまでも続く。

哲学者のアリストテレスも同じようなゲームをしているが、それにはもっと真剣な意図があった。人間のあらゆる行動にほかの目的があることに着目したアリストテレスは、はたしてそれに終わりがあるのだろうかと考えた。そもそも、なぜ仕事へ行くのか？ なぜ金を稼がなければならないのか？ なぜ支払いをしなければならないのか？ なぜ電気を止められてはいけないのか？ この問いはどこで終わるのか？ ほかの何かにつながるのではなく、私たちが純粋にそれだけを求めるものは存在しないのか？ 存在する、とアリストテレスは考えた。延々と連なるなぜの果てには、ただひとつのことが存在する。それは、幸福と呼ばれるものだ。人間のすべての行動は、究極的には幸福を目的にしているのだ。

この結論に異論を差し挟むのは難しい。結局のところ、料金を支払って電気が点けば、私たちは幸せになる。健康な歯と教育を受けた頭脳は、私たちを幸せにする。苦痛を覚えることさえも、それだけの価値がある目的のためにするのなら、私たちを幸せにするかもしれない。幸福は私たちの人生の旅路を導く北極星だ。さまざまな選択肢があるとき、私たちは最大の幸福につながるものを選択するはずだ。

ところが、実際にはそうしない。

私たちの脳は、そんなふうにはできていないのだ。知りあいを思い浮かべてみてほしい。「なんとなくなりゆきで」仕事をしている人や、良さそうだからという単なる直感で大学を選んだ人が大勢いるはずだ。私たちが数ある選択肢を理性的によく考え、それぞれを比較検討するのは、ときどきでしかない。そうした検証は骨の折れる作業だし、満足のいく結果が得られることはまれだ。自分が正しい決断をしたと確信を持って言える境地に達することは、めったにない。単純にしたいことをするほうがずっと簡単だ。だから、私たちはそうする。

次に来るのは、言うまでもなく、「それならば、私たちは何をしたいのか？」という疑問だ。その答えは、訊く相手によって変わる。ある人は金持ちになりたいと答え、別の人は良き父親になりたいと言うかもしれない。いつ訊くかによっても答えは変わる。午後七時なら、答えは「夕食」かもしれないし、朝七時なら「あと一〇分だけ眠りたい」かもしれない。ときには、自分が何をしたいのか、まったくわからないこともある。かと思えば、一度に多くのこと——互いに矛盾し、いっぺんに実現するのは不可能なこと——をしたがるときもある。多くの人は、ドーナツを目にしたら、それを食べたいと思う。けれどもドーナツを目にしたら、食べずにすむことを望む人も多い。いったいどういうわけだろうか？

欲求回路

アンドリューは二十代の若者で、企業向けソフトウェアを販売する会社ではたらいている。自信たっぷりの外交的な性格で、会社でもトップクラスの営業マンだ。仕事に熱中するあまり、くつろいだりほかのことをしたりする時間はほとんどないが、ひとつだけ例外がある

──女性を引っかけることだ。これまでに一〇〇人を超える女性と寝たはずだが、そのうちの誰とも親密な関係になったことはなかった。彼は親密な関係を求めていたし、長い目で見て幸せになるにはそれが大切であることもわかっていた。そして、一夜限りの行動パターンを続けていたら、そこにはたどりつけないことも自覚していた。にもかかわらず、そのパターンは続いた。

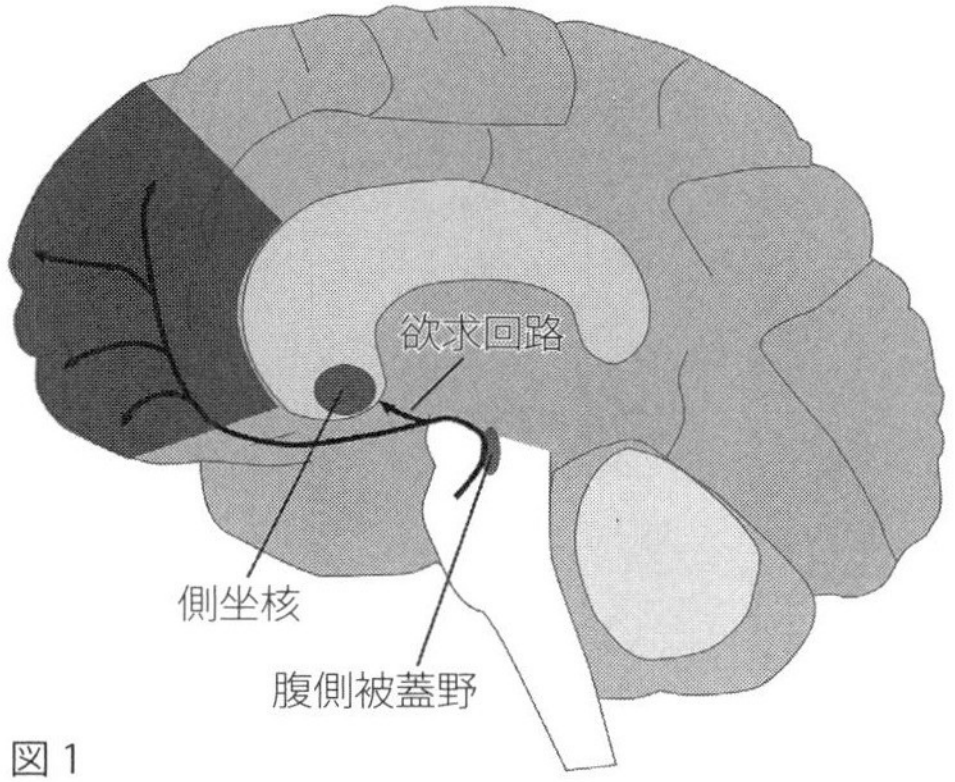

図1

何かをほしがること、すなわち欲求は、進化的に見ると古い脳の領域から流れ出ている。頭蓋の奥深くにある、腹側被蓋野と呼ばれる領域だ。この領域にはドーパミンが大量にある。さらに言えば、ドーパミンを産生するふたつの主要領域のひとつでもある。ほとんどの脳細胞と同様、この領域の細胞も脳内をくねくねと走る長い尾〔軸索〕でつながり、その尾はやがて側坐核と呼ばれる領域に達する。この長い尾を持つ細胞が活性化すると、ドーパミンが側坐核に放出され、私たちがモチベーションと呼ぶ感情が引き起こされる。科学用語では、この回路は中脳辺縁系経路と呼ばれるが、単純に「ドーパミン欲求回路」と呼ぶほうがわかりやすいだろう（図1）。

このドーパミン回路は、生存と生殖につながる行動を促進するために進化した。もっと簡単に言えば、食べものとセックスを獲得し、競争を勝ち抜きやすくするためだ。テーブルの上のドーナッツの皿を目にすると、この欲求回路が活性化される。活性化されるのは、それが必要だからではない。進化上、すなわち生存という観点から見て魅力的なものの存在が引き金になる。つまり、そうしたものを目にした瞬間、空腹か否かにかかわらず、欲求回路が活性化されるというわけだ。それがドーパミンの性質だ。ドーパミンはどんなときも未来に備えることを見据え、あらゆるものをより多く手に入れることに力を注ぐ。空腹はいまここで、現在に起きることだ。ところが、ドーパミンはこう命令する。「たとえ空腹でなくても、そのまま前進し、ドーナッツを食べろ。そうすれば、未来に生き残れる可能性が高くなる。次にいつ食べものが手に入るのか、誰にわかる?」。一生のほとんどを飢えの一歩手前で過ごしていたわれわれの進化上の祖先たちにすれば、その命令は合理的なものだった。

生物にとって、未来に関する最重要目標は、未来がやって来たときに生きていることだ。そのため、ドーパミン系は多かれ少なかれ、私たちを生かし続けることに執着する。絶えず環境に目を配り、新たな食糧源、身を守る場所、交尾の機会などの、自分のＤＮＡを複製し続けるための資源を探している。価値がありそうなものを見つけると、ドーパミンが始動し、「目を覚ませ。注意を払え。これは重要だ」というメッセージを送る。このメッセージは、欲求という感情、多くの場合は興奮を生み出すことで伝えられる。欲求を感じるかどうかは、あなたが自分で選んで決めているわけではない。それは、あなたが遭遇したものに対する反応なのだ。

ハンバーガー店の前を通った男性は、食べもののにおいを嗅ぎとった。そして、ほかの優先事項が脳裏に浮かんでいたにもかかわらず、ドーパミンがほとんど抗いがたい衝動を引き起こした——そのハンバーガーがほしくなったのだ。対象は違えど、それと同じメカニズムは、はるか昔から私たちの脳内で機能してきた。サバンナを歩くわれらが祖先を想像してみてほしい。よく晴れた朝。太陽が次第に高くなり、鳥たちが歌い、すべてがいつもと変わらない。彼女は歩きながら、見るとはなしに周囲を眺め、意識をさまよわせている。すると突然、ベリーがたわわに実った低木の茂みに行きあたる。その茂みは何度も目にしていたが、ベリーが実っていたことはなかった。それまで、彼女の視線は茂みの上を通りすぎ、思考は別の場所へ流れていた。ところが、いまは注意を払っている。集中力が研ぎ澄まされると同時に、目が前後に走って茂み全体を精査し、あらゆる細部を取り込む。彼女のなかで興奮が湧き起こる。この深緑色の葉の茂みが果実をみのらせるおかげで、たったいま、未来がほんの少しだけたしかなものになったからだ。

ドーパミンを原動力とする欲求回路が、突如として動き出したのだ。

彼女はこのベリーの茂みの生える場所を記憶するだろう。これから先、この茂みを目にしたときにはいつも、生存に役立つものを手に入れる意欲をかきたてるために、少量のドーパミンが放出されて注意力が高まり、ほのかな興奮が起きるだろう。こうして重要な記憶が形成された。それが重要なのは、生存と結びついているから、ドーパミンの分泌が引き金になったからだ。だが、ドーパ

人はなぜ幻影の世界に生きるのか

魅力的な女性を目にすると、彼女をベッドに引き入れることがアンドリューの人生最大の関心事になる。それ以外はすべてが薄れて鈍い灰色になってしまう。女性と出会うのは、たいていはバーだ。そして、仕事をしていないときにアンドリューがいたいと思う場所は、バーだった。ちょっとリラックスしてビールを何杯か飲むだけだ、と自分に言い聞かせることもあった。彼はバーの雰囲気が好きだった。ときには、誰かを引っかけたいという衝動に必死で抗うこともあった。セックスが終われば、たちまちその若い女性に対する興味を失うことはわかっていたし、その感覚はいやなものだったからだ。だが、最終的にどうなるかわかっていても、いつも衝動に屈してしまうのだった。

しばらくして、事態はさらに悪化した。女性が一緒に帰ることに同意した途端、興味を失ってしまうのだ。追いかけっこが終わると、何もかもが姿を変えた。彼の目には、相手の女性さえも違って見えた。しかもその変化が、まばたきひとつの間《ま》に起きる。アパートに着くころには、もはや彼女とセックスしたいという気もなくなってしまうのだ。

おおざっぱに言って、「重要」と表現されるものは、つまりはドーパミンと結びついているということだ。それはなぜか？　なぜなら、ドーパミンの数あるはたらきのひとつに、生存に役立つものの登場を告げる早期警報システムという役割があるからだ。生存に役立つ何かが現れると、私たちが考えをめぐらせるまでもなく、ドーパミンがすぐにそれをほしがらせる。それを好きかどうか、さらにはその時点で必要かどうかさえ関係ない。ドーパミンはそんなことは気にしない。言ってみれば、いつもトイレットペーパーを買う老女のようなものだ。物置に一〇〇〇ロールが山積みになっていようが、そんなことは関係ない。〈トイレットペーパーはどれだけあっても困らない〉。老女はそう考える。ドーパミンも同じだ。ただし、ドーパミンはトイレットペーパーではなく、生存に役立つあらゆるものを手に入れ、ためこむようにあなたを駆り立てる。

ダイエット中の男性が空腹でもないのにハンバーガーがほしくなった理由は、これで説明できるだろう。数時間、もしかしたら数分でみじめな気分になると知っていながら、アンドリューが女性を追いかけるのをやめられない理由も、これで説明がつく。だがこれは、もっと微妙な事象も説明している。たとえば、覚えられる名前とそうでない名前がある理由だ。名前を覚えやすくするために、私たちはありとあらゆる裏技を駆使している。その人の名前を会話のなかで何回か使うというのも、そのひとつだ。だが、その名前が頭に刻まれたと思っても、ほとんどの場合はすぐに記憶が薄れてしまう。重要な名前――自分の人生に影響を与える可能性がある人の名前――は覚えやすい。パーティーでじゃれあった人の名前は、あなたを無視した人の名前よりも長く記憶にとどまる。任せたい仕事があるからと面会を求めてきた人の名前も同様だ――そして、あなたが失業中なら、その名前はさらにしっかり記憶に刻まれるだろう。同じように、オスのラットは、性的に受け入れ可能なメスが迷路の先にいる場合には、そうでない場合よりも簡単に迷路を抜ける道を記憶する。ときには、集中のほどが強すぎるあまり、重要でないものだけに注意力が向いてしまい、重要なものの記憶が犠牲になることもある。強盗に遭ってベレッタの九ミリ拳銃を顔に突きつけられたある男性は、犯人の顔を描写してほしいと求められ、こう答えた。「顔は覚えていませんが、銃なら描写できます」

とはいえ、もっと普通の状況では、欲求回路でドーパミンが活性化すると、エネルギー、熱意、そして希望が呼び起こされる。それは気分の良いものだ。実際、その気分――期待の感覚、人生がもっと良くなりそうだという感覚を追い求めることに人生の大部分を費やしている人もいる。いまさにおいしいディナーを食べようとしているとき、古い友人と再会しようとしているとき、大きな商談がまとまりそうなとき、名誉ある賞を受賞しそうなとき。そんなときには、ドーパミンが想像力のスイッチを入れ、薔薇色の未来展望を描き出すのだ。

その未来が現在になったとき――ディナーが口に入ったとき、恋人が腕のなかにいるとき――に、何が起きるのだろうか？　興奮、熱意、エネルギーといった感情は霧散する。ドーパミンが活動を停止したのだ。ドーパミン回路が処理するのは、現実の世界の体験ではなく、想像上の未来の可能性だけだ。多くの人にとって、それは失望につながる。ドーパミン作動性の刺激にとりつかれた人は、現実から目をそらし、居心地のいい自分だけの想像の世界に逃避する。食べものを咀嚼しながら「明日はどうなるだろう？」と考え、あれほど熱烈に期待した現在の食事を意識してさえいないという事実には気づかない。〈期待しながら移動するほうが、到着するよりもいい〉――それがドーパミンに熱狂する人のモットーなのだ。

未来は現実ではない。それは、頭のなかにしか存在しない一群の可能性からできている。そうした可能性は理想化される傾向がある。私たちはたいてい、平凡な結果は想像しない。あらゆる可能性の世界のなかでも最高のものを想像しがちで、それが未来をさらに魅力的なものにしている。いっぽうで、現在は現実だ。現在には実体がある。想像ではなく体験するものであり、それには違う種類の脳内化学物質――いまここで起きていることを処理するH＆N神経伝達物質が求められる。ドーパミンは私たちに情熱的に何かをほしがらせるが、その何か――フルコースディナーの味、色、食感、香りや、愛する人と過ごすときに抱く感情――を、私たちが楽しめるようにしているのはH＆Nだ。

「ほしい」と「好き」

興奮から楽しみへの移行がすんなりとはいかないこともある。買いもののあとに感じる後悔を例に考えてみよう。高額の買いものをしたあとには、後悔の念が生まれることがある。従来、この後悔の原因は、まちがった決断をしたのではないかという不安や、贅沢をしてしまった罪悪感、売り手の影響を受けすぎたのではないかという疑念にあるとされている。だが実のところ、これは欲求回路が期待を裏切った一例だ。その高価な車を買えば喜びに満たされ、人生ががらりと変わるはず──欲求回路はあなたにそう告げる。ところが、ひとたび車の所有者になると、その感情は期待していたほど強くなく、長くも続かない。欲求回路はしばしば期待を裏切るが、それは起きるべくして起きている。なぜなら、こと満足感の発生に関しては、欲求回路はなんの役割も担っていないからだ。欲求回路は夢を現実にする立場にはない。言ってみれば、単なるセールスマンのようなものだ。

私たちが何かを求め、その購入を期待しているあいだは、未来志向のドーパミン系が活性化し、興奮を生み出す。ひとたび望みのものが手に入ると、それは見上げた先にある身体外空間から、見下ろした先にある身体近傍空間に移動する。つまり、ドーパミンの司る未来の遠い領域から、H&Nの司る確定された身体周辺の領域へと移動するわけだ。買いもののあとの後悔は、ドーパミン作動性の興奮の喪失をH&Nの体験で埋めあわせられなかったときに生じる。賢い買いものをしたのなら、H&Nの生む強烈な満足感により、ドーパミンのスリルの穴を埋められるはずだ。あるいは、買いもののあとの後悔を避ける別の方法として、ドーパミン作動性の期待をさらに生むものを購入するという手もある。たとえば、生産性を高めてくれる新しいコンピューターのような道具や、次のデートであなたを素敵に見せてくれる新しいジャケットなどだ。

したがって、買いもののあとの後悔を防ぐ対策としては、次の三つの方法が考えられる。①もっとたくさん買ってドーパミンの高揚感を追求する。②買うのを控えてドーパミンの暴落《クラッシュ》を避ける。③ドーパミンの欲求からH&Nの満足へと移行する能力を鍛える。だが、どの方法をとっても、激しく求めたものを手に入れたあとにそれを楽しめるという保証はない。何かを欲する気持ちとそれを好きになる気持ちは、それぞれ異なるふたつの脳内システムが生んでいる。そのため、欲していたものを好きになれないという事態がしばしば起きる。コメディドラマ『オフィス』の一場面で、ウィル・フェレル演じる一時雇いの上司ディアンジェロ・ヴィッカーズが大きなケーキを切るときに起きている現象も、まさにそれだ。

ディアンジェロ：個人的には、端っこが好きだ。

（ケーキの端を切り、手づかみで食べる）

ディアンジェロ：いったいなんで、こんなことをしたんだ？　たいしておいしくもない。食べたいわけでもない。昼食にもケーキを食べたんだ。

（手のなかの残りをごみ箱に捨てる）

ディアンジェロ（指をケーキに突っ込み、また別のかたまりをつかみとりながら）違う。わかるか？　私はよくやった。当然の権利だ。

（動きを止め、ややあって）

ディアンジェロ：私は何をやっているんだ？　しっかりしろよ、ディアンジェロ！

（つかみとったかたまりも投げ捨て、ケーキに向き直る。身をかがめてケーキに顔を近づけ、わめきちらす）

ディアンジェロ：違う！　違う！

自分の欲するものと好むものとを区別するのは難しいが、その断絶がもっともドラマチックに現れるのは、ドラッグの依存症に陥ったときだ。

抑制できなくなる

女漁りに時間を費やすあまり、アンドリューはフリータイムのほとんどをバーで過ごすようになっていた。大学時代には、しょっちゅうビアパーティーへ行っては早朝まで飲んでいた。だから、ビール片手に歩きまわるのはごく自然なことに思えた。大学卒業後、飲み仲間のほとんどは興味を別のものに移し、アルコールは人生の中心的な役割を演じるものではなくなった。だが、ほとんどバーに住んでいるようなアンドリューは、昔の習慣を続けていた。興味を引かれる相手を見つけたときには、飲むペースが速くなった。ぱっちりとした美しい目に酔っているときには、世界は普段よりエキサイティングな場所になり、それがアルコールの喜びを煽った。

飲酒が問題になっていると自覚したのは、翌朝の二日酔いのせいで、仕事で全力を尽くすのが難しくなったときだった。営業成績は落ちはじめ、かかりつけのセラピストに断酒をアドバイスされた。セラピストは三〇日の断酒を試みることを勧めた。酒の入っていない状態がどんなものかを経験するためだ。飲酒量の多い人が三〇日の断酒に成功すれば、たいていは前よりも気分が良くなり——頭が冴え、エネルギーに満ち、人生の単純な喜びを楽しめるようになる——その良い気分が長期的な断酒のモチベーションを高めることを、セラピストは知っていた。いっぽう、三〇日の断酒を完遂できなければ、それはもはや自分の飲酒をコントロールできなくなっている証拠だ。その体験が飲酒者の目を覚まさせ、アルコールとはすっぱり縁を切るように説得できる場合もある。

アンドリューは断酒を試みた。酒を控えるのは難しくなかった——だが、バーで寝る相手を探しているときは例外だった。その場所にある何か、女漁りというおなじみの体験に伴う何かが、強力な渇望感を引き起こした。セラピストは懸念を強めた。アンドリューがアルコール使用障害の基準を満たしていると感じたセラピストは、「アルコホーリクス・アノニマス〔飲酒問題を解決したいと願う相互援助の集まり〕」が開いている集会に行ってみてはどうかと提案した。

アンドリューはその診断に異を唱えた。彼が重視していたのは、行きずりのセックスに対する衝動を克服することだった。それを制御できるようになれば、もうバーへ行く必要もなくなり、アルコールの問題もおのずと解決するはずだと確信していた。セラピーに長い時間をかけ、セラピストと何度も話しあいを重ねたにもかかわらず、飲酒量は増えていった。だがついに、アンドリューはめざすものを手に入れた。自分の興味を引く相手を見つけたのだ。そして嬉しいことに、その興味は薄れなかった。何度かの突発的な再開のあと、アンドリューは一夜限りの遊びを完全にやめた。バーにもあまり行かなくなった。ところが意外なことに、飲酒は続いた。飲酒が彼の脳に入り込み、回路を書き換えてしまったせいで、もはややめられなくなっていたのだ。

常習性の薬物は、誘導ミサイルさながらに、強力な化学的爆弾で狙った回路を直撃する。それに匹敵するものは自然界には存在しない。食べものもセックスも、どんなものも薬物には敵わない。米国立薬害研究所の元所長アラン・レシュナーは、薬物が狙った回路を「乗っとる」と表現している。薬物は、食べものやセックスといった自然界の報酬よりもはるかに強力に回路を刺激する。食べものやセックスも、薬物と同じ脳内の動機づけシステムに影響を及ぼす。食べものやセックスの依存症に薬物依存症との共通点が多いのは、そのためだ。常習性の薬物は、生存という絶対不可欠な目的のために進化した脳内回路を乗っとり、別の目的に転用する。そして、その網に囚われた依存症患者を奴隷にしてしまうのだ。

常習性の薬物はがんに似ている。最初は小さいが、あっというまに使用者の生活のあらゆる面を乗っとってしまう。アルコール依存症患者は、はじめのうちは節度のある飲酒者かもしれない。それでも一歩一歩、たとえば週末に飲む何杯かのビールから毎日一リットルのウォッカへと進んでいくうちに、生活のほかの面が飲み込まれていく。まず、週末に家で酒を飲みたいがために、息子の野球の試合へ行くのをやめる。しばらくすると、学校の保護者会にも、家族での外出にもまったく行かなくなる。最後に残るのは仕事だ。なぜなら、それが酒を買うための資金源になっているからだ。だが、最終的には仕事にさえも行かなくなる。腫瘍と同じように、依存症も拡散する。そして、アルコール依存症患者の生活は、ひたすら飲酒だけに集中したものになる。彼は合理的な選択をしているのだろうか？　外から見ると、とてもそうは思えない。

ところが、内側から、ドーパミンの作用がわかる場所から見ると、完璧に理にかなっているのだ。ドーパミン系は、私たちに生存と生殖の動機を与えるために進化した。ほとんどの人にとって、生き続けること、自分の子の安全を守ること以上の重大事は存在しない。その手の活動は、もっとも大量のドーパミンを噴出させる。ドーパミンの大量噴出は、まさに文字どおりの意味で、生死に関わる状況に反応する必要があることを示している。〈避難しろ。食べものを探せ。子どもを守れ〉。それはどれも、ドーパミン系を強烈に直撃する課題《タスク》だ。それ以上に重要なものなどあるだろうか？

依存症患者にとっては、薬物のほうが重要だ。少なくとも、本人はそう感じている。誘導ミサイル・ドーパミンの爆発は、ほかのものを何もかも吹き飛ばしてしまう。仮に判断という行為が複数の選択肢を天秤にかけて重さをはかるものだとすれば、常習性薬物は天秤の片側に座りこんだ象のようなものだ。どんなものも敵わない。

依存症患者は、仕事よりも、家族よりも、どんなものよりも薬物を選ぶ。不合理な選択だと思うかもしれないが、本人の脳はその選択がまったく当然だと告げている。高級レストランでの食事と一〇〇万ドルの小切手のどちらかを選べと言われたら、たとえそれが街いちばんのレストランだったとしても、ディナーをとるという選択肢は考えるのもばかばかしいだろう。依存症患者は、たとえば家賃を払うか麻薬のクラックを買うかの選択をするときに、まさにそれと同じことを感じている。彼が選ぶのは、より強力なドーパミン刺激につながるものだ。クラックのもたらす恍惚感は、あなたが思いつくどんな体験のそれよりも大きい。ドーパミンという観点から見れば、それは合理的な選択であり、それが依存症患者の行動を操っているのだ。

薬物は自然界にあるドーパミンのトリガーとは根本的に異なる。飢えているときには、食べものを手に入れること以上に強い動機はない。だが、食事をしたあとは、食べものを手に入れるモチベーションは低下する。満腹回路が活性化し、欲求回路をシャットダウンするからだ。抑制と均衡のシステムが、あらゆるものを安定に保っているのだ。ところが、クラックに満腹回路は存在しない。依存症患者は意識を失うまで、病気になるまで、あるいは金が尽きるまでドラッグを摂取する。依存症患者にどれくらいクラックがほしいかと訊けば、返ってくる答えはひとつしかない。もっとだ。

別の角度から見てみよう。ドーパミン系の目的は、未来を予測し、予想外の報酬が生じたときに「注意せよ。世界の新しい何かを覚えるべきときだ」というシグナルを送ることにある。こうして、ドーパミンを浴びた回路は環境に順応する。形を変えて新たなパターンをつくる。新たな記憶を蓄え、新たな接続を確立する。「起きたことを覚えておけ」ドーパミン回路はそう命じる。「未来に役立つかもしれないから」

その結果、どうなるか？　次に同じ報酬が発生しても驚かなくなる。好きな音楽をストリーミングするウェブサイトを発見したら、あなたは興奮するはずだ。だが、同じサイトを次に訪れたときには興奮しない。そこにはもはや報酬予測誤差がないからだ。ドーパミンはそもそも、尽きせぬ喜びの宝庫ではない。驚きを伴う出来事を予測できるように脳を形づくり、資源を最大限に活用できるようにする。それはドーパミン本来のはたらきだ。いっぽうで、その過程で驚きを排除し、報酬予測誤差を消し去ることで、ドーパミンはみずからの活動そのものを抑制している。

ところが、常習性薬物はきわめて力が強いため、驚きと予測に関する複雑な回路を迂回し、自然ではない形でドーパミン系を刺激する。そして、あらゆるものをかき乱す。あとに残るのは、もっとほしいという不快な渇望感だけだ。

薬物は脳が正常に機能するために欠かせない繊細なバランスを破壊し、その人の置かれている状況に関係なく、ドーパミンの分泌を刺激する。それが脳を混乱させ、その結果、脳は薬物の使用にあらゆるものを結びつけはじめる。そしてしばらくすると、薬物こそが人生のあらゆることを解決する答えだと確信するようになる。お祝いしたい気分？　それなら、ドラッグを使え。悲しい？　ドラッグを使え。友人と出かける？　ドラッグを使え。ストレスを感じるとき、退屈なとき、リラックスしたいとき、緊張しているとき、怒っているとき、力がみなぎっているとき、憤慨しているとき、疲れているとき、エネルギーに満ち溢れているとき。とにかくドラッグを使え。依存症からの回復を目的とする「アルコホーリクス・アノニマス」などの一二ステッププログラムの関係者は、渇望感を呼び起こして依存症を再発させるおそれがあるものとして、依存症患者が気をつけなければいけない三つの要素を挙げている——人、場所、物だ。

シャツを真っ白にできなくなった依存症患者の話

依存症患者の渇望は、ときに奇妙なものが引き金になる。ある元ドラッグ常用者は、アニメを見るのを避けなければならなかった。なじみの売人の売るドラッグの袋に、アニメキャラクターが印刷されていたからだ。何が渇望の引き金になるのか、本人にもわからないことさえある。ヘロインに苦しむある依存症患者は、スーパーに行くたびに渇望感に襲われることに気づいた。理由はまったくわからなかったが、それは治療に大打撃をもたらしていた。ある日、彼はカウンセラーとともに、何が起きているのかを突き止めるべく、スーパーの現地調査に乗り出した。渇望感に襲われたらすぐに教えてください、とカウンセラーは指示した。陳列棚のあいだを一列ずつ歩いていたとき、突然、患者が立ち止まって言った。「来た」。ふたりがいたのは、棚いっぱいに漂白剤が並ぶ洗濯用洗剤のコーナーだった。治療をはじめる以前、その依存症患者はHIV感染を防ぐために、ヘロインの皮下注射針を漂白剤に浸していたのだ。

急激な上昇

欲求回路のドーパミンを活性化させる力を持つ薬物には依存性がある。アルコールもそうだし、ヘロインもコカインも、マリファナでさえそうだ。とはいえ、すべての薬物が同じ程度でドーパミンを活性化させるわけではない。ドーパミンに激しくヒットする薬物のほうが、控えめな刺激のものよりも依存性が高い。さらに、より大量のドーパミンを分泌させる「ハードヒッター」ほど使用者の恍惚感は大きくなり、効き目が切れたときに引き起こされる渇望感も強い。その強さは薬物によって異なる。一般に、マリファナ使用者はコカイン依存症患者ほど必死にドラッグをほしがらない。だが、そうした諸々の違いの下には、ドーパミン作動性の快感とその後の渇望感という共通点が存在する。

薬物による違いには、多くの要素が関係している。大きな役割を果たしているのが、薬物を構成する分子の化学構造だ。一部の化学物質は、ほかの物質よりも効率的にドーパミンをはたらかせる。だが、それ以外にも考慮すべき要因はある。たとえば、煙草のように煙を吸って使用するクラック・コカインは、鼻から吸引する粉末状のコカインと基本的には同じ分子だが、クラックのほうがはるかに依存性が高い。そのあまりの依存性の高さから、一九八〇年代に普及したクラックは、娯楽ドラッグ界を嵐のように席巻した。

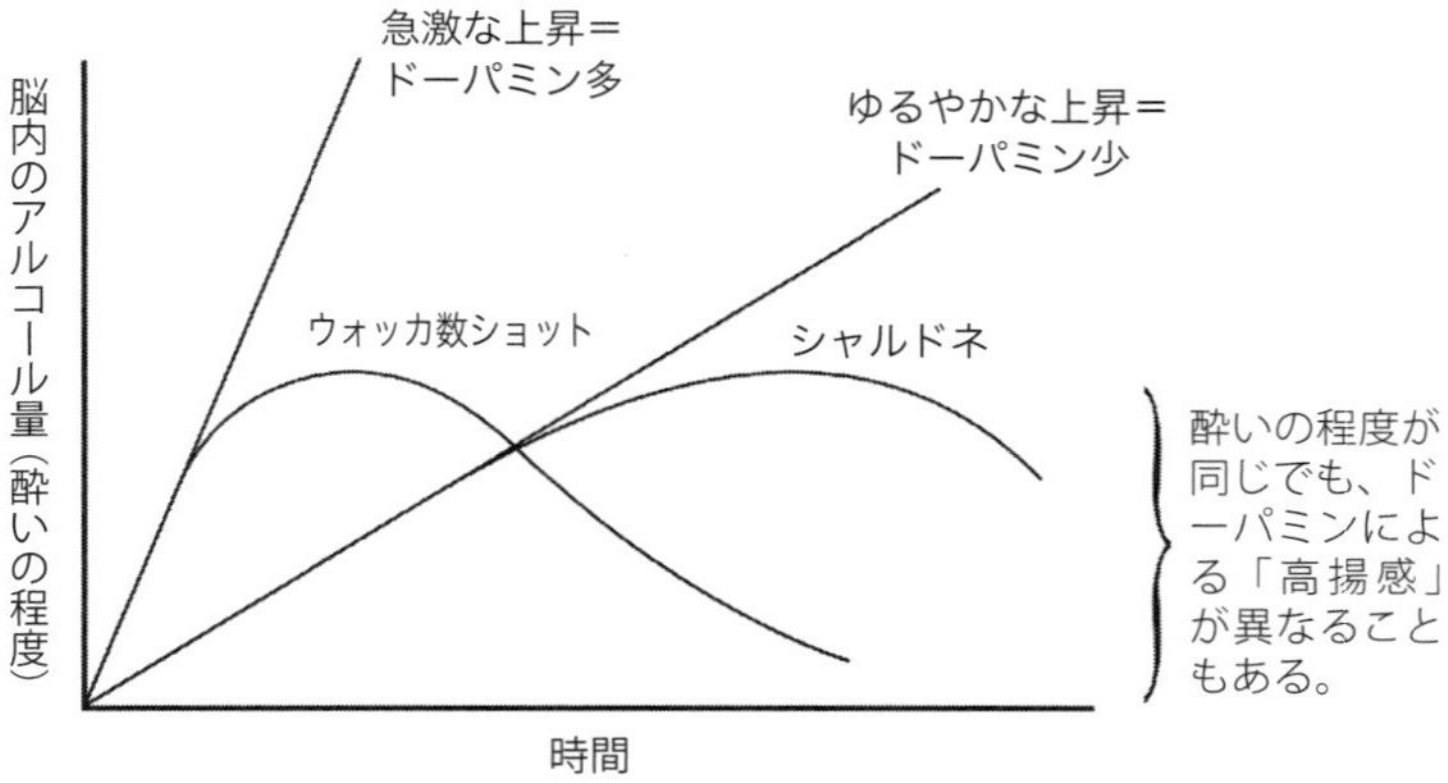

図2

いったいクラックの何が、コカイン市場を支配し、無数の人を化学的に奴隷にするほど「すごい」のだろうか？　科学的に見れば、答えは単純——作用が発現する速さだ。

同じようにドーパミン分泌を引き起こすアルコールを例に考えてみよう。薬物が脳に入る速度が速いほど、使用者の高揚感は大きくなる。図2の横軸は経過時間、縦軸は使用者の脳内に入った薬物の量を示している。たとえば、グラス一杯のシャルドネを飲んだ場合のグラフは、右に行くにつれてゆるやかに上昇する。それに対し、同じ人がショットグラス数杯のウォッカを飲むと、グラフは急勾配になり、急激に上昇する。

グラフの傾きは、薬物——このケースではアルコール——の量が脳内で増加する速さを示している。そして、上昇スピードが速いほどドーパミンの分泌量が多くなり、高揚感が増し、その後の渇望感も大きくなる。

クラックのほうがコカイン粉末の吸引よりも欲望をそ

そる理由は、そこにある。煙を吸うほうがより速く、より大量のドーパミンを分泌させるからだ。通常のコカインは熱で破壊されてしまうため、煙を吸うことはできない。コカインをクラックに変換すると喫煙が可能になり、薬物が鼻ではなく肺から体内に取り込まれるようになる。それは大きな違いを生む。

粉末状のコカインを鼻から吸引すると、薬物は鼻粘膜に付着する。鼻粘膜は鼻の内側を覆う赤い組織で、赤い色をしているのは血管が表面にあるからだ。コカインはその血管から血流に入るが、これはあまり効率的ではない。鼻のなかにはあまりスペースがないからだ。コカインを鼻から吸うと、鼻粘膜の表面積が足りず、粉末の一部が体内にまったく入らないこともある。

だからといって、鼻からのコカイン吸引に危険や依存性がないわけではないが、それよりもさらに危険で依存性の高い方法が存在する。それが、煙を吸う方法だ。コカインをクラックとして喫煙すると、体内吸収プロセスの効率が高くなる。鼻粘膜とは違い、肺の表面積はきわめて広い。何億もの小さな空気嚢がつまった肺の表面積は、テニスコートの片面の広さに匹敵する。そこには膨大なスペースがあるため、蒸気化したコカインが肺を襲うと、すぐに血流へ入り込み、脳へとたどりつく。その急勾配のグラフ——突然の爆発——は、ドーパミン系を激しく直撃する。

血中濃度の急激な上昇とドーパミン分泌の関係は、依存症が進行すると薬物を静脈に注射するようになる理由でもある。ほかの摂取ルートでは、もはや求めているスリルが得られないのだ。だが、針を使う薬物の注射はこわいものだし、依存症の明白なしるしでもある。そのため注射針に関しては、それに伴う汚名や恐怖が多くの人を思いとどまらせる可能性がある。残念ながら、煙を吸う方法は静脈注射に劣らず速く薬物を脳内に届ける。しかも、喫煙には針に伴う恥辱がない。その結果、軽い気持ちでコカインをやるつもりだった多くの人が、人生を破壊する依存症に進行してしまう。喫煙可能なメタンフェタミン〔覚醒剤の一種〕が出まわったときにも同じことが起きた。

「酔い」と「ハイ」の違いとは？

酔いとハイには大きな違いがあるが、誰もがそれを知っているわけではない。その違いの理由を知っている人はさらに少ない。

酒を飲む夜、最高の気分になるのは最初のころだ。アルコール濃度が急激に上昇するときの気分の良さ——「ドーパミン作動性の高揚感」は、アルコールが脳内に入る速さと直接関連している。だが、夜が深まるにつれて上昇速度が減速し、ドーパミンのはたらきが止まる。高揚感は酩酊に道を譲る。アルコール濃度上昇の初期段階の特徴は、エネルギーや興奮、快感の高まりだ。それに対し、酩酊の特徴は、鎮静作用、協調運動不全、不明瞭な発話、判断力の低下などにある。アルコールが脳内に入るスピードは、飲酒者の高揚感を左右する。酩酊度を決めるのは、アルコールの総摂取量だ。これには、摂取スピードが速いか遅いかは関係ない。

飲酒経験の浅い人は、このふたつを混同しがちだ。酒を飲みはじめると、血中のアルコール濃度が上昇し、ドーパミン分泌に伴う快感が生まれる。その快感を酔いによる快感と誤解してしまうのだ。そして、その快感を取り戻そうと、むなしく飲み続けることになる。その結末はひどいもので、しばしばトイレで身をかがめる羽目になる。

この違いを自分で体得する人もいる。カクテルパーティーで会ったある女性は、ビールよりカクテルを飲んでいるときのほうが楽しいと話していた。一見すると、その発言はナンセンスだ。アルコールはアルコールであり、その由来がビールだろうがダイキリだろうが変わらないはずだ。だが、その女性の体験は科学に裏づけられている。カクテルは濃縮されていて、多くは糖分の甘味が加わっているため、飲むペースが速くなりがちだ。また、カクテルは通常、ビールやワインよりもアルコール度が高い。そのため、カクテルを飲むと大量のアルコールがすばやく脳に到達し、酩酊度が徐々に高くなっていく場合とは違い、ドーパミン作動性の刺激が爆発的に生じる。件《くだん》の女性が求めていたのは、酔いではなく高揚感だった。したがって、カクテルのほうが楽しい時間を過ごせるのは当然だ。カクテルなら数杯で、大量のビールでは実現しえないドーパミンの直撃を体験できるのだから。

すさまじい反撃

渇望感は依存症患者が薬物を使い続けている限り消えることはないが、脳は徐々に高揚する能力を失っていく。欲求回路の反応は次第に弱くなり、薬物を塩水に置き換えても変わらない程度にまで低下する。[1]

ロードアイランド州第一選挙区選出の元下院議員で、マサチューセッツ州選出の上院議員だった故エドワード・ケネディの息子でもあるパトリック・ケネディは、薬物使用の刺激が徐々に薄れていく現実をよく知っている。米国の脳研究と精神衛生サービス向上の最大の擁護者とも言われるケネディは、自身も依存症と精神疾患に苦しみ、みずからの運転する車が真夜中に連邦議会の防護柵に衝突した事故をきっかけに、自身の抱える問題をおおやけに認めるに至った。ケネディは『シックスティ・ミニッツ』のレスレイ・スタルによるインタビューで、快楽がないにもかかわらず感じる薬物への渇望について、こんなふうに語った。

　そこに浮かれた気分はない。楽しみもない。苦痛を和らげたいだけだ。多くの人は、最高《ハイ》の気分になるためだと誤解している。だが、実際に求めているのは、最低《ロー》な気分からの解放だ。

これはまさに、依存症患者がコカイン（ヘロインでもアルコールでもマリファナでも同じだ）の使いすぎでもはや快感を得られなくなってもなお使い続ける理由を説明している。

おいしいクロワッサンとコーヒーを出すベーカリーカフェの幸せなサプライズを覚えているだろうか？　あなたが何も期待せずに道を歩いていたら、何か良さそうなものが現れ、ドーパミン系がたちまち作動した――つまり、あなたの「予測」がまちがっていたために、あなたは報酬予測誤差によるドーパミンの奔流を経験した。あなたはその店に毎日通うようになった。さて、ここで想像してみてほしい。ある朝、コーヒーとクロワッサンを買うために並んでいたら、とつぜん携帯電話が鳴る。上司からだ。仕事が危機に陥っているという。いま何をしていようが、とにかくすぐにオフィスに来い、と上司は言う。あなたが誠実な人だと仮定すれば、憤りと不満を感じながらも、何も買わずに店を出るだろう。

次に、いまが土曜の夜だとしよう。依存症患者の脳は、土曜の夜のお決まりの「ご褒美」、つまりコカインを期待している。なのに、それがもらえなかったらどうだろう。クロワッサンを奪われた会社員と同じように、ドラッグを奪われた依存症患者も憤りと不満を感じるはずだ。

予測した報酬が現実のものにならないと、ドーパミン系は機能を停止する。科学的に説明すると、休止状態のドーパミン系は、毎秒三回から五回というのんびりしたペースで発火する。興奮状態にあるときには、発火ペースは毎秒二〇回から三〇回まで上昇する。そして、予測した報酬が現実のものにならなかったとき、ドーパミン系の発火頻度はゼロに落ちる。そうなると、ひどい気分に襲われる。

ドーパミンが機能を停止すると憤りと不満を感じるのは、そういうわけだ。依存症からの回復をめざす人は、薬物を断ってきれいな身体になるために、そんなふうに毎日苦しんでいる。依存症を克服するには、途方もない強さと決意、そしてサポートが必要になる。ドーパミンにちょっかいを出してはいけない。すさまじい反撃を浴びるはめになるからだ。

幸福が逃げ去るわけ

渇望に屈しても必ずしも快感にはつながらない。なぜなら、何かを欲することは、それを好きになることとは違うからだ。ドーパミンは約束をするが、それを守る立場にない。「その靴を買えば、人生が変わる」と欲求回路は告げる。そのとおりになることもあるかもしれないが、それはドーパミンがあなたにそう感じさせているからではない。

ミシガン大学の心理学・神経科学教授ケント・ベリッジは、ドーパミン欲求回路といま現在の満足を司る回路の絡まりをほどく研究の第一人者だ。ベリッジはラットを使った研究で、砂糖水を楽しんでいるラットがそのサインとして唇をなめることに気づいた。いっぽう、欲求を表すサインは、その甘い液体の摂取量の増加に見てとれる。ドーパミンを活性化させる化学物質をラットの脳に注入したところ、砂糖水を飲む量は増えたが、満足を示すサインの増加はいっさい見られなかった。それに対し、H&Nの活性を高める物質を注入すると、「好き」を示す唇をなめる反応が三倍に増加した。砂糖水が突如として、いままでよりもはるかにおいしいものになったのだ。

ベリッジは『エコノミスト』のインタビューのなかで、欲求を司るドーパミン系は強力で、脳内に大きな影響を与えるのに対し、好ましいという気持ちを司る回路は脆弱で小さく、始動させるのが比較的むずかしいと指摘している。この両者の差こそ、「人生において、強烈な喜びは強烈な欲求よりも体験する頻度が少なく、長続きもしない」理由だとベリッジは述べている。

好ましいという気持ちには脳のさまざまな回路が関係し、メッセージの伝達にはドーパミンではなくH&N化学物質が使われる。具体的に言えば、友愛に伴う長期的な満足感を生むのと同じ化学物質、エンドルフィンとエンドカンナビノイドに頼っている。ヘロインやオキシコンチンなどのオピオイド系ドラッグは、欲求回路と満足回路（ドーパミンが作用する場所とエンドルフィンが作用する場所）の両方をかき乱す。そのため、世に出まわっている薬物のなかでも依存性がひときわ高い。マリファナも同じように、どちらの回路にも作用し、ドーパミンと同時にエンドカンナビノイド系も刺激する。その二重の効果は、普通ではない結果を生み出す。

ドーパミン活性を高めると、普通なら重要でないと見なすはずものに熱烈に没頭することがある。たとえば、マリファナの使用者の場合、流しの前に立ち、蛇口から滴る水に見入る例が知られている。何度も何度も滴が落ちるという、普段なら平凡と感じる光景に魅了されてしまうのだ。こうしたドーパミン活性化の影響は、マリファナを吸っている人が物思いに耽り、みずから創り上げた想像の世界をあてもなく漂うときにも明らかに見てとれる。そのいっぽうで、一部の状況ではマリファナがドーパミンを抑制し、H&N分子が担うことの多い作用を模倣することもある。その場合、仕事へ行く、勉強をする、シャワーを浴びるといった、一般に欲求やモチベーションと関連づけられる行動をあまり重要とは思えなくなる。

性格や意志が弱くなくても

依存症患者の判断、とりわけ有害な判断の多くは衝動的なものだ。衝動的な行動は、目の前の快楽を重視するあまり、長期的な結果を十分に考えなくなったときに起きる。ドーパミンの欲望が脳の理性領域を征服してしまうのだ。その判断が自分にとって得策ではないとわかっているのに、どうにも抵抗できないと感じる。目前の快楽を求める圧倒的な衝動に自由意思が屈してしまうというわけだ。それはダイエット中のポテトチップス一袋かもしれないし、そんな余裕はないのに散財してしまった贅沢な夜遊びかもしれない。

ドーパミンを増加させる薬物は、衝動的行動も助長する。あるコカイン依存症患者が、かつてこんなことを言っていた。「コカインを一服すると、新しい人間になったような気分になる。で、その新しい人間が真っ先に望むものが、もう一服のコカインだ」。依存症患者のドーパミン系が刺激されると、ドーパミン系はそれに反応し、さらなる刺激を求める。コカイン依存症患者の大半がコカイン使用時に煙草も吸うのは、それが理由だ。コカインと同じように、ニコチンもさらなるドーパミン分泌を促すが、ニコチンのほうが安価で入手しやすい。

さらに言えば、ニコチンは他に類のない薬物だ。というのも、衝動的な使用を引き起こす以外に、ほとんど何もしないからだ。ジョンズ・ホプキンス大学医学部の精神医学・行動科学教授ローランド・R・グリフィス博士は、次のように述べている。「たいていの人は、ニコチンをはじめて与えられたときにはそれを好まない。その点で、ほとんどの人が初体験を楽しみ、もういちど試してみたいと思うほかの多くの常習性薬物とは異なる」。ニコチンを使っても、マリファナのように恍惚としないし、アルコールのように酩酊しないし、覚醒剤のように高揚もしない。ニコチンを摂るとリラックスするとか頭が冴えると言う人もいるが、実際のところ、ニコチンのおもなはたらきは、ニコチンそのものに対する渇望感を和らげることにある。まさに完璧な円環だ。煙草を吸う唯一のポイントは、ニコチン依存症になり、その結果生じる渇望に伴う不快感を和らげる快感を体験することにある。たとえるなら、荷を下ろしたときの爽快感を味わいたいがために、一日じゅう岩を持ち歩くようなものだ。

依存症は欲求が化学的に培養されて生じる。何が好きで何が嫌いかを私たちに伝える繊細なシステムは、ドーパミン作動性の衝動の生々しい力には敵わない。ほしいという気持ちが他を圧倒し、欲望の対象を自分が本当に好んでいるのか、自分にとって良いものなのか、あるいは自分を殺すおそれのあるものなのかという観点から完全に切り離されてしまう。依存症は性格の弱点や意志の欠如のあらわれではない。過剰な刺激により、欲求回路が病的な状態に陥ったときに起きるものなのだ。ドーパミンをあまりにも強く、あまりにも長く刺激すると、そのパワーがうなりをあげて襲いかかる。ひとたびドーパミンに人生を掌握されてしまったら、それを手なずけるのは難しい。

パーキンソン病治療薬のリスク

ドーパミンを刺激するのは、娯楽用の薬物だけではない。処方薬にも同じはたらきをするものがあり、それが欲求回路を過剰に刺激すると、ときに奇妙なことが起きる。パーキンソン病は、筋肉の動きを制御する回路でドーパミンが不足して起きる病気だ。簡単に言えば、頭のなかの考えを行動に変換し、自分の意志を行使する仕組みに関係している。この回路でドーパミンが不足すると、身体がこわばる、震える、動きがゆっくりになるといった症状が出る。治療法は、ドーパミンを増やす薬を処方することだ。

たいていはその薬を投与されても問題ないが、およそ六人に一人の割合で、快楽を追い求めてリスクの高い行動をとり、トラブルに陥る患者がいる。病的な賭博、過剰な性行動、衝動買いなどは、過剰なドーパミン刺激に伴う典型的な行動だ。このリスクを検証するべく、イギリスの研究チームはL-ドパと呼ばれる薬を健康な志願者一五人に投与した。L-ドパは脳内でドーパミンになる化学物質で、パーキンソン病の治療薬として用いられる。別の志願者一五人にはプラセボを投与した。誰が本物の薬を、誰が偽の錠剤を与えられたかはどの被験者にもわからない。

錠剤の摂取後、被験者にギャンブルの機会を与えた。その結果、ドーパミンを増やす薬を投与された被験者のほうがプラセボを与えられた被験者よりも賭ける金額が大きく、リスクを冒す傾向にあることがわかった。その影響は、女性よりも男性で顕著だった。実験のあいだ、定期的にいま現在の幸福度を被験者に尋ねた。その点では、ふたつのグループに違いは見られなかった。活性の高まったドーパミン回路は衝動的行動を後押しするが、満足感を高めてはいなかった――つまり、ほしいという気持ちを高めるが、好ましく思う気持ちは高めないということだ。

研究チームが強力な磁場を用いて被験者の脳内を調べたところ、さらに別の影響が明らかになった。ドーパミン神経細胞の活性が高いほど、被験者が獲得できると期待する金額が大きかったのだ。

そんなふうに自分をごまかすのは、人間ではめずらしいことではない。私たちの日々の生活のなかで、宝くじ当選ほど可能性の低い出来事はそうそうない。一卵性の四つ子を持つ可能性や、自動販売機の下敷きになって死ぬ可能性のほうが高い。雷に打たれる確率は、宝くじに当たる確率の一〇〇倍を超える。にもかかわらず、大勢の人が宝くじを買う。「誰かが必ず当たるのだから」と彼らは言う。もっと気どったドーパミン熱狂者なら、宝くじへの情熱を「一ドルぶんの希望」とでも表現するだろう。

宝くじに当たると期待するのは不合理かもしれないが、ドーパミン増強薬を毎日摂取していると、それよりもはるかに深刻な判断の歪みが起きることがある。

二〇一二年三月一〇日、オーストラリア・メルボルンに住む六六歳のイアン[2]の弁護団が連邦裁判所に訴状を提出した。製薬会社ファイザーを相手どったその裁判で、イアンは同社のパーキンソン病治療薬「カバサール」のせいですべてを失ったと主張した。

イアンは二〇〇三年にパーキンソン病と診断された。担当の医師は「カバサール」を処方した。二〇〇四年に薬の量が二倍になり、そのときから問題が起きはじめた。ビデオポーカー・マシンでギャンブルに熱中するようになったのだ。イアンはすでに退職しており、月に八五〇ドルほどのささやかな年金を受けとっていた。毎月、イアンはその全額をマシンに注ぎこんだが、それだけでは足りなかった。衝動の代価を払うために、車を八二九ドルで売り、持ち物の大半を質に入れて六一三五ドルを捻出し、友人や家族から三五〇〇ドルを借りた。さらに、金融機関四社から五万ドル以上を借金し、二〇〇六年七月七日にはとうとう自宅を売り払った。

結局、つましい収入で暮らしていたこの男性は、総額一〇万ドル以上をギャンブルで溶かしてしまった。ようやくやめられたのは、二〇一〇年、パーキンソン病治療薬と賭博の関連性をめぐる記事を読んだあとのことだ。イアンが「カバサール」の服用をやめると、賭博の問題は消えてなくなった。

パーキンソン病治療薬を服用した患者のうち、ほとんどの人には影響がないのに、一部の人が破滅的行動をとるのはなぜなのか？　そうした人は、生まれつき遺伝的な脆弱性を持っている可能性がある。過去に頻繁に賭博をした経験がある人は、ほかの人に比べ、パーキンソン病治療薬の投薬を開始したあとに制御不能の賭博行為に陥る確率が高い。この事実は、ある種の個人的特性がリスク要因になっていることを示している。

パーキンソン病治療薬のもうひとつのリスクが、性欲亢進だ。メイヨー・クリニックの症例集積研究――特定の疾患または治療を経験した患者を追跡する研究――には、L-ドパを投与された五七歳の男性の例が記載されている。それによれば、この男性は「性交を一日に二回、可能なときにはそれ以上おこなっていた。患者本人とその妻はどちらもフルタイムの仕事を持っており、妻は多忙であったことから、夫を満足させるのは難しいと感じていた」という。患者が六二歳で退職すると、事態はさらに悪化した。親戚の若い女性二人と近所の女性たちに性的な誘いをかけたのだ。最終的には、夫の性衝動の面倒を見るために、妻は仕事を辞めざるをえなくなった。[3]

やはり性欲亢進を経験した別の男性患者は、インターネットのアダルト・チャットルームで毎日数時間を過ごすようになった。だが、インターネットが過剰供給するポルノは、なんの薬も飲んでいない健康な人にも、ドーパミン作動性の欲求の影響を及ぼすことがある。

言うまでもないことだが、パーキンソン病治療薬を脳内に駆けめぐらせなくても、強迫的な性衝動で人生を台無しにすることはある。ここで、ドーパミン、テクノロジー、ポルノという恐怖の三角形について考えてみよう。

もっと、もっと、もっと

二八歳のノアはポルノを見るのをやめられず、助けを求めていた。カトリックの家庭で育った彼が最初にポルノに触れたのは、一五歳のときだった。インターネットでまったく関係のないことを検索していたときに、裸の女性の写真に偶然でくわしたのだ。その瞬間から夢中になった。

最初のうち、事態はそれほど悪くなかった。インターネットにはダイヤルアップのモデムで接続していたし、「写真をロードするのに永遠のような時間がかかった」からだ。それは幸運だった。テクノロジーが一日の用量を制限してくれていたのだ。ノアによれば、最初は「平凡な」写真からはじまったという。時とともに、そのどちらもが変わることになる。ブロードバンド接続のおかげで即座に写真にアクセスできるようになり、毎日の日課に動画が加わるようになった。ポルノの生むスリルへの耐性が増すにつれ、平凡な写真はもっと極端な行為の描写に取ってかわられた。

ノアは自分の行為を罪だと、道徳的な弱さだと思っていた。そして、自分の衝動の手綱を取り戻すために、教会とのつながりに頼った。定期的に告解に通い、精神的な支援を受けた。そのおかげでポルノを見る習慣を断つことができた。ところが、国外の支社へ転勤になり、すべてが崩れ去った。現地の言葉を話せないノアは社会的に孤立し、彼の衝動はそれまでにないほど燃え上がった。ノアはこう語っている。「何がつらいかと言えば、内なる葛藤、心のうちでの衝突だ。自分を相手に戦争しているようなものだ」。完全に制御を失ったと感じたノアは、もはやそれが道徳的な弱さのせいばかりとは思えなくなった。「この問題とは、化学のレベルで闘わなければいけない。いつかは結婚したいからね」

インターネットの出現により、性的なグラフィック素材をこれまでになく簡単に入手できるようになった。そのせいで、特に投薬を受けていない健康な人でもポルノ依存症になる可能性があると指摘する声もあがっている。二〇一五年には、イギリスの若年成人のじつに二五人に一人がセックス依存症と見られるという記事が『デイリー・メール』に掲載された。

その記事では、ケンブリッジ大学の研究者らを取材し、若い男性を脳スキャナーにつないでポルノ動画を見せる実験の話を聞いている。予想どおり、被験者のドーパミン回路は活性化した。通常の動画が流れているときには、ドーパミン回路は正常な状態に戻った。

同じ研究チームが別の被験者群をコンピューターの前に座らせた実験では、インターネット上のあらゆるコンテンツのうち、若い男性がもっとも衝動的にクリックするのは裸の女性の写真であることが明らかになった。また、ほかの何かに集中しようとしている人に「きわめて刺激の強い性的な写真」を見せると、注意がそちらに逸れることもわかった（この実験は、アマチュア科学者でも自宅で試すことができる）。インターネット上の性的画像へのアクセスの容易さは、衝動的な性行動を煽っている。研究チームはそう結論づけた。

イージーアクセスと習慣

こと依存症に関しては、アクセスの容易さが問題になる。ヘロインは煙草やアルコールよりも依存症を引き起こしやすい形で脳を直撃するが、にもかかわらず、ヘロインよりも煙草やアルコールの依存症になる人のほうが多い。煙草とアルコールが公衆衛生上の大きな問題になっているのは、きわめて簡単に手に入るからだ。実際のところ、この手の物質が引き起こす問題を緩和したいのなら、入手を難しくするという方法がもっとも効果を発揮する。

バスや地下鉄には「煙草をやめよう」広告が溢れているが、その効果は出ていない。子どもたちにドラッグやアルコールを断ることを教える学校教育プログラムをご存じの方もいるかもしれないが、そうしたプログラムは思春期の生徒たちの好奇心を刺激するため、実施後にドラッグやアルコールの使用が増えるケースも多い。確実に効果があると実証されている唯一の手段は、その手の商品に課せられる税を引き上げ、販売する場所や時間に制限を設けることだ。そうした対策がとられれば、使用は減少する。[4]

煙草のハードルは高くなっているが、いっぽうでポルノのハードルは低くなっている。かつては、いかにも性的な写真を入手するのは苦行だった。勇気を振り絞ってドラッグストア（アメリカでは新聞・雑誌、雑貨なども扱っている）へ行き、雑誌を選び、レジ担当が異性ではないことを祈らなければならなかった。昨今では、完全なプライバシーを保ちながら数秒でポルノ写真やポルノ動画を手に入れられる。そこには、きまり悪さや恥ずかしさといった障壁はない。

衝動的なポルノ鑑賞が常習性薬物と厳密に同じだという確証はまだないが、共通する点はいくつかある。常習性薬物の場合と同じく、過剰なポルノ消費のサイクルに陥ってしまった人は、日ごとにその活動に長い時間を費やすようになる。ときには毎日数時間になることもある。アダルトサイトに集中したいがために、ほかの活動を避けるようになる。パートナーとの性的関係の頻度が減り、満足度も低くなる傾向がある。ある若い男性は、デートするのを完全にやめてしまった。現実の女性とデートするよりもポルノを見ているほうがいい、写真のなかの女性は何も要求しないし、絶対にノーと言わないから、というのが彼の言いぶんだ。

薬物と同じように、ポルノでも習慣作用が起き、使用開始時の用量ではもはや効き目がなくなってしまうことがある。セックス依存症患者に繰り返し同じ性的画像を見せたところ、画像に対する関心が次第に小さくなった。ドーパミン回路の活性も、画像を繰り返し見せるたびに減少した。それと同じことは、健康な男性に同じポルノビデオを繰り返し見せた場合にも観察された。新しいビデオを見せると、ドーパミン系の活性は再び高まった。このように、ドーパミンの急増とそれに続くドーパミンの急落（同じ画像の繰り返し）、そしてまたドーパミンの急増（新しい画像）を経験すると、依存症患者は絶えず新しい素材を探さずにはいられなくなる。セックスサイトのブラウジングが強迫的なものになる理由は、その仕組みで説明できるかもしれない。ドーパミン回路の欲求に抗うのは難しい。セックスのような進化上の重大事であれば、なおさらだ。この研究では、薬物依存症で見られるものと同様の、欲することと好きになることの断絶も確認された。「セックス依存症患者の欲求レベルはポルノ視聴時に高くなったが、好ましさのスコアでは、患者はその露骨なビデオを必ずしも高く評価しなかった」

ビデオゲームをやめさせない仕掛け

コンピューター利用者を誘惑するのは、ポルノだけではない。ビデオゲームにも中毒性があると主張する科学者もいる。ある意味で、ビデオゲームはカジノの賭博ゲームと同じだ。スロットマシンと同様、ビデオゲームも予想外の報酬でプレイヤーを驚かせる。だが、それ以上のこともしている。そのせいで、ビデオゲームはいっそう強力なドーパミン分泌の誘因になることがある。この問題を研究するアイオワ州立大学の心理学者ダグラス・ジェンティールは、八歳から一八歳までのゲーム愛好者のほぼ一〇人に一人が依存状態にあり、ビデオゲームのプレイ習慣が家族、社会、学校、精神といった面に悪影響を及ぼしていることを明らかにした。病的ギャンブルに関する全米研究評議会によれば、ビデオゲーム愛好者の依存率はギャンブル愛好者のそれの五倍を上まわるという。依存症になる使用者の数にこれほど大きな違いが出る原因は、どこにあるのだろうか？

その理由のひとつは、ジェンティールの研究対象になったビデオゲーム愛好者が青少年だったという点だ。成人の場合、ビデオゲームから深刻な悪影響を受けることはめったにない。だが、脳がまだ完全に発達しきっていない青少年は、脳に損傷を受けた成人のようなふるまいをする場合がある。青少年の脳のうち、成人ともっとも大きく違うのが前頭葉だ。前頭葉は二十代はじめになるまで完全には発達しない。そこに問題がある。というのも、前頭葉こそ、おとなに分別のある判断をさせている領域だからだ。前頭葉はブレーキのように機能し、私たちがあまりいい考えではなさそうなことをしようとしたときに警告を発する。前頭葉が完全に機能していない青少年は衝動的に行動しがちで、本来ならそれほど愚かではない人でも、軽率な判断を下すリスクが大きいのだ。

だが、それだけではない。ビデオゲームはスロットマシンよりも複雑だ。そのため、ドーパミン分泌を誘発する機能をプログラマーが仕込み、プレイをやめにくくする好機がスロットマシンよりも多く存在する。

ビデオゲームの本質は想像にある。ビデオゲームは幻想が現実になりうる世界にプレイヤーを浸らせる。それはつまり、現実ぎらいのドーパミンが果てしない可能性を満喫できる世界だ。プレイヤーは絶えず変わり続ける環境を探検し、驚きが終わることはけっしてない。砂漠からスタートし、熱帯雨林へ移動し、ほこりっぽい地獄のような都会の薄暗い路地へ入ったと思ったら、突然ロケットに乗って異星人の世界へ飛び出す、なんてことも可能だ。

だが、プレイヤーがしているのは探検だけではない。ビデオゲームには進歩という要素も絡んでいる。つまり、現在よりも良い未来をつくるという行為だ。ゲームが進んでレベルが上がるにつれ、プレイヤーの強さと能力も向上していく。ドーパミンにとっては夢のような状況だ。その進歩を意識させ、プレイヤーに忘れさせないようにするために、たまっていくポイントや長くなる進捗バーが画面につねに表示される。プレイヤーは否応なしにもっと多くを追い求めることになる。

ビデオゲームには報酬がたっぷりある。プレイヤーは次のレベルに進むために、コインを集めたり、宝物を探したり、神秘的なユニコーンを捕まえたりする。プレイヤーの予測はつねに不安定な状態に保たれる。次の報酬がどこで現れるのか、絶対にわからないからだ。モンスターを殺すとポイントを稼げるゲームもあれば、宝物箱のなかを覗き込ませるものもある。

新しく発見した宝物箱を開けてみると、そこにはプレイヤーが探していたものが入っているかもしれないが、いつもそうとは限らない。たとえば、宝石を七個集めなければならないゲームで、箱を開けるたびにひとつずつ宝石が見つかるなら、それは完璧に予測できる事態だ。そこに驚きはないし、報酬予測誤差もドーパミンもない。その反対に、ひとつの宝石を見つけるのに一〇〇〇回も箱を開けなければならないのなら、フラストレーションがたまって誰もがプレイをやめてしまうだろう。ゲーム開発者は、いったいどうやって宝石が入っている箱の割合を決めているのか？　その答えは、データだ。大量のデータ。

オンラインゲームは、プレイヤーに関する情報を常時収集している。どれくらい長くプレイするのか？　いつプレイをやめるのか？　どんな体験をすればプレイ時間が長くなるのか？　どんな体験をするとプレイをやめるのか？　ゲーム理論学者のトム・チャットフィールドによれば、最大規模のオンラインゲームでは、数十億データポイントぶんのプレイヤー情報が蓄積されているという。ゲームの設計者たちは、何がドーパミンに火をつけ、何が火を消すかを正確に把握している——もっとも、そうした事象をドーパミンの引き金ととらえているわけではなく、単に「うまくいくもの」と見なしているにすぎないが。

では、データの教えによれば、宝石の入っている宝物箱の理想的な割合はどれくらいなのだろうか？　その魔法の数字は、二五％だとわかっている。それが、プレイ時間をもっとも長くする数字だ。さらに言えば、ほかの七五％を空にしておくべき理由はない。ゲーム開発者は、宝石の入っていない箱に価値の低い報酬を入れ、ひとつひとつの箱すべてが驚きをもたらすようにしている。それは小銭かもしれないし、ライフル用の新しいスコープかもしれない。あなたのネット上のキャラクターを格好よく見せるサングラスかもしれない。あるいは、まったく新しいゲームとの関わり方を可能にする強力な何かかもしれない。その手の報酬なら、チャットフィールドによれば、一〇〇〇箱の宝物箱のうちのひとつだけに入れるくらいでいいという（ちなみに、おそらく七個の宝石だけでは次のレベルには進めないだろう。数十億データポイントの情報によれば、プレイ時間をもっとも長くする最適な数字は一五個だそうだ）。

ビデオゲームの魅力には、H&Nのもたらす満足感も寄与している点にも触れておいたほうがいいだろう。多くのゲームは友人と一緒にプレイすることができる。誰かと一緒にいると楽しいという理由だけでする社交活動から得られる快感は、H&N的体験にあたる。それに対し、共通の目標をともに達成しようとするときの快感は、より良い未来（それが敵の基地の奪取にすぎないにしても）に向けて協力することから生まれるドーパミン作動性の快感だ。ビデオゲームでは、その両タイプの社会的快感を得られる。

さらに、ビデオゲームの多くは美しい。これもH&N的喜びを刺激する。実際、ビデオゲームのなかには目をみはるようなものもある。大勢の才能ある人たちが制作に注ぎ込まれているからだ。『ロサンゼルス・タイムズ』によれば、オンラインゲーム『スターウォーズ——オールドリパブリック』の開発では、二億ドル超の費用をかけて四つの大陸で八〇〇人を雇用したという。このゲームの世界は広大だ。すべての筋書きを網羅するには、一六〇〇時間のプレイ時間を要する。それほどの大金をゲーム制作に投じるのはリスキーだが、大きな儲けが出る可能性もある。人気ビデオゲーム・シリーズ『グランド・セフト・オート』は、シリーズ第五作のリリースからわずか三日で一〇億ドルの売上を達成した。米国人は年間二〇〇億ドル以上をビデオゲームに費やしている。それに対し、映画のチケットに費やす金額は、過去最高の興行収入を記録した二〇一六年でもビデオゲームの半分程度にすぎなかった。

欲求ドーパミンに対抗する

欲することと好きになることを混同するのも無理はない。私たちは自分が好むものを欲するはずだ。それは言うまでもないことのように思える。私たちが理性的な生きものであれば、その論理も通じるだろう。そして、私たちは数々の反証にもかかわらず、人間とはまさしく理性的な生きものだという考えに固執している。だが、人間は理性的ではない。私たちはしばしば好ましく思わないものを欲する。その欲望が、薬物や賭博、あるいは制御不能の行動のような、自分の人生を破壊するかもしれないものへと私たちを駆り立てることもある。

ドーパミン欲求回路は強力だ。それは注意を集中させ、モチベーションと興奮を与える。途方もなく大きな影響を私たちの選択に及ぼしている。けれども、全能というわけではない。依存症患者は薬物を断てるし、ダイエット中の人は体重を落とせる。私たちはテレビを消してソファから離れ、ランニングへ行くことができる。ドーパミンに対抗できるほど強力な脳内回路とは、いったい何か？　ドーパミンだ。ドーパミンに対抗するドーパミン。ドーパミン欲求回路に対抗するその回路に名前をつけるなら、さしずめ「ドーパミン制御回路」といったところだろうか。

ご記憶の方もいるかもしれないが、多くの状況では、未来志向のドーパミンがH&N回路の活性を抑制したり、その逆のことが起きたりする。たとえば、夕食をどこで食べようかと考えているときには、おそらくいままさに食べている昼食のサンドイッチの味や香り、舌触りを満喫してはいないだろう。だが、未来志向のドーパミン系そのもののなかにも、抵抗勢力が存在しているのだ。

いったいなぜ、脳は互いに相反するはたらきをする回路を発達させたのか？　全員を「一致団結」させるほうが合理的ではないか？　実は、そうではない。反対勢力を内包するシステムのほうがコントロールしやすいのだ。自動車にアクセルとブレーキがあるのも、脳が互いに打ち消しあう回路を利用しているのも、そのためだ。

意外でもなんでもないが、ドーパミン制御回路には前頭葉が関わっている。ごく最近になって進化したことから、新皮質と呼ばれている脳の領域だ。このドーパミン制御回路こそ、ヒトを独自の存在たらしめているものだ。ドーパミン制御回路は、欲求回路が導く未来よりもさらに遠い未来に自身を投影する想像力を私たちに与え、長期的な計画を立てさせている。さらに、その未来に可能な限りの資源を活用できるようにするために、新しい道具をつくり、抽象的概念——つまり、感覚のもたらす「いまここ」での体験の枠を越えた、言語、数学、科学といった概念を使うことを可能にしている。そして、きわめて合理的でもある。何かを感じたりはしない。感情はH&Nの範疇にある現象だ。次章で明らかになるように、制御回路は冷静で無情で計算高く、目標達成のためならどんなことでもする。

理性のない衝動は不十分で、衝動のない理性はお粗末な当座しのぎだ。

——ウィリアム・ジェイムズ

ひとつの冷静な判断は、性急な会議一〇回ぶんの価値がある。

——ウッドロー・ウィルソン

第3章 支配 ●「制御ドーパミン」の達成力

どこまで行くのか？

ドーパミンは複雑さ、逆境、感情、そして苦痛を乗り越え、環境を支配する力を与えてくれる。

先を見越した戦略

ほしいと思っただけで何かが手に入ることはめったにない。どうやって手に入れるか、そもそもそうする価値があるかどうかを見極めなければならない。それどころか、「どうすればいいか」や「次はどうなるか」を考えずに何かをすると、失敗どころではすまない事態になる可能性がある。ちょっとした食べすぎから無謀な賭博や薬物使用、さらにはもっと悪い状況まで、その結果はさまざまだ。

欲求を司るドーパミンは、私たちに何かをほしがらせる。「もっとほしい」という生々しい欲望の源だ。とはいえ、私たちはみずからの欲望のなすがままに翻弄されているわけではない。私たちには、手に入れる価値のあるもっとを計算する相補的なドーパミン回路も備わっている。その回路は私たちに、計画を立てる能力――戦略を練り、周囲の世界を支配し、望むものを手に入れる能力を与えている。ひとつの化学物質が、どうやってその両方をこなしているのだろうか？　宇宙船の主エンジンに動力を供給するロケット燃料を思い浮かべてほしい。ロケットを前進させるのと同じ燃料が、方向制御装置を動かして宇宙船を操縦することもあれば、逆推進ロケットを動かして減速させることもある。どのはたらきをするかは、燃料がどの経路をたどって点火に至るかによって決まる。機能はそれぞれ違うが、宇宙船を目的地に届けるために、すべてが一体となってはたらいている。同じように、ドーパミンも脳内の異なる回路を移動し、違う機能を生み出しているが、その目的は同じ――より良い未来にひたすら意識を集中させることにある。

衝動を生んでいるのは、中脳辺縁系を通るドーパミンだ。本書では、この経路をドーパミン欲求回路と呼んでいる。計算と計画――状況を支配するための手段――を生むのは、中脳皮質系のドーパミン経路だ。本書では、これをドーパミン制御回路と呼ぶことにする（図3）。なぜ制御回路と呼ぶのか？　なぜなら、その回路の目的は、欲求ドーパミンの野放しの衝動を制御し、その生《なま》のエネルギーを利用して有利な結果へと導くことにあるからだ。そしてこの回路は、抽象的概念と先を見越した戦略により周囲の世界を制御し、環境を支配することを可能にする回路でもある。[1]

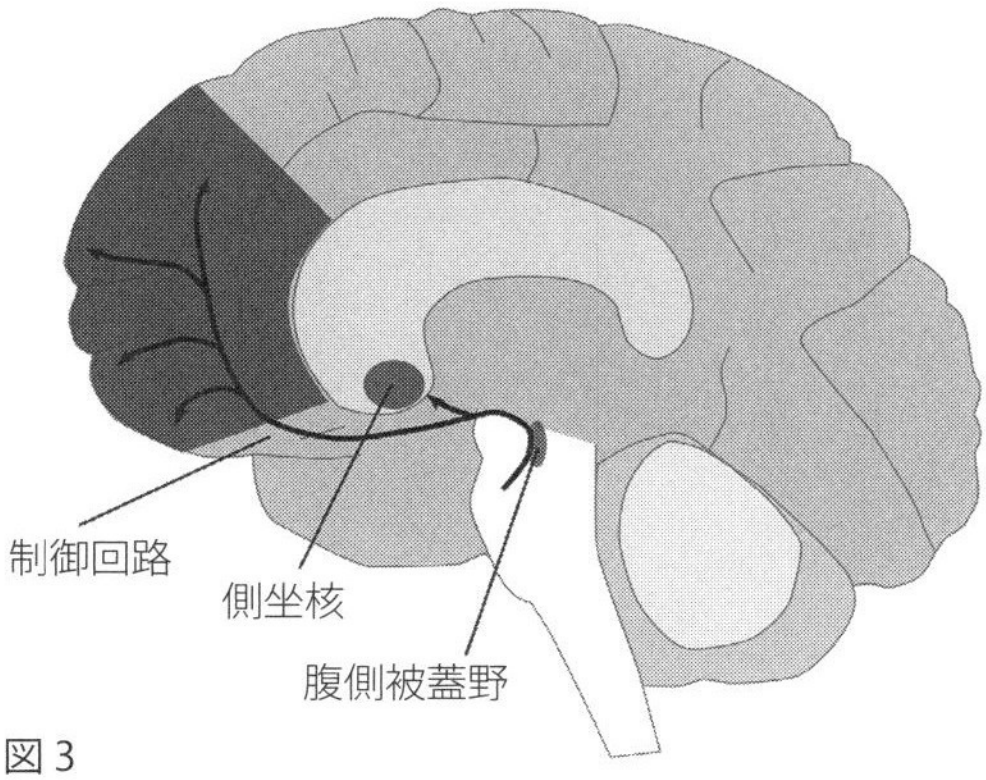

図3

ドーパミン制御回路は想像力の源でもある。私たちに未来を覗かせ、いままさにするかもしれない決断の結果を垣間見せることで、どの未来が好ましいかを選ばせる。そしてもうひとつ、この回路は想像上の未来を実現するための計画を立てる能力も与えてくれる。手に入れていないものだけに関心を向ける欲求回路と同じく、制御ドーパミンが活動するのも、現実ではない可能性の世界だ。ふたつの回路の始点は同じだが、欲求回路の終点が興奮と熱意を引き起こす脳の領域であるのに対し、制御回路は論理的思考を専門とする前頭葉へと至っている。

このように、どちらの回路も「幻影」――実体としては存在しないものについて考える能力を私たちに与えている。欲求ドーパミンにとって、その幻影とは、手に入れたいと願っているがいま現在は持っていないもの——未来に必要となるものだ。制御ドーパミンの幻影は、想像力と創造的思考を構成する要素——アイデア、計画、理論、数学や美といった抽象的概念、そしてまだ存在していない世界からなる。

制御ドーパミンは、欲求ドーパミンの根源的なほしいという気持ちの先へと私たちを連れていく。周囲の世界を理解し、分析し、モデル化する手立てを与えている。そのおかげで、私たちはいくつもの可能性を推測し、比較対照し、目標達成の手段を練りあげられる。制御ドーパミンは、最大限の資源を確保するという進化上の重大事を複雑かつ広範に遂行していると言える。それに対し、欲求ドーパミンは、車の後部座席に座り、マクドナルドや玩具店や歩道を歩く子犬を目にするたびに親に「見て！　見て！」と叫ぶ子どものようなものだ。制御ドーパミンは、ハンドルを握る親にあたる。子のリクエストを聞き、車を停める価値があるかどうかを考え、車を停めたらどうなるかを判断する役割を担っている。欲求ドーパミンの生む興奮とモチベーションを受けとり、選択肢を査定し、手段を選び、求めるものを手に入れるための戦略を練りあげているのが、制御ドーパミンなのだ。

たとえば、若い男性がはじめてのマイカー購入を計画しているとしよう。仮に欲求ドーパミンしかなければ、彼は真っ先に目に留まった車を買うだろう。だが、彼には制御ドーパミンも備わっているので、その衝動に磨きをかけることができる。車の良し悪しを決める材料はたくさんある。この若者が倹約家で、自分の手の届く範囲で最高の車をできるだけ安く買いたいと思っているとしよう。彼は欲求ドーパミンのエネルギーを活用してインターネットで自動車レビューサイトを何時間も熟読し、制御ドーパミンによって交渉戦略を練る。できるだけ価値の高い買いものができるように、知りうる限りの詳細情報を集めようとする。自動車販売店へ足を運ぶときには、どんなことにも驚かないだけの準備ができている。彼は快感を覚える――手に入るあらゆる情報を掌握し、自動車購入という状況を支配したことから来る快感だ。

仕事へ向かう途中の女性の例を考えてみよう。車で駅まで行く彼女は、朝のラッシュ時の渋滞を避ける迂回ルートを走っている。駅に着くと、知る人ぞ知る駐車場のすいている一画に向かい、やすやすと駐車スペースを見つける。ホームで通勤電車を待つときには、車両のドアが目の前で開くまさにその場所に立つ。そこで待てば、列の先頭で乗り込み、残っている空いた座席を確保し、街までの長い乗車時間を座って過ごせるとわかっているからだ。彼女は快感を覚える――通勤という状況を支配したことから生まれる快感だ。

ものごとを解明するのは楽しいし、自動車購入や毎日の通勤の複雑さを「勝ち抜く」ための戦略を実行するのも楽しい。それはなぜか？　このドーパミンのはたらきも、やはり進化と生存の必須要件から生まれている。ドーパミンは資源を最大限に活用するように私たちを駆り立て、私たちがそうしたときには報酬を与える。何かをうまくやるという行為、未来をより良く、より安全にするための行為が、ドーパミン性の「ほろ酔い」気分を私たちに味わわせているのだ。

粘り強さのもと

失敗したのではない。うまくいかない一万通りの方法を見つけただけだ。
――トーマス・エジソン

大学を卒業したばかりの若い男性が、精神科専門医のもとを訪れた。新しい世界をうまく渡っていけないと感じたからだ。大学では特に目立つ学生ではなかったが、どうにか切り抜けて通常の四年で卒業した。自分が軌道を外れずにいられたのは、学校という構造と、そこに内包される、期限内にやらなければいけないというプレッシャーのおかげだったのだろうと思っていた。だが、いまは道に迷っていた。

彼には職がなく、自分のやりたいこともわからなかった。関心があるのは、マリファナを吸うことだけ。しばらくはウェイターの仕事をしていたが、遅刻や欠勤を理由にクビになっていた。父の紹介で就いた事務仕事も続かなかった。与えられた仕事になんの興味も持っていないことが、オフィスの誰の目にも明らかだったからだ。無関心で退屈そうな彼を、やがて周囲の人たちは避けるようになった。

恋愛でも同じだった。大学時代には長いつきあいの女性がいたが、卒業後に別れた。彼を担当するセラピストはそれを歓迎した。というのも、その女性は彼をいいように利用し、贈りものを買わせたり、ありとあらゆる雑用をさせたりしていながら、愛情をちらりとも見せなかったからだ。彼は大切にされていないと自覚していたが、それでもよりを戻せるのではと期待して、彼女の呼び出しに応じ続けた。彼女は復縁を拒んだが、あらん限りのやり方で彼を利用した。自分のアパートに置きたいからと、テーブルランプを車で四時間かけて運ばせたこともある。

セラピーは失敗に終わった。セラピーには努力を要するが、彼のなかにはそれがなかった。彼はさまざまな手法を使う四人のセラピストを試したが、何も変わらなかった。三年後、彼はまだ自分の人生をどうしたいのかわからず、まだマリファナを吸い、まだ昔の彼女とよりを戻そうとしていた。

世界はいつも私たちの予想どおりに動くわけではない。私たちは幼いころに、破れた紙の修理ならセロハンテープが威力を発揮するが、壊れたおもちゃや粉々に砕けた皿ではそううまくいかないことを学習する。世を席巻する次なる新技術をガレージで開発しているはずの起業家は、世界中が戸口に殺到してこないことにしばしば驚く。成功には長年にわたる努力が求められる。最初のアイデアを幾度となく見直し、新技術が市場に出るころには原型をほとんど認識できないくらいに修正する必要もある。単に未来を想像するだけでは片手落ちだ。アイデアを結実させるためには、実体のある世界の手ごわい現実と格闘しなければならない。知識だけでなく、粘り強さが欠かせない。それを与えてくれるのが、未来の成功を司る物質、ドーパミンだ。

努力するかどうか

実験室で粘り強さを研究する手段として、ラットがどれくらい必死に餌を手に入れようとするかを測定するという方法がある。一般的には、レバーを押すとペレット状の餌がシュートを通ってケージに落ちてくる仕組みを使い、ラットがレバーを押す回数を数える。餌を手に入れるために必要なレバープレス回数を増やしていき、それに応じてラットが労力を増やすかどうかを調べれば、ラットの決意の固さのほどがわかるというわけだ。

コネティカット大学の研究チームは、脳内のドーパミン活性を変えてラットの粘り強さを操作できるかどうかを調べた。まず、ケージいっぱいのラットに低カロリーの餌を与え、体重を一五％減らした。参考までに言っておくと、平均的なヒトの成人に換算すると一一キロほどに相当する。ラットがひどく飢えた状態になったら、労力を払えばバイオサーヴ社製ペレットという報酬を得られる機会を与える。これは（少なくともラットにとっては）おいしいごちそうで、チョコレート・マシュマロ、ピニャ・コラーダ、ベーコンなどのさまざまなフレーバーがある。

研究チームはまず、ラットをふたつのグループにわけた。第一のグループを対照群とし、餌の操作以上のことは何もしなかった。第二のグループだけ、ドーパミン細胞の一部を破壊する神経毒を脳内に注入してから、実験を開始した。

最初の実験は簡単だ。ラットは一回だけレバーを押せば、バイオサーヴのごちそうを手に入れられる。実質的にほとんど労力のかからない――つまり粘り強さを必要としない――この最初の実験は、必要な前提条件を整えるためのものだ。この実験により、ドーパミン欠損ラットが正常なラットに劣らずごちそうを好んでいることが実証された。この点は重要だ。というのも、ドーパミン欠損ラットがもはやバイオサーヴのごちそうをほしがらないようなら、それを得るためにどれくらい必死になるかを調べることはできないからだ。

努力を必要としない場合、ドーパミン欠損ラットは正常なラットと同様にレバーを押し、手に入れたごちそうをむさぼった。この結果は当然だ。なぜなら、好ましく思うことや楽しむことは、ドーパミンに手を加えても変わらないと予想されるからだ。ところが、もっと大きな努力が必要になると、様相が一変した。

必要なレバープレス回数を一回から四回に増やすと、正常なラットは三〇分間で一〇〇〇回近くレバーを押した。ドーパミン欠損ラットはそれほどの意欲を見せず、レバーを押す回数は六〇〇回ほどにとどまった。

必要なプレス回数を一六回に増やすと、正常なラットが二〇〇〇回近くレバーを押したのに対し、ドーパミン欠損ラットではプレス回数はまったく増えなかった。それまでの四分の一の餌しか得られないにもかかわらず、努力を増やそうとはしなかった。

最後に、必要回数を大幅に増やし、六四回でペレットひとつを得られるようにした。正常なラットは三〇分間でおよそ二五〇〇回の記録を達成した——一秒あたり一回を超えるペースだ。ドーパミン欠損ラットでは、プレス回数はまったく増えなかった。それどころか、以前よりも押す回数が少なくなった。要するに、あきらめてしまったのだ。

どうやら、ドーパミンを除去すると、ラットの努力する意欲が低下するようだ。だが、ドーパミンの破壊による影響を受けたのが嗜好ではなく粘り強さだと裏づけるためには、さらに別の実験をする必要があった。

アイスクリームはいつだって魅力的だが、たらふく食べたばかりなら、そうでないときほどデザートがほしいとは思わない。あなたが勤勉だろうが怠け者だろうが、それはアイスクリームを欲する気持ちの大きさとはなんの関係もない。空腹でないときには食べものがあまり意味を持たないというだけのことだ。そこで、研究チームは実験に新たな次元を追加した——飢えを操作したのだ。

研究チームは新しいラットのグループを用意し、十分に餌を与えてから前述の実験をおこなった。どの努力レベルでも——プレス一回だけの場合でも——満腹のラットがレバーを押す回数は、飢えたラットの半分ほどだった。必要な回数が二倍になると、ラットは二倍の努力をした。必要な回数が四倍になれば、四倍の努力をした。だが、どの場合でも、満腹のラットは飢えたラットの半分の総回数でレバーを押すのをやめた。怠けたわけでも、あきらめたわけでもない。飢えていないから、それほどたくさんの餌を食べたくなかっただけのことだ。

この結果は、微妙だが重要な違いを明らかにしている。飢えの知覚（正確には飢えの欠如）により、ラットが餌にどれだけ価値を置くかは変わったが、努力する意欲そのものは衰えなかった。飢えはH&N的現象、いま現在の体験であり、ドーパミンの導く期待的現象ではない。飢えなどの知覚体験を操作すると、努力をつうじて得られる報酬の価値に影響が出る。だが、そもそもその努力を可能にしているのがドーパミンなのだ。ドーパミンがなければ、努力も存在しない。

この事実は、努力するか簡単な方法をとるかの選択にドーパミンがどう影響するかを理解する手がかりになる。たとえば、私たちはときに豪華な食事をしたいと思い、それをつくるために喜んで努力をする。かと思えば、ひたすら何もしたくないときもある——数分でできそうな簡単な食事をつくる努力さえせずに、テレビの前で「チートス」の袋を開けることもあるだろう。そんなわけで、実験の次なるステップは、選択という要素を導入することだ。

研究チームは、バイオサーヴ供給マシンと研究用飼料の入ったボウルを置いたケージをつくった。研究用飼料は味気ないが、自由に食べられる——努力は必要ない。それよりもずっとおいしいバイオサーヴ社製ペレットを手に入れるためには、レバーを四回押さなければならない——ささやかな努力だが、努力であることに変わりはない。正常なドーパミンを持つラットは、すぐにバイオサーヴのごちそうに向かった。より良いものを手に入れるために、喜んでちょっとした労力を払った。それに対し、ドーパミン欠損ラットは、簡単に手に入る研究用飼料を選んだ。

努力をする能力は、ドーパミンが司っている。努力の質はほかのさまざまな要因に影響を受けるかもしれないが、ドーパミンがなければ、そもそも努力は生まれないのだ。

自己効力感

ラットの意欲をかきたてるにはベーコン風味のバイオサーヴさえあれば十分かもしれないが、人間はもっと複雑だ。人間の場合、成功を可能にするためには、まず成功できると信じる必要がある。それは粘り強さに影響を与える。早い段階で成功に恵まれたときほど、粘り強さは増す。たとえば、減量プログラムのなかには、最初の数週間で二キロか三キロ落とすようにつくられているものがある。そうした設計にしているのは、最初の段階で一キロ足らずの成果しか得られなければ、やめてしまう可能性が高いとわかっているからだ。自分にはできると思っていれば、あきらめずに続ける可能性が高くなる。科学用語では、それを「自己効力感」と呼ぶ。

コカインやアンフェタミン〔覚醒剤の一種〕などのドラッグはドーパミンを刺激するが、その結果として、しばしば自己効力感が病的な域にまで高まることがある。そうしたドラッグに依存している人は、たとえば完遂する見込みがまったくないほど多くのプロジェクトを自信たっぷりに引き受けたりする。重度の薬物使用者なら、さらに誇大な妄想を膨らませることもある。まったくなんの根拠もなく、史上最高の天才的な論文を書けるとか、世界の問題を解決する装置を発明できると信じこんでしまうのだ。

正常な状況下なら、確固たる自己効力感は価値ある財産だ。それはときに自己充足的な予言として機能する。成功を確信すれば、目の前の障害が消えてなくなることもある。

幸福感とひどい副作用

一九六〇年代はじめ、当時の広告の表現を借りれば「快活さ、頭の回転、楽観性」を促進する目的で、ドーパミンを活性化するアンフェタミンが医師により処方されていた。その大半は女性に処方されたものだ。女性が「精神状態」を調整するためにアンフェタミンを処方されるケースは、男性の二倍にのぼっていた。ある医師は、アンフェタミンを処方すると「やるべきことをできるようになるだけでなく、その行為自体を楽しめるようになる」と説明した。つまり、炊事や掃除をしたくないなら、アンフェタミンに頼ればいいというわけだ。

しかし、それだけではない。アンフェタミンには、主婦たちに幸福感を与えてばりばり仕事をさせるだけでなく、ほっそりとしたスタイルを保つ効果もあった。『ライフ』誌によれば、一九六〇年代には、この用途だけで年間二〇億錠のアンフェタミンが処方されていたという。だが、たしかに体重は減るが、それは一時的なもので、しばしば高い代償を伴った。薬をやめると、体重はすぐに元に戻る。薬を使い続けて耐性が高くなると、量をどんどん増やしていかなければ同じ効果は得られなくなる。それは危険なことだ。アンフェタミンを摂取しすぎると、人格が変わることがある。さらに、精神病、心臓発作、脳卒中、そして死を招くおそれさえある。

「魅力的でウィットに富んだ、賢い人間になったような気がして、誰彼かまわず話しかけました」とあるアンフェタミン使用者は語っている。「率直さと親切を装って、(職場で)頭の鈍いお客さん相手に微妙に見下した発言をしたいという衝動に駆られました。家族にも、横柄で偉そうな、嫌な奴になったと言われました。兄からは、近ごろのおまえは自分のことを大物と思っているみたいだと言われましたが、もしかしたら私に嫉妬しているのかもしれません」。別の使用者は、簡単にこう表現している。「アンフェタミンを使うと、若々しい神のような気分になった」。だが、そこには違いがある。若々しい神は、命を奪う副作用に苦しんだりはしない。

*　*　*

ある大学生が、春休みに帰省するために空港へ向かおうとしていた。学生のご多分に漏れず懐具合が厳しかったので、一五ドルだけで空港まで行けるシャトルサービスを予約した。シャトルには決まった運行スケジュールがあり、彼女は午後一二時三〇分に迎えに来てもらうように手配した。

不安になりはじめたのは、一時になったころだ。一時半になっても車は現れず、彼女は何かがおかしいと気づいた。二時になるころには、汗をかきはじめていた。サービス会社に何度も電話をかけたが、そのたびに「ドライバーはそちらへ向かっています」と断言された。タクシーを呼びましょうかというドアマンの親切な申し出を一度は断ったが、時間が尽きかけていた。

さらに三〇分と四〇ドルを費やしたあと、彼女は空港でタクシーを降りると、まっすぐシャトル予約カウンターに向かい、シャトル代とタクシー代の差額の返金を求めた。相手の過失であることは明らかだった。一二時三〇分に迎えに行くと約束していたのに、その約束を守らなかったのだから。自分が差額を払わなければならないのはおかしい。これは正義の問題だ。予約カウンターの担当者は返金する権限を持っていなかったが、彼女の言いぶんはまったく正しいと感じ、その要求をはねつけようとは思いつきもしなかった。ほどなくして担当者はレジを開き、二五ドルを手渡した。

なぜこんなふうにうまくいくのだろうか？　成功を確信していると、それが相手の利益にならないようなケースでも、譲歩を引き出せるのはどうしてなのか？　たいていの場合、その理由は、自覚している意識の外で起きていることにある。

スタンフォード大学経営大学院の研究チームは、微妙な非言語的行動が相手の印象に影響を与える仕組みを解明しようと試みた。研究チームが着目したのは、身体を大きく広げて広い空間を占めると、支配的という印象を与えることだ。反対に、身体を縮めてできるだけスペースをとらないようにすると、服従的という印象を与える傾向がある。

研究チームは、非言語的な支配または服従の表現の効果を探る実験を設計した。同性の被験者二名を同じ部屋に入れ、有名な絵画の写真について議論するよう指示した。これは研究の真の目的を隠すための指示だ。実際の被験者は、二名のうちのひとりだけ。もうひとりは、研究チームのためにはたらく秘密の協力者だ。協力者は支配的な姿勢（片腕を隣の空いた椅子の背に置き、脚を組んで右足首を左腿の上に乗せる）か服従的な姿勢（両脚をそろえ、両手を膝に置き、わずかに前かがみになる）のいずれかをとる。そのとき、被験者は協力者の姿勢を模倣するのか、それとも対になる逆の姿勢をとるだろうか？

私たちはたいていの場合、話をしている相手の動きを模倣する。片方の人が顔にさわったり、両手でジェスチャーをしたりすると、もう一方も同じことをする。だが、この実験では違った。こと支配と服従の姿勢に関しては、被験者は同じ姿勢を模倣するのではなく、対になる姿勢をとるケースが多かった。支配が服従を呼び、服従が支配を呼んだのだ。

だが、いつも必ずそうだったわけではない。少数の被験者は協力者を模倣した。その違いは人間関係の根本的な部分に影響を及ぼすのか？　研究チームは被験者に調査票を渡して記入してもらった。協力者とのやりとりをどう感じていたのか知るためだ。協力者に好感を持っていたのか？　協力者と一緒にいて心地良さを感じていたのか？　その点については、協力者のとっていた姿勢が支配的か服従的かで違いはなかった。そのいっぽうで、対になる姿勢をとった被験者のほうが、模倣する姿勢をとった被験者よりも協力者に好感を持っていただけでなく、協力者と一緒にいて心地良さを感じる傾向が強かった。

最後に、研究チームは被験者にいくつかの質問をし、協力者に対する反応を自覚していたかどうかを調べた。自分の姿勢が部屋にいたもうひとりの姿勢に影響されていることに、本人は気づいていたのだろうか？　その結果、まったく自覚していなかったことが明らかになった。すべては意識の外で起きていたのだ。

相手が成功を確信していると、私たちは無意識のうちにそれを感じとり、相手の邪魔にならないようにする。つまり、相手の意志に――制御ドーパミンを原動力とする圧倒的な自己効力感の表現に服従するということだ。私たちの脳がそんなふうに進化したのには、もっともな理由がある。勝てない喧嘩に飛び込むのは良い考えではない。敵が成功を確信しているように見えるなら、その喧嘩は避けるべき喧嘩である可能性が高い。この種の行動は、ヒト以外の霊長類でも明らかに見てとれる。チンパンジーは支配的なディスプレイを目にすると身体を縮め、できるだけ小さく見えるようにする。反対に、支配的なディスプレイに反応して支配的な姿勢を模倣すると、たいていの場合、それは長い衝突のはじまりとなり、しばしば暴力という結末を迎える。

あの大逆転

スポーツ界の伝説には、とうてい勝ち目のなさそうな人が大活躍する物語が溢れている。厳しい生まれ育ちを克服した天才、優勝を手中に収めた大胆な控え選手、スカウトからあぶれながら見事プロになった選手――要するに、大逆転でほかの選手やチーム、あるいは人生そのものに勝利した人たちの物語だ。スポーツ映画はひたすらこの種のテーマだけを扱っているといっても過言ではない――『タイタンズを忘れない』『ルディ――涙のウイニング・ラン』『がんばれ！ ベアーズ』『プリティ・リーグ』『ロッキー』『フープ・ドリームス』『ベスト・キッド』、どれもそうだ。だが、疑問は残る。明らかに技術や能力の劣る選手やチームが、どうして自分たちの上を行く対戦相手に勝てるのか？ そうした例は、単なる幸運のおかげと片づけることができないほど多い。その疑問の答えは、自己効力感にある。スポーツ界における自己効力感をもっとも劇的に示す実例が、一九九三年一月三日、ファンがシンプルに「あの大逆転《カムバック》」と呼ぶNFL（もっとも人気のあるプロアメリカンフットボールリーグ）のプレイオフの試合だ。

第三クォーターの時点で、バッファロー・ビルズは三対三五でヒューストン・オイラーズにリードされていた。ビルズのファンがぞろぞろと出口へ向かいはじめ、ヒューストンのラジオ局のアナウンサーは、スタジアムの照明は朝からずっと点いているが「ビルズ側の照明は、いますぐ消しても全然かまわないのではないか」とコメントしていた。

ところが、時計の針が進むにつれ、様相が変わりはじめた。いくつかの幸運もあった――キックのミス、ビルズの有利になる疑わしい審判の判定――が、それだけではこのチームが体験した爆発的な成功は説明できない。大逆転がはじまり、ビルズは一〇分で二一点を奪った。ある選手はのちに、「思うがままに得点していた」と回想している。オイラーズになすすべがないことがわかると、ビルズの控え選手が叫びはじめた。「やつらは勝つ気がない！　勝つ気がないんだ！」。その日のビルズの意志――絶対に勝てるという信念、「自己効力感」――は、対戦相手の技術や能力を凌駕していた。ビルズは試合をオーバータイムに持ち込み、三二ヤードのフィールドゴールを成功させて四一対三八で勝利した。この勝利は、NFL史上最多得点差からの逆転勝利となった。

注目すべきは、ビルズのクォーターバックでスター選手のジム・ケリーが前週の試合で負傷し、オイラーズ戦には控えのフランク・ライクがかわりに出場していたことだ。ライクは、当時の大学フットボール史上最多得点差の逆転記録保持者だった。その一〇年前、メリーランド・テラピンズを率いていたライクは、前半の〇対三一から巻き返し、無敵だったマイアミ・ハリケーンズに四二対四〇で勝利していた。オイラーズを破った四年後、クォーターバックのトッド・コリンズ率いるビルズは、二六点差を引っくり返してインディアナポリス・コルツに勝利し、レギュラーシーズンで二位の記録となる得点差からの逆転勝利を演じることになる。

どうやら、バッファロー・ビルズの自己効力感はひとりでに増殖したようだ。成功が自信を吹き込み、自信が成功を生み出したのだ。

「代理的」関係、「親和的」関係

怒りの発作に襲われて部屋の端から端までホチキスを投げたあと、ジェイムズは雇用主に治療を薦められた。中年のジェイムズは、順調に出世して大企業のバイスプレジデントになっていた。人に好かれるタイプではなく、出世したのはひとえに固い決意と必死の努力のおかげだった。これほど貴重な人材になっていなければ、ずっと昔にクビになっていたはずだとジェイムズはセラピストに話した。問題は、彼がいつも怒っていることだった。

ジェイムズは子どものころに虐待を受け、その過去に折りあいをつけることができなかった。誰にも打ち明けたことはなく、大昔のことなのだからなんの問題もないと自分に言い聞かせていた。二度の離婚を経験し、最近ではもう恋愛に見切りをつけ、全精力を仕事に注ぎこんでいた。

彼の怒りは長年をかけて徐々に悪化していた。あるときには、ショッピングカートにぶつかった女性を卑猥な言葉で怒鳴りつけ、スーパーから追い出された。運賃をめぐるいさかいでタクシー運転手を突き飛ばし、逮捕されたこともある。起訴には至らなかったし、自分の行動はまったく正当だったとジェイムズは思っていた。だが、いまは不安を感じていた。仕事は彼のすべてだった。それを守るためなら、どんなことでもするつもりだった。たとえ過去と向きあうことでも。

ジェイムズは感情レジリエンス（回復力）が乏しかった。担当のセラピストは、トラウマを掘り下げたら感情が乱れ、行動が改善するよりも先に悪化するのではないかと心配した。そこで、過去を探りはじめる前に、現在のストレスを少しだけ軽くする方法を話しあった。ジェイムズは会う人会う人とほぼつねにいさかいを起こしていた。その頻度を減らす方法を見つけたいと考えたセラピストは、人をうまく動かすすべをジェイムズに教えた。

ジェイムズが誰かを信頼できるようになるまでには、長い時間がかかることになる。それでも、彼は愚かではなかった。相手を睨みつけるかわりにほほえみかければ、ずっと簡単に自分の思いどおりになることをすぐに学んだ。同僚に朝のあいさつをするようになった。彼らを気にかけていたからではなく、そのほうが簡単に期限内にプロジェクトを片づけさせることができるからだ。チームが遅くまで仕事をしなければならないときには、彼らのためにピザを注文したし、周囲の人たちの外見にお世辞も言った。ジェイムズは人を操る達人になった。

そして、自分でもそれを楽しんでいた。新たに発見した力の源を気に入っていたのはたしかだが、相手から返ってくるほほえみも心地良かった。ターニングポイントは、管理部門のアシスタントが泣きながら彼のオフィスに飛びこんできたときだ。誰かが彼女の名前を使ってクレジットカードのアカウントを開設していたらしく、債権回収業者に脅されているという。彼女は慰めと助言を求める相手に彼を選んだのだ。その週、ジェイムズはセラピストと過去のことを話しはじめた。

これまでは、おもに独力で追求するものとして支配を扱ってきたが、自分ひとりですべての目標を達成することはできない。他者と協力する必要のある支配についても考えてみよう。

目標達成のために形成される人間関係は「代理的」関係と呼ばれ、ドーパミンに統制されている。こうした関係では、他者が自分の延長として機能し、自分の目標達成を助ける代理人の役割を果たす。たとえば、コネづくりのイベントで形成される人間関係はおおむね代理的関係で、たいていは双方の利益につながる。それに対し、「親和的」関係は、社交を楽しむことを目的としている。他者と一緒にいるという、いまここで体験する単純な快楽には、オキシトシン、バソプレシン、エンドカンナビノイドなどのH&N神経伝達物質が関わっている。

ほとんどの人間関係には、代理的と親和的の両方の要素がある。いまここで一緒に過ごすのを楽しんでいる（親和的）友人どうしが、急流下りの旅の計画やクラブで遊ぶ夜といった未来のプロジェクトで協力する（代理的）こともあるかもしれない。おもに代理的関係である会社の同僚どうしでも、たいていは互いと一緒にいるのを楽しんでいるものだ。人によっては、明確な構造のある代理的関係のほうに心地良さを感じることもあるし、楽しいからという理由で親和的関係を好む人もいる。どちらの関係でも容易に結べる人もいれば、どちらにも苦労する人もいる。

どちらかの人間関係をより好む性格型も存在する。代理的関係を好む人は冷静でよそよそしい傾向がある。親和的関係を好む人は愛情深くて思いやりがある。社交的で、他者に助けを求める傾向もある。親和的関係も代理的関係もうまく結べる人には、ビル・クリントンやロナルド・レーガンのような、気さくで近づきやすい指導者が多い。代理的関係をあまり得意としない人は、気さくで近づきやすい追従者になる傾向が強い。親和的関係には苦労するが代理的関係のスキルが高い人は、冷たくて思いやりのない人と見られることがあるかもしれない。いっぽう、どちらの関係も苦手とする人は、打ち解けにくく、孤立しているような印象を与える。

代理的関係を築く目的は、周囲の環境を支配し、利用可能な資源から最大限のものを引き出すことにある。つまり、制御ドーパミンの領域だ。支配というと、積極的な活動、もっと言えば攻撃的な活動と思いがちだが、必ずしもそうではない。ドーパミンは、狙ったものを手に入れる方法には頓着しない。ほしいものが手に入りさえすればいいのだ。したがって、代理的関係が完全に受け身になることもある。たとえば、社員ミーティングを開いた経営者が黙っていても求める成果を得られる場合などは、それにあたる。

代理的関係は搾取的な関係になりやすい。例としては、危険を伴う実験をする科学者がリスクを伝えずに被験者を参加させる場合や、雇用主が虚偽の条件を提示して人を雇い、酷使する場合などがある。だが、代理的関係は人間らしい美しいものにもなる。アメリカの詩人ラルフ・ウォルドー・エマソンが、こんなことを書いている。「真の学者になる秘訣を教えようか？　出会う人すべてがどこかの時点で師となり、自分はその人から学んでいると考えることだ」

どれほど無知で卑俗で愚かな人にも、知っていること、得意としていることがある。エマソンはそれを重んじていた。身分や地位に関係なく、あらゆる人に知的価値を見いだそうとしていた。そうした人間関係は代理的と言える。何かを——この場合は知識を——得ることを目的としているからだ。それは、時間をともに過ごすというH＆N的な喜びではない。このドーパミン的名言のとりわけ興味深い点は、エマソンが相手を「師」と表現していることだ。ここに書かれている関係は、服従——相手への敬意、謙虚さ、恭順さという形をとった自己服従による支配と言える。

服従による支配

イリノイ州立精神医学研究所の研究チームがドーパミンを増やす薬をベニガオザルに注射したところ、唇をなめる、顔を歪める（サル版のほほえみ）、片腕を別のサルに差し出して軽く噛ませるなどの服従的な仕草が増加した。一見すると、この反応は意味がとおらない。ドーパミンは支配を司る神経伝達物質だ。それがなぜ、服従的な行動を引き起こすのか？　矛盾しているのではないか？いや、まったく矛盾していない。制御回路のドーパミンが駆り立てるのは環境を支配することであり、必ずしもその環境にいる誰かを支配することではない。ドーパミンはもっと多くを手に入れようとするが、その手段は問わない。道徳的だろうが不道徳だろうが、支配的だろうが服従的だろうが、より良い未来につながる限り、それはドーパミンのなせるわざなのだ。

　敵国に潜入し、政府機関の建物に近づこうとしているスパイを例に考えてみよう。裏道をうろついていたスパイは、守衛と出くわす。スパイは守衛の協力を得るために、彼を自分と同等に、もしかしたら自分よりも優れた相手として扱う。これはつまり、環境を支配し、目標を達成するための服従的行動だ。

　服従的行動はネガティブな意味を含むことがあるが――たとえば人に「いいように使われる」場合など――実際の範囲はそれよりもはるかに広い。現代社会では、服従的行動が社会的地位の高さの印とされることもめずらしくない――マナーの厳守、社会的慣例の尊重、相手を敬う会話は、まさに私たちが「エリート」と呼ぶ階層の本質だ。そうした行動は一般に「礼儀作法《コーテシー》」と呼ばれる。この言葉は、もともとはそれが貴族のとっていた行動であることから、「宮廷《コート》」という語より派生したものだ。それに対し、礼儀作法の対極に位置する支配的行動は、個人の不安や教育不足に由来する場合がある。

　計画立案、粘り強さ、みずからの努力や他者との協力によりそれを貫く意志の力。そうした手段を利用しながら、制御回路のドーパミンは私たちの環境を支配している。だが、そのシステムがバランスを失ったとき、私たちはどう行動する――そしてどう感じる――のだろうか？　具体的に言えば、制御ドーパミンが多すぎたり少なすぎたりしたら、何が起きるのだろうか？

けっして満足できない人

GQ誌：月へ行くのは、どんな気分ですか？

バズ・オルドリン（以下BA）：実は、どんな気分だったかは知りようがない。何も感じていなかったからね。

GQ：月面を歩いたときは、どんな感情を抱いたのですか？

BA：戦闘機のパイロットは、どんな感情も抱かないものだ。

GQ：でも、あなただって人間でしょう！

BA：われわれの血管には氷が流れているんだよ。

GQ：では、「あれ（危なっかしい月着陸船）に乗って月に着陸するのか」と思ったことは？　そんなふうにびっくりしたことはありますか？

BA：構造は理解していた。着陸装置も圧縮ストラットもついていた。船からぶらさがる探針も備わっていた。まさにエンジニアリングの驚異だよ。

――バズ・オルドリンのインタビューより

月面歩行を成し遂げて拍手喝采を浴びたバズ・オルドリンは、うやうやしくお辞儀をするかわりに、崇拝者たちにこう言った。「それはもう終わった。これからは何か別のことをしないといけない」。フェンスのペンキ塗りを終えたときと大差ない満足感しか抱いていないように見えた。彼が求めていたのは、栄光に浸ることではなく、「何か別のこと」――自分の興味を釘づけにする次なる大きな挑戦を見つけることだった。果てしなく目標を定め、それを達成する方法を考えたいというこの欲求は、おそらくオルドリンの歴史的成功に貢献したもっとも重要な要素だろう。だが、それほど大量のドーパミンが制御回路に流れている状態は、けっして楽ではない。それが月面着陸後のオルドリンの苦難において大きな役割を演じたことは、ほぼまちがいないだろう。オルドリンは自叙伝『壮大なる荒地――月から故郷までの長い旅路（*Magnificent Desolation: The Long Journey Home from the Moon*）』のなかで、うつ病、アルコール依存症、三度の離婚、自殺衝動、精神科病棟への入院を赤裸々に語っている。

欲求ドーパミンが薬物依存を促進する――高揚感を追い求めた結果、薬物の生む興奮が次第に小さくなっていく――のと同じように、制御ドーパミンの多すぎる人は、目標達成に夢中になるいっぽうで、H&Nの満足感を体験できなくなることがある。あなたの知りあいを思い浮かべてほしい。目標に向かってたゆまぬ努力をするのに、けっして立ち止まって成果を味わおうとしない人がいるのではないだろうか。彼らは自慢さえしない。何かを成し遂げたら、次のことに移るだけだ。ある女性が、混乱に陥っていた企業の一部門のトップになったときのことを、こんなふうに話していた。長年にわたる長時間労働と懸命な努力の甲斐あって、すべてが順調に動くようになったら、途端に退屈になってしまった。数か月のあいだ、ほかならぬ自分のつくった、のんびりとした新しい環境に慣れようと努力したが、結局それに耐えられず、完全な混沌状態にある部署への異動を願い出ることになったという。

その手の人たちでは、未来志向のドーパミンと現在志向のH&N神経伝達物質のバランスの悪さから生じる影響が見てとれる。彼らは現在の感情的・感覚的体験に背を向けている。彼らにとって、人生とは未来であり、改善であり、革新なのだ。みずからの努力が富を、さらには名声を生んでいるにもかかわらず、彼らはたいてい幸せではない。どれほどのことを成し遂げても、けっして満足できないからだ。機知に富み、あきらめることを知らず、ときに無慈悲にもなる秘密諜報員、ジェームズ・ボンドの家紋には、ボンド家のモットーである「Orbis Non Sufficit――この世界では足りない」というラテン語の文字が記されている。

おそらくオルドリンは、かつてどんな人も経験したことがないほど深刻にこの問題に直面していたのだろう――〈私は月面を歩いた。いったい何をしたら、それを越えられるのだろうか?〉

ＡＤＨＤの謎を解く

その対極にいる人たち、つまり制御ドーパミンの力が弱い人たちはどうだろうか？　内なる制御をめぐる彼らの苦難は、衝動性や複雑なタスクへの集中力の欠如という形で現れる。この問題が、よく知られている障害をもたらすこともある。注意欠陥・多動性障害（ＡＤＨＤ）[2]だ。集中力を欠いたり衝動をうまくコントロールできなかったりすると、生活に深刻な影響が出ることがあり、場合によっては人と一緒に過ごすのが難しくなる。彼らはときに、細部に注意を払わなかったり、タスクを最後までやりとおせなかったりする。たとえば、請求書の支払いをしかけたところで洗濯をはじめ、電球を交換し、何もかもやりかけであたり一面を散らかしたまま座りこんでテレビを見る、といったこともある。会話の途中ですぐに気が散り、相手の言葉に耳を傾けないこともある。時間の感覚を失って遅刻をしたり、車のキーや携帯電話、パスポートなどの物を失くしたりもする。

ＡＤＨＤは子どもに見られるケースが多いが、それには相応の理由がある。制御ドーパミンが作用する前頭葉は脳のなかで発達がもっとも遅く、青年期を終えて成人期に入るまで脳のほかの領域と完全には接続しない。制御回路の仕事のひとつに、欲求回路の抑制がある。ＡＤＨＤに見られる衝動コントロールの問題は、そこから生じている。制御ドーパミンの力が弱い人は、長期的な結果をほとんど考えずに自分のほしいものを追いかける。子どもなら、おもちゃを横どりし、列に横入りする。おとななら、衝動買いをしたり、人の話に割って入ったりする。

もっともよく使われているＡＤＨＤ治療薬はリタリンとアンフェタミンで、いずれも脳内のドーパミンを増やす刺激薬だ。これらの薬をＡＤＨＤ患者の治療に使用する場合、通常であれば、減量や高揚感やパフォーマンス向上の目的でアンフェタミンを摂取するケースのような耐性〔薬が効かなくなる〕の獲得は見られない。とはいえ、刺激薬には依存性がある。米食品医薬品局（ＦＤＡ）は、そうした治療薬をモルヒネやオキシコンチンなどのオピオイド系薬物と同じクラスに分類している。乱用のリスクがきわめて高いとされ、医師による処方も非常に厳しく制限されている。

ＡＤＨＤとともに生きる人たちは、依存症になるリスクが高い。とりわけ、前頭葉の機能が未発達な青少年はリスクが大きい。ＡＤＨＤが十分に理解されていなかった昔は、影響を受けやすい子どもにリタリンやアンフェタミンなどの依存性のある薬を与えることを、医師や保護者がためらうケースが多かった。それは当然のように思えた——依存症のリスクが高い人に、依存性のある薬を与えてはいけないのはあたりまえだ。ところが、厳密な試験の結果、刺激薬による治療を受けた青少年が依存症になる確率は低いことがはっきり立証された。それどころか、違法薬物の問題を起こす可能性がもっとも低かったのは、投薬開始年齢がもっとも若く、投薬量がもっとも多い患者だった。なぜなら、ドーパミン制御回路を強化すれば、賢明な判断をはるかに下しやすくなるからだ。それとは逆に、効果的な治療を受けずにいると、制御回路の弱点が修正されない。そのため、欲求回路が何者にも邪魔されずに活動し、リスクの高い快楽追求行動に出る可能性が高くなる。

太りすぎと衝動性

ＡＤＨＤの子どもが直面するリスクは、薬物依存症だけではない。集中や衝動のコントロールを苦手とするＡＤＨＤの子どもにとって、環境から価値ある資源——多くの場合は良い成績という形をとる——を引き出すのは難しい。だが、成績の悪さははじまりにすぎない。子どものＡＤＨＤ患者は、友だちをつくるのにも苦労する。話に割って入ったり、物を横どりしたり、順番を待たなかったりする人と一緒にいたいと誰が思うだろうか？　ＡＤＨＤ患者は、何度も読み返さなければ宿題の内容を理解できないことも多い。その原因は、絶えず気を散らしていることにある。そんなふうに長い時間を宿題に費やすため、スポーツやクラブといった課外活動をする時間があまり残らない。友だちが少なく、成績が悪く、健全な楽しみから切り離された結果、ＡＤＨＤでありながら治療を受けていない子どもたちは、不健全な楽しみを積極的に追い求めるようになる。ドラッグのみならず、若年での性行為や過食、とりわけ塩分や脂肪、糖分の多い「快楽をもたらす食べもの」の食べすぎという問題を抱える可能性もある。

四万八〇〇〇人のＡＤＨＤ患者を含む七〇〇万人の子どもと成人を対象とした大規模研究では、ＡＤＨＤ患者の肥満率が子どもで四〇％、成人で七〇％高くなることが明らかになった。七〇〇万人もの被験者を対象に、世界中のさまざまな文化圏からデータを抽出したこの研究は、同様のほとんどの研究よりも規模が大きいだけでなく、多様性も通常よりはるかに高い。そのため、多種多様な食品や食習慣を持つさまざまな国のデータを比較することができた。それでも、たとえばカタールと台湾とフィンランドでは食習慣が異なるにもかかわらず、結果は同じだった。どの国に住んでいるかは、ADHDと肥満の関係に影響を与えていなかった。男女間の差もなかった。

この研究には前述のような利点があるが、弱点もある。ADHD患者の肥満率が高いからといって、必ずしもADHDが肥満を引き起こしていると言えるわけではない。逆の可能性はないのだろうか？　太りすぎの状態がなんらかの形で脳に影響を与え、ADHDを引き起こしていたら？　科学的に気どった言い方をすれば、「相関関係は因果関係を示しているわけではない」。ふたつの事象が同時に観察されるからといって、必ずしも片方が他方を引き起こしているとは言えないのだ。

肥満になる前にADHDを発症していると確認できれば、もっと確信を持ってADHDが肥満につながると言えるはずだ。そこで、シカゴ大学とピッツバーグ大学の研究チームは、二五〇〇人近い少女を対象に、不健康な体重と衝動性の問題が関係しているか否かを調べた。筆頭研究者は次のように述べている。「食品のコマーシャルや自動販売機などの誘因により、子どもは絶えず食行動を刺激されている。そのため、抑制能力の低い子がそうした食行動の誘因に抗うのに苦労することは、想像にかたくない」

研究の結果は予想どおりだった。一〇歳の時点で衝動性や計画性に問題を抱える少女は、その後の六年間で太る傾向が強かった。その体重増加の大部分は、いわゆる「どか食い」——すなわち自制心の欠如による爆発的行動に起因するものだと研究チームはまとめている。

同様の理由から、太りすぎの子どもは、道を横断中に車に轢かれる確率が高い。歩く速度が遅いからではない。原因は衝動的な行動にある。アイオワ大学の研究チームは、七歳か八歳の子ども二四〇人を集めて交通量の多い道路を渡るように指示し、それぞれの子の待機時間の長さと車に轢かれる頻度を測定した（ただし実際に車に轢かれた子はいない。この研究では仮想現実が使われたからだ）。

太りすぎの人の歩く速度が遅くなるケースはあるものの、この実験では、子どもが道を渡る速さに体重は影響していなかった。いっぽう、子どもの肥満度と車道に出る早さには、直接的な関係があった。それほど太っていない子は、太っている子よりも待つ時間が長かった。太りすぎの子は、自分と向かってくる車とのあいだにとる緩衝距離が短く、より近くまで車の接近を許す傾向もあった。当然、車に轢かれる頻度も高かった。

ここで忘れてはならないのは、生物学的特性は運命ではないということだ。活動過多にせよ活動不足にせよ、極端な制御ドーパミン回路を持つ人でも変わることはできる。ＡＤＨＤ患者が投薬治療や心理療法により劇的に改善することもあるし、単純に時が解決するケースもある。特殊な問題を抱えていたオルドリンも、最終的にはみずからの強烈な創造的衝動を手なずける方法を見つけた。月からの帰還後、共著も含めると一〇冊あまりの本を執筆したほか、コンピューター戦略ゲームを制作し、火星への有人ミッションの実現可能性を高める革新的な宇宙旅行の方法も提案した。さらに、『ダンシング・ウィズ・ザ・スターズ』『ザ・プライス・イズ・ライト』『トップ・シェフ』『ビッグバン☆セオリー――ギークなボクらの恋愛法則』など、数々のテレビ番組にも出演した。

ドーパミンに良心はない

あなたの気高い性格が裏切りや欺瞞を憎むことは承知している。
だが、勝利とはなんと輝かしい褒美であることか！
——ソフォクレス『ピロクテテス』

私は勝利が好きだが、何にもまして、負けるという考えに耐えられない。
なぜなら、私にとって負けは死を意味するからだ。
——ランス・アームストロング

一九九九年、進行がんとの闘いを生き延びたあと、ランス・アームストロングはツール・ド・フランスをはじめて制覇した。『ニューヨーク・タイムズ』の記者は、その後の数年で定型句となる表現を使ってその活躍を伝えた。「強い意志と集中力を持つ男」が「ツールを支配した」。アームストロングはツール・ド・フランスを七連覇し、その有名なレースのみならず、自転車競技そのものを支配するに至った。

アームストロングの意志の強さは伝説になった。彼は向かい風のレースを好んだ。そのほうがコースが厳しいものになり、競争相手よりも長く体力を保てる可能性が高くなるからだ。作家のジュリエット・マカーは、アームストロングの意志の強さについてこんなことを書いている。「かつて（木が）自宅の敷地の反対側、家から五〇メートルほど西に行ったところに生えていた。アームストロングはその木を玄関脇に配したいと思った。移植費用は二〇万ドルだった。親しい友人たちのあいだでは、このプロジェクトにより、不可知論者であるアームストロングが、天と地を動かすのに神は必要ないと証明したというジョークが流行った」

「三五歳か四〇歳になって、人生になんの競争もなかったら、頭がおかしくなってしまうと思う」アームストロングはそう語っていた。

二〇一二年、その自転車競技の世界チャンピオンは、七連覇したツール・ド・フランスの全タイトルを剥奪された。パフォーマンスを向上させる薬物を使用していたことが明らかになったためだ。この伝説的アスリート、がんに直面してもなおけっしてあきらめなかった鋼の意志を持つ人物が、いったいなぜ不正をはたらいたのだろうか？　奇妙な話だが、大きな成功を収めたことこそが、彼が欺瞞に手を染めた原因だったのかもしれない。


ドーパミンは良心を持ちあわせていない。むしろ、欲求に煽られた狡猾さの発生源になる。ドーパミンが活性化すると、H&N的感情である罪悪感が抑制される。ドーパミンには高潔な努力を刺激する能力があるが、望みのものを追い求める過程で、欺瞞を、さらには暴力を呼び起こす力も備わっている。

ドーパミンが追い求めるのはもっとであり、倫理ではない。ドーパミンにとって、暴力や欺瞞は道具以外のなにものでもないのだ。

イスラエルの研究チームは、人が詐欺をはたらく理由を解明するための実験を計画した。研究チームが考案したのは、プレイヤーを一対一で対戦させるふたつのゲームだ。最初のゲームは推測ゲームで、プレイヤーはどちらがコンピューター画面上に表示される画像を正しく推測できるかを競いあう。このゲームでは、いかさまは不可能だ。だが、第二のゲームは違う。第一のプレイヤーがふたつのサイコロを振り、出た目を第二のプレイヤーに伝える。大きい目が出るほど、第一のプレイヤーが手にする金額は大きくなり、対戦相手がもらえる金額は小さくなる。このゲームでは、いかさまは可能どころか簡単にできる。第二のプレイヤーは実際のサイコロの目を見られないルールなので、第一のプレイヤーは自分の好きな数を伝えられるからだ。サイコロを振って出た目を相手に伝える役は、最初のゲームの勝者と敗者が順番に務めた。

サイコロの数字の性質上、すべての人が正直であれば、平均スコアは七前後になるはずだ。最初のゲームの敗者がサイコロを振った場合、第二のゲームで相手に伝えるサイコロの目の平均は、六をわずかに上まわる程度だった。これは偶然に任せた結果と一致している。それに対し、最初のゲームの勝者がサイコロを振った場合、第二のゲームで相手に伝えるサイコロの目の平均は、九近くになった。統計分析をしたところ、その数字が偶然に生じる可能性はきわめて低かった。最初のゲームの勝者が第二のゲームでいかさまをはたらいた確率は、九九％を上まわる。

実験の次の段階で、研究チームはルールを変えた。最初のゲームで競争させるかわりに、くじ引きを採り入れたのだ。この新しいルールは、まったく違う結果を生み出した。くじ引きに当たったプレイヤーは、第二のゲームでまったくいかさまをはたらかなかったのだ。それどころか、出た目を過小報告し、対戦相手と戦利品をわけあっているようにさえ見えた。

この結果をどう解釈すべきか、研究チームにはよくわからなかった。おそらく、単なる幸運で勝った場合とは違い、競争を勝ち抜いた人は特権意識を持つようになり、それがその後のいかさまを正当化しているのだろうと研究チームは考えた。だが、環境の支配を促すドーパミンの役割に目を向ければ、もっとわかりやすい説明が見つかる。

競争に勝つことは、食事やセックスと同じく、進化上の成功に不可欠な要素だ。さらに言うと、競争に勝てば食べものや繁殖相手を手に入れやすくなる。したがって、競争に勝つとドーパミンが放出されるのは当然の話だ。それこそが、テニスボールをネットの向こうに飛ばしたときに、テストで良い点をとったときに、上司から褒められたときに感じる快楽の奔流の正体だ。ドーパミンの急増は快感だが、それはこみあげる満足感をもたらすH&Nのもたらす快感とは違う。そして、その違いが鍵を握る。勝利が引き金となるドーパミンの急増は、私たちにもっと多くの勝利を求めさせるのだ。

敗北しないための勝利

ツール・ド・フランスに優勝するだけでは足りない。二連覇でも、七連覇でさえも十分ではない。勝利はいくらあっても足りない。ドーパミンにとって、十分なものなど何もないのだ。重要なのは、勝利を追い求め、実際に勝利すること。しかし、そこにゴールラインは引かれていないし、引かれることは永遠にない。勝利は薬物と同じように、依存性を持つことがある。

だが、けっして満たされることのない快楽の奔流は、方程式の片側半分にすぎない。もう半分にあたるのが、あまりにもおそろしいドーパミンの暴落《クラッシュ》だ。

ワシントンDCの医師は毎年、各種の医療分野で最高の医師を決める投票に参加する。投票結果は、『ワシントニアン』誌で最高の売上を叩き出す名高い「最高の医師《トップ・ドク》」号で発表される。「最高の医師」に選ばれるのは名誉であり、気分の良いことだ。同僚も友人も家族も、あらゆる人が目にする。ところが、その輝かしい満足感が薄れると、心地の悪い疑問が浮かび上がってくる。「来年はとれるだろうか？　祝福してくれた人たちは——私の名前がリストから消えたら、彼らはどう思うだろうか？　永遠にリストに載り続ける人はいない。リストから消える屈辱に、どうやって耐えればいいのか？」。敗北を好む人はいないが、勝利のあとの敗北はつらさが一〇倍になる。期待して雑誌を開いたのに、そこに自分の名前がなかったら、みぞおちに不快な感覚が走るだろう。

勝者が欺瞞的行為に手を出す理由は、薬物依存症患者が薬を使う理由と変わらない。快感がほとばしると気分が良くなり、それが消えるとひどい気分になるからだ。欺瞞に手を出す勝者も依存症患者も、自分の行動が人生を破壊するおそれがあると自覚しているが、欲求回路はそんなことは気にしない。ひたすらもっと多くを求めるだけだ。もっと多くの薬、もっと多くの成功。だが、真の成功は欺瞞からは生まれない。あなたがまちがいを犯したのなら、まわりの人たちも許してくれるだろう。けれども、不誠実な行動をとれば、それは長いあいだあなたについてまわることになる。

だからこそ、制御回路が重要になる。制御回路は理性的だ。冷静で理にかなった判断を下すことができる。その判断は、現在だけでなく、はるか先の未来の幸福を最大限に広げる。にもかかわらず、多くの人にとって欺瞞は強力な誘惑となり、勝利の高揚感を追い求めているときには圧倒的な力を持つこともある。少なくとも短期的には、欺瞞は効果を発揮するからだ。

あるいは、単に誰かを殴るという方法もある。

熱い暴力・冷たい暴力

ジョーンズ医師はエレベーターに乗りながら、これから迎える患者との面談に怯えていた。時は午前一時。ジョーンズは救急処置室に呼び出されていた。誰かを殺してやると話している患者を診るためだ。その発言の真意を正しく理解しなければならない。継続的に殺人の脅しをかけていた精神病患者がことに及び、被害者が死亡した場合、殺人者が逮捕されるのはもちろん、その殺人者を自由に歩きまわらせた医師も責任を問われる可能性があるからだ。

問題の患者は、乱れた服装で悪臭を放っていた。彼はまばたきもせずにジョーンズを凝視した。以前にも来たことのある患者だ。破壊的で非協力的だった。以前の入院中には、統合失調症で治療を受けていた女性を不適切にさわったと告発されたこともある。彼はザナックス以外のあらゆる精神治療薬にアレルギーがあると主張していた。

コカインの使用を別にすれば、その患者に精神医学上の大きな問題はなかったが、その夜、彼は入院させろと要求した。複数回逮捕され、三年を刑務所で過ごしていた彼は、「病棟」に入れなければ、誰かを殺す計画を実行に移すつもりだと話した。

「俺に何かをした誰か、とだけ言っておくよ」と彼は言った。

パラノイアは治療の見込みが高い精神疾患のひとつで、この疾患の患者は暴力をほのめかすことがある。妄想的な恐怖を抱き、自分の身を守るためには、自分に対して悪事を企んでいる（と本人が想像する）相手を殺すしかないという結論に至る場合もある。抗精神病薬で治療すれば、そうした妄想と暴力のリスクは、たいていは一週間ほどで消えてなくなる。

だが、ジョーンズの向かいに座り、突き刺すように彼女の目を見つめるその患者は、精神病ではなかった。

ジョーンズはジレンマに直面した。この患者に入院するメリットはないし、彼を受け入れたらほかの患者が危険にさらされることになる。そのいっぽうで、彼には暴力行為の過去がある。ジョーンズは結局、彼が名を明かさないターゲットの身の安全を懸念し、入院を認めた。だが、病棟の患者たちを潜在的な危険にさらした罪悪感にさいなまれた。

暴力は機能障害や病気から生じることもある。だがほとんどの場合は、ひとつの選択肢——求めるものを手に入れるための計算された威圧的な手段にすぎない。

しばしば暴力という形をとる実力行使は、支配の究極の道具だ。だが、それはドーパミンが引き起こしているのだろうか？

暴力にはふたつの種類がある。目的を達するために行使する計画的な暴力と、激情により生じる自然発生的な暴力だ。目的達成のための暴力、加害者が欲するものを手に入れるための暴力には、路上での強盗といった平凡なものもあれば、世界規模での戦争のような地球を揺るがすものもある。いずれにしても、重点が置かれるのは効率的な戦略と事前の計画で、そうした計画はときに極端に細かくなることもある。その目的はつねに、資源を手に入れることや支配することにある。これはドーパミンが誘導する攻撃で、傾向として感情的要素は小さい。いわば「冷たい暴力」だ。

ドーパミン作動性の計算と本能的な反応が、それぞれシーソーの両端にあると想像してほしい。片方が高くなれば、他方は低くなる。恐怖、怒り、圧倒的な欲求などの感情を抑制する能力は、争いのただなかでは有利にはたらく。感情はほぼ例外なく、計算された行動の邪魔をし、マイナスに作用する。実際、よくある支配戦略のひとつとして、敵の感情的反応を刺激し、相手の計画実行能力を損なわせるという手がある。スポーツの世界では、それはバスケットボールコートやアメフトのスクリメージラインでの挑発的会話《トラッシュ・トーク》という形をとる。

激情から生まれる暴力は、怒りに駆られた突発的な攻撃だ。ドーパミン制御回路が指揮する計算された行動ではない——その対極にあるものだ。怒りの誘因に反応し、激情が攻撃を引き起こすときには、ドーパミンがH＆N回路により抑制される。また、その種の攻撃をする人は、みずからの未来の幸福を損ねることが多い。場合によっては負傷や逮捕という結果に至るが、単にばつが悪くなるだけのこともある。わが子のホッケーの試合でカッとなった親を思い浮かべてほしい。発作的に物を投げるのは、計算された行動ではなく、考えなしの感情的反応だ。ドーパミンの観点から言えば、それにより得られるものは何もない。なんの資源も最大化されないし、何も有利にならない。こうしたケースでは、制御ドーパミンの熟慮や用心、計算が感情に圧倒されている。

イギリスの小説家アンソニー・トロロープは、『フィニアス・フィン（*Phineas Finn*）』のとある場面で、このふたつのアプローチを対比させている。議会で対立する政党の党首、ドーブニーとグレシャムのふたりが政治的議論を交わす場面だ。

ドーブニー氏がつねにもっとも威力のある攻撃方法を選び、打撃のひとつひとつをあらかじめ熟慮し、その結果を事前に推しはかり、すでに与えた傷を繰り返し打ちすえる効果に至るまでみずからの力を計算しているのに対し、グレシャム氏は右、左、正面を手あたりしだいに殴っていた……怒りに駆られて敵を殺してしまっても、自分が血に染まっていることにさえ気づかないかもしれない。

暴力は支配の手段になりうるが、成功を収めるためには、制御ドーパミンの冷たい回路から生まれる必要があるのだ。

ドーパミン活性の高い性格とは？

人によっては、ドーパミン回路の活性がほかの人より高いこともある。これまでの研究で、そうした性格の発達に寄与する遺伝子が数多く特定されている。注意しなければならないのは、ドーパミン活性の高さがさまざまな形をとって現れることだ。欲求回路の活性が高い人の場合は、たとえば衝動的だったり、満足しにくかったり、絶えずもっと多くを求めていたりする。その対極に位置するのが、簡単に満足する人だ。ドーパミン活性の低い人なら、騒々しいナイトクラブで酒をあおるよりも、ガーデニングに一日を費やし、早々にベッドに入るほうを好むかもしれない。

いっぽう、制御回路の活性が高い人は、冷静で計算高かったり、無慈悲で感情を欠いていたりすることがある。その反対にあたる温かでおおらかな人は、競争に勝つよりも友情を育むほうに高い関心を示す。脳は複雑なもので、あるひとつの回路の活性がどのように行動に変換されるかは、連携するほかの多くの回路の活性に左右される。ドーパミン活性の高い性格は、先に挙げた例以外の形で現れることもある。それについては、あとで詳しく説明する。だが、そうした人全員に共通する点がひとつある。現在の喜びを感じる能力を犠牲にして、未来をより実りのあるものにすることに熱中しているという点だ。

感情を抑制し、危機を脱する

もし、まわりのみなが慌てふためき、それをあなたのせいだと非難しても
あなたが冷静でいられるのなら（中略）、
もし、気力と勇気と活力がとうに尽きてしまったあとも
それをどうにか絞り出して役立てることができるのなら、
そして「踏みとどまれ！」と言う意志のほかに何も残されていないときに
踏みとどまることができるのなら（中略）、
この世界とそのなかにあるすべては、あなたのものだ。

——ラドヤード・キップリング「もし」(『キップリング詩集』〔岩波書店〕所収)

感情はH&N的体験だ。それは私たちがいままさに、この場所で感じているものにほかならない。感情は世界を理解するために欠かせない能力だが、ときに私たちを圧倒することもある。そうなったときの私たちは、あまり論理的ではない判断をする。ありがたいことに、H&N回路に対抗するドーパミンには、感情のボリュームを下げるはたらきがある。周囲に「冷静」と言われるドーパミン活性の高い人は、複雑な状況に置かれると、感情的反応を抑制し、より慎重に、たいていはより効果的な判断を下すことができる。われわれの進化上の祖先、とりわけ強力なドーパミン制御回路に恵まれていた祖先は、ライオンに襲われたときに、パニックになりそうな衝動を抑えられたかもしれない。そして、ライオンより速く走って逃げようとするかわりに、焚き火から燃える枝を冷静に拾い上げ、ライオンを追い払ったかもしれない。混乱のただなかで大胆な行動が求められるときは、冷静さを保てる者、利用可能な資源を把握できる者、そして行動計画をすばやく立てられる者こそが、危機をくぐり抜けられる者なのだ。

パンチをうまくかわす方法

複雑化した現代社会では、闘争か逃走の反射的な選択は必ずしも得策ではなくなっているが、原始に近い状況ではいまでもやはり効果がある。ある若い医師が、救急治療室で激しやすい薬物使用者と話をしていたときのことだ。医師はドラッグを求める患者の要求に応じなかった。求めるものが手に入らないと悟った患者は、パンチを繰り出してきた。さいわい、医師はパンチをうまくかわし、患者がふたたび拳を振り上げる前に警備員二名が助けに駆けつけ、患者を落ち着かせることができた。すべてが片づいたあと、医師はこう語った。「何が起きているのかわからなかった。考える余裕はなかったからね。なりゆきでああなっただけだ」。自分が幸運にもH&N回路を持っていたことを、医師はありがたく思った。H&N回路はいますぐ逃げるべきとき、ドーパミンの計算を必要としないときを知っているのだ。

私はボート仲間と四〇フィート（約一二メートル）ボートに乗り込み、大海原に出ていった。ほどなくして、毎秒一五メートルの風と高さ三メートルの波に見舞われた。ふたりとも心配していなかった。この手の気候には、過去に何度も遭遇したことがあったからだ。

私は舵輪を握って方向転換しようとした。船が向きを変えていたとき、大きなポンという音がして、舵輪が何の抵抗もなくぐるぐるまわりはじめた。舵のコントロールが効かなくなっていた。それまでの人生で記憶にないほどの恐怖に襲われた。

私たちはL字形の珊瑚礁のなかにいた。珊瑚が海面のすぐ上に顔を出していて、船は波に押されてそこに追い込まれつつあった。真っ先に思い浮かんだのは、船から飛び下りることだ。ライフジャケットを着て、泳いでこの危機から逃れたいと思った。だが、すぐにそれは不可能だと悟った。波に押されて珊瑚礁に激しく打ちつけられるか、引き波に引っぱられて沖に流されるかのどちらかだろう。完全なパニックが迫りくるのを感じた。パニックに支配されるのを許せば、何も考えられなくなることはわかっていた。そのすべてが、一〇秒ほどのあいだに起きた。

自分の命を救うために、とにかく考えなければならなかった。無線で遭難信号を送ってから、仲間とふたりで帆をあれこれといじり、船を操って珊瑚礁から脱出しようとした。そのうちに、足を使って舵を操作する方法を見つけ、船を岸のほうへ向けることに成功した。計画と行動にとりかかると、パニックはたちまち後退し、理性的に考えられるようになった。

岸にたどりついたあと、自室に向かって歩いていたとき、涙が溢れ出し、私はどうしようもなく震えはじめた。

この実体験にもとづく物語は、ドーパミンと闘争・逃走反応を司るH&N化学物質、ノルエピネフリン（ノルアドレナリン）の相互作用を実によく表している。操舵機構が壊れたときにまず始動したのは、ノルエピネフリンだ。H&N的感情である恐怖が船乗りを圧倒した。彼はこの状況から逃げ出したいとしか考えられなかった。最初のうちは、真っ先に始動するH&Nの神経化学的洪水がドーパミン作動性の計画能力を押し流していた。とはいえ、彼はパニックが迫っているのを感じとり、それを食い止めることができた。この事実から、彼のドーパミン系が完全にはシャットダウンしていなかったことがうかがえる。

それからほんの数秒で制御ドーパミンが完全に活性化され、彼は理性的に計画を練りはじめた。H&Nのノルエピネフリンが活動をやめて恐怖が後退して生き延びるための冷静で知的なアプローチに道を譲った。危機が去り、安全な岸に戻ると、ドーパミンが後退し、H&Nがふたたび猛威を振るう余地ができ、震えや涙を呼び起こした。

世間一般の通念では、彼が海で生き延びたのは、「アドレナリンに突き動かされていた」おかげとされることが多い。だが、実際はその反対だ。彼を動かしていたのはアドレナリンではない。ドーパミンに動かされていたのだ。彼が船を救った緊迫の瞬間には、ドーパミンが支配権を握り、アドレナリン系〔ノルエピネフリン〕は抑制されていた。

一八世紀には、サミュエル・ジョンソンがその手の状況をこんなふうに要約した。「あと二週間で自分が絞首刑になるとわかっているとき、彼の精神は驚異的な集中力を発揮する」。もっと最近の例では、オーストラリア・キャンベラにあるキャルヴァリー病院の救急救命医、デイヴィッド・カルディコットがこう表現している。「救急医療は空を飛ぶ飛行機のようだ。何時間にもわたるありふれた日常が、純然たる恐怖の瞬間によって中断される。だが、給料に見あうはたらきをしたいのなら、怯えてはいけない。ただ集中するだけだ」

遠くから殺すほうが簡単だ

フランク・ハーバートの古典的SF『デューン 砂の惑星』（早川書房、酒井昭伸訳）のヒーローは、自分が人間であると証明するために、H&N的行動を起こす動物的本能を抑制することを迫られる。彼の手は悪魔のような装置のなかに入っている。想像を絶する痛みを生み出すブラックボックスだ。装置から手を引き抜けば、テストを担当する老女が彼の首に毒針を突き刺し、彼は死ぬことになる。老女は彼にこう告げる。「罠にかかった動物が、逃げようとして自分の脚を噛みちぎる――そんな話を聞いたことがおありじゃろ？　この逃げかたは、あわれな動物の域を出ぬ。人間ならば、痛くとも罠にかかったまま、死んだふりをするのではないか？　そうすれば、もはや同族には、危害がおよばぬ道理」

なかには、特に苦労をしなくても感情をうまく抑制できる人もいる。実を言えば、それは生まれつきの特性だ。その一因となるが、ドーパミン受容体（分泌されたドーパミンに反応する脳内の分子）の数や質だ。受容体の数や質は遺伝に左右される。ある研究では、さまざまな人の脳内にあるドーパミン受容体の密度（受容体の数と密集の度合い）を測定し、その結果を、被験者の「感情的な分離状態」を測るテスト結果と比較する実験がおこなわれた。

感情分離テストでは、個人情報の公開を避ける傾向や他者と関わりあいになる傾向といった特性が測定される。この研究では、受容体密度と他者との関与に直接的な関係があることが明らかになった。受容体密度が高い人は、感情分離の度合いが大きかった。別の研究では、感情分離スコアがもっとも高い人は、自分のことを「冷静、社会的に孤立、人間関係において復讐心を持ちやすい」と表現した。それとは対照的に、感情分離スコアがもっとも低い人は、「人に与えすぎ、利用されやすい」と自己評価した。

たいていの人は、感情分離スコアの最高と最低のあいだのどこかに収まる性格を持っている。孤立しているわけでもないし、与えすぎたりもしない。どう反応するかは状況によって変わる。身体近傍空間に関わっている――すぐ近くの直接さわれる場所で、いまこの瞬間に集中している――ときは、H&N回路が活性化し、私たちの性格の温かで感情的な面が顔を出す。身体外空間に関わっている――遠く離れ、抽象的に思考し、未来に注意を向けている――ときは、合理的で無感情な面が現れる可能性が高い。この二種類の思考の形をよく表しているのが、「トロッコ問題」と呼ばれる倫理上のジレンマだ。

暴走列車が五人の作業員に向かって線路を疾走している。何もしなければ、五人全員が死ぬだろう。だが、野次馬ひとりを線路に押し出せば、列車を止めることができる。その野次馬の犠牲で列車が減速すれば、五人の作業員の命は助かる。あなたなら、野次馬を線路に押し出すだろうか？

このシナリオでは、ほとんどの人は野次馬を線路に押し出すことはできないだろう――五人の命を救うためとはいえ、みずからの手で人ひとりを殺すことはできないからだ。たいていの人の場合、H&N神経伝達物質のはたらきにより他者への共感が生まれ、ドーパミンの計算された論理を圧倒する。この状況でH&Nの反応がそれほど強くなるのは、相手がごく近く、まさに身体近傍空間のなかにいるからだ。野次馬を死に追いやるなら、みずからの手でじかに犠牲者に触れなければならない。極度に感情から分離した人でもない限り、誰にとってもそれは不可能だろう。

だが、身体近傍空間――五感が伝えるすぐ近くの領域――でH&Nの影響力がもっとも強くなるのなら、一歩ずつ後退し、私たちの判断に対するH&Nの影響力を徐々に小さくしていったらどうなるのか？　犠牲者から文字どおり遠く離れ、H&Nの身体近傍空間を脱してドーパミンの身体外空間に入れば、五人の命と引き換えにひとりを犠牲にする意志――それを実行する能力――は大きくなるのだろうか？

まず、身体的接触というH&N的感覚を排除してみよう。少し離れたところに立ち、その場の展開を眺めていると想像してほしい。そこには、列車のルートを五人のいる線路からひとりしか死なない線路へと切り替えるスイッチがある。何もしなければ、五人が死ぬ。あなたなら、そのスイッチを押すだろうか？

さらにうしろに下がってみよう。あなたは遠く離れた別の街にいて、デスクの前に座っている。

電話が鳴り、取り乱した鉄道従業員に状況を説明される。あなたはそのデスクから列車の進路を変えることができる。ひとりしかいない線路に列車を誘導するスイッチを押すことも、何もせずにそのまま列車に五人を轢かせることもできる。あなたなら、そのスイッチを押すだろうか？

最後に、この状況をできる限り抽象化し、H＆Nをすべて締め出して純然たるドーパミンの領域にしてみよう。あなたは運輸システムのエンジニアで、線路の安全機能の設計に携わっている。鉄道の線路脇には、その線路上にいる人の情報を伝えるカメラが設置されている。あなたには、ポイントの切り替えを制御するコンピュータープログラムを開発するチャンスがある。カメラの情報をもとに、最小限の犠牲ですむ線路を選択するプログラムだ。あなたなら、「未来に」ひとりの命と引き換えに五人を救うかもしれないソフトウェアを開発するだろうか？

シナリオが変わっても結果は同じだ。ひとりの命を犠牲にして五人を救うのか、みずからの手でひとりを犠牲にするのを避けるために五人の命を見捨てるのか。罪のない人の背にみずからの手を置いて死へと押し出す人は、ほとんどいないだろう。だが、犠牲を最小限にする方式で線路の切り替えを制御するソフトウェアの開発をためらう人も、ほとんどいないだろう。それはまるで、ふたつの心が存在し、それぞれが別々に状況を評価しているかのようだ。ひとつの心は合理的で、理屈だけにもとづいて判断を下す。もうひとつの心は共感的で、大局的な結果がどうなろうと、ひとりの人を殺すことができない。一方は状況を操って環境を支配し、最大限の命を救おうとするが、他方はそうしない。どちらの結果を選ぶのか。それを左右する要素のひとつが、ドーパミン回路の活性なのだ。

自動運転車の問題

この問題は、単なる理論上のものではない。自動運転車の開発者も同じ問題に直面している。二台の車が衝突し、死者が出るのが避けられない場合、自動運転車の動きをどうプログラミングするべきなのか？　車の所有者の命を守る方向に進路を変えるのか。それとも、反対方向に進路を変えるほうが相手の車の犠牲者が少なくなるのなら、所有者を死なせてでもそうするべきなのか。消費者に助言しておこう。自動運転車をいつか買うことがあるなら、どうプログラミングされているのか、販売担当者に訊いてみることをおすすめする。

この問題のもうひとつの例が、二〇一六年に公開された映画『アイ・イン・ザ・スカイ――世界一安全な戦場』で描かれている。ケニアのテロリストが、いままさに二発の爆弾による自爆テロを準備している。攻撃が実行されれば、二〇〇人もの人が死ぬことになる。彼らを止めるのに残された時間はわずかだ。地球の裏側では、ドローンを遠隔操作するオペレーターが、ミサイルを発射してテロリストを殺害する準備を整える。発射直前、ひとりの少女がテロリストの潜む家の隣にテーブルを出し、パンを売りはじめる。ドローンのオペレーターが何もしなければ、数百人が死ぬことになる。だが、彼らの命を救うためには、テロリストとともに少女も殺さなければならない。どちらを選択するべきなのか。「トロッコ問題」のリアル版とも言えるこの映画では、その選択をめぐる激しい議論が克明に描かれている。

私たちはときに一方の振る舞いをする。冷静に計算し、未来の利益のために環境を支配しようとする。だが、別の振る舞いをすることもある。温かな共感を発揮し、自分の持っているものを分け与え、他者を幸せにすることで、いま現在の喜びを得ようとする。ドーパミン制御回路とH&N回路は反対方向に作用し、バランスを生み出している。そのおかげで、他者に対して人間らしく振る舞いながら、自分自身の生存も守ることができる。バランスは必要不可欠だ。そのため、脳にはしばしば対立しあう回路が存在する。その効果は絶大で、同じ神経伝達物質システム内に対立する要素が組み込まれていることもあるほどだ。ドーパミン系もそんなふうに機能している。では、ドーパミンがドーパミンと対立すると、何が起きるのだろうか?

誘惑に抗うと……

神経伝達物質ドーパミンは、欲求（欲求回路を介する）と粘り強さ（制御回路を介する）の源だ。それはいわば、道を指し示す情熱と、そこへ到達するための意志の力だ。通常なら、このふたつは一体となってはたらくが、長期的に見ると害をもたらすもの――三切れ目のケーキ、不倫、ヘロインの静脈注射など――に欲求が固定されると、ドーパミンの生む意志の力が反旗を翻し、仲間であるはずの回路と闘いはじめる。
欲求を抑える必要があるときに制御ドーパミンが使う武器は、意志の力だけではない。計画や戦略も利用できるし、別の選択肢をとった場合の長期的な結果を想像する能力のような、抽象的思考も武器になる。とはいえ、害をもたらす衝動に抵抗しなければならないときに私たちが真っ先に手を伸ばす武器は、意志の力だ。結論を言ってしまえば、それはあまり良いアイデアではないかもしれない。アルコール依存症患者の場合、酒を一度だけ断ればすむのなら、意志の力が役に立つこともある。だが、何か月、あるいは何年にもわたって何度も断らなければならない場合は、おそらくあまり役に立たないだろう。意志の力は筋肉のようなものだ。使っていると疲れてくる。そして、かなり短い期間で尽きてしまう。意志の力の限界をわかりやすく示す一例が、有名なラディッシュとクッキーの実験だ。この実験は被験者を騙すことを前提におこなわれた。参加を申し出た被験者には、試食研究と説明されていた。科学者のひとりはこう描写している。

食事を抜いた被験者が到着する前に、実験室の設定を注意深く整えた。チョコチップクッキーを室内の小さなオーブンで焼き、その結果、実験室はチョコレートと焼きたての生地のおいしそうな香りで満たされた。被験者が座るテーブルには、二種類の食事を並べた。ひとつは山盛りのチョコチップクッキーで、それに加えていくつかのチョコレートも置いた。もうひとつは赤白二種類のラディッシュの入った深皿だ。

到着した被験者たちは空腹だった。一回ぶんの食事を抜いてから実験室に来るように指示されていたからだ。焼きたてのチョコチップクッキーの光景とにおいは、そうした状況下ではとても誘惑的だ。被験者はひとりずつ、チョコチップクッキーがオーブンから出たばかりの実験室内へ誘導され、クッキー二、三枚かラディッシュ二、三個を試食するように指示された。どちらの試食を指示されるかは、割り当てられたグループによって決まる。被験者が食べはじめる前に、割り当てられたものだけを食べなければならないと念を押し、科学者は部屋を出た。

ラディッシュを割り当てられた被験者のうち、ルールを破った者はひとりもいなかったが、彼らは明らかに誘惑されていた。研究者らはカーテンの陰から部屋を覗き、被験者の行動を観察した。「何人かはチョコレートを物欲しそうに眺め（ているように見え）、手にとってにおいを嗅いだ例も何度かあった」

およそ五分後、科学者が部屋に戻り、次の実験に移った。被験者には、前のステップとはまったく関係のないもので、問題解決能力に関するテストだと説明した。被験者には伝えなかったが、実はこの問題は解決できない。ここでの主眼は、それぞれの被験者がいつまで不可能なタスクに耐えられるのか、その持続時間を調べることにある。

前の実験でクッキーを食べることを許された被験者は、およそ一九分にわたって問題に取り組んだ。対して、ラディッシュしか食べることを許されなかった被験者、つまり自制心をはたらかせてクッキーを食べたいという欲求に抗った被験者は、わずか八分——他方のグループの半分未満——

でタスクをあきらめた。研究チームは次のように結論づけた。「誘惑への抵抗は心理的なコストを伴うようだ。その証拠に、誘惑に抗ったあとの被験者は、フラストレーションに直面すると早期にあきらめる傾向が強かった」。あなたがダイエット中なら、誘惑に一回抗うごとに、次は失敗する可能性が高くなる。意志の力は有限の資源なのだ。

意志力訓練マシン

意志の力が筋肉のようなものなら、訓練で鍛えることはできるのだろうか？　できるにはできるが、それにはハイテクの「訓練装置」が必要になる。デューク大学認知神経科学センターの科学者らは、その種の装置を使い、意志力に関わる脳の領域を鍛えられるかどうかを調べた。

研究チームはまず、簡単な状況を設定した。タスクをうまく完遂したら、被験者に金を払うという設定だ。目先の報酬があれば、やる気を出すのはたやすい。研究チームは脳スキャナーを使い、脳の腹側被蓋野の活性を調べた。欲求回路と制御回路はどちらもこの領域を起点としている。次に、研究チームは被験者に対し、みずからやる気を起こさせる方法を見つけるように指示した。被験者には、「やればできる！」と自分に言い聞かせるなど、いくつかの戦略を提示した。創造性を発揮し、もっともやる気が出ると思う方法はなんでも利用してほしいと促した。励ましてくれるコーチを思い浮かべる被験者もいれば、努力が報われたシチュエーションを想像する人もいた。そのあいだずっと、被験者は脳スキャナーのなかに入れられ、科学者らが脳のモチベーション領域で起きている現象を観察した。彼らは目にした結果に驚いた――何も起きなかったのだ。金という目先の報酬は効き目があったが、被験者が自分の力でモチベーションを高めようとしても、うまくいかなかった。

次に、研究チームはバイオフィードバックという形でちょっとした手助けをした。バイオフィードバックとは、身体と脳がどのように機能しているかに関する情報を提供する手法だ。そうした情報は、通常なら無意識下で制御している事象を効果的にコントロールする方法を見つけるのに役立つ。もっともよく知られているタイプのバイオフィードバックは、リラックスを促進するためのものだ。少量の汗を測定する装置を被験者の指にとりつける。リラックスしているときほど、汗の量は少なくなる。汗の量を示す信号は音として表され、使用者は音を操作してリラックス度を大きくする。この方法には効果がある。

このモチベーション実験では、二本の線を表示する温度計の画像を被験者に見せた。一本はモチベーション領域の現在の活性レベルを示す線。もう一本は、それよりも高い、達成すべき目標値を示している。これを使えば、被験者はどの戦略に効果があり、どの戦略に効果がないかを判断できる。しばらくすると、被験者は効果的にモチベーション活性を高める想像上の場面を思い浮かべるようになった。そうしたモチベーション戦略の効果は、温度計の画像を取り去ったあとも継続した。この実験では、意志の力を鍛えることはできたが、それには被験者がみずからの脳の奥深くを覗き込めるハイテクの窓が必要だった。

ドーパミン対ドーパミン

意志の力を鍛えることが可能だとしても、それだけでは長期的に継続する変化を導く打開策にはならない。では、どうすればうまくいくのだろうか？　依存症克服に苦労する患者を助ける医師たちにとって、その疑問はおおいなる関心の的だ。意志の力だけでは薬物に打ち勝つことはできない。それ以上のものが必要だ。一部の依存症については治療に役立つ薬も存在するが、投薬だけで効果が出るわけではない。なんらかの形の心理療法と組みあわせる必要がある。

依存症の心理療法の目標は、脳のある領域を別の領域に対抗させることにある。薬物依存症では、ドーパミン欲求回路の一部が悪質化し、依存症患者を衝動的で制御不能な薬物使用に追いやっている。そのはたらきに、同じくらい力のある勢力で対抗する必要がある。意志の力が役に立たないことはわかっている。それ以外のどんな資源を、この闘いに召集できるだろうか？

この問題は広く研究され、得られた知見をもとにさまざまな心理療法が定式化されてきた。なかでも詳しく研究されているのが、「動機づけ強化療法」、「認知行動療法」、「一二ステップ促進療法」だ。それぞれ独自のアプローチで脳に備わっている資源を活用し、機能不良の欲求ドーパミン回路の破壊的衝動に抵抗する。

動機づけ強化療法（欲求ドーパミン対欲求ドーパミン）

依存症患者は薬物を渇望する。薬物に人生をめちゃくちゃにされてもなお使い続けるが、ほとんどの患者は自分に害を与えていることを自覚している。化学物質に完全に騙されているわけではないのだ。依存症患者は相反する面を持っている。一面では、ただひたすら薬を使いたいと願っている。だが、それとは別の、それよりは弱い欲求も存在している。その欲求は強化することができる。たとえば、もっと良い配偶者、もっと良い親になりたいとか、もっときちんと仕事をしたいという欲求だ。銀行口座から金がどんどん流れ出ていくのを目にしている薬物依存症患者なら、経済的安定に伴う心の平穏を望んでいるかもしれない。あるいは、毎日ひどい気分で目覚める人なら、健康で力強かったころに戻りたいと願っているかもしれない。

そうした欲求はどれも、薬物と同じようにはドーパミン分泌を刺激できないが、欲求が生むのは行動するモチベーションだけではない。耐え抜く忍耐強さも生まれる。動機づけ強化療法（MET）では、患者は薬物を奪われた憤りと不満、すなわち失望したドーパミンが与える罰に耐えようと努力する。それがより良いことにつながるとわかっているからだ。この療法の目標は、より良い人生を望む欲求の炎を煽ることにある。

動機づけ強化療法のセラピストは、健全な欲求を話すように促して患者の動機《モチベーション》を強化する。「聞いたことは信じないが、自分の言ったことは信じる」という古いことわざがある。たとえば、あなたが誰かに誠実さの重要性を説き、そのあとで相手を騙すことで報酬を得られるゲームをさせたとしたら、おそらく説教の効果がほとんどなかったことを思い知るはずだ。それに対し、誠実さの重要性をあなたに説いてほしいと誰かに頼んだのなら、その人がゲームでいかさまをはたらく可能性は低くなる。

動機づけ強化療法には、やや誘導的な面がある。患者がセラピストと話をする際、変化につながる発言、たとえば「飲んだくれた夜のあと、時間どおりに仕事に行くのが難しいことがある」のような言葉が出た場合には、セラピストは積極的にそれを強化したり、「それについてもっと話してください」と促したりする。それに対し、たとえば「一日必死にはたらいているのだから、夜はマティーニ数杯でリラックスしてもいいはずだ」というような変化に抵抗する発言が出たときには、異を唱えない。議論が行ったり来たりするあいだに、変化に抗う主張がもっと出る可能性があるからだ。反論するかわりに、単に話題を変える。たいていの患者はそこでおこなわれていることに気づいていないため、このテクニックは患者の意識の防御壁をすり抜ける。こうして、患者は変化につながる話に治療時間の大部分を費やすことになる。

認知行動療法（制御ドーパミン対欲求ドーパミン）

強くなるより賢くなるほうがいい。認知行動療法（ＣＢＴ）は、意志の力で依存症を真正面から攻撃するのではなく、制御ドーパミンの計画能力を利用して欲求ドーパミンの生々しい力に対抗する手法だ。薬を断とうと格闘している依存症患者が闘いに敗れるのは、たいていの場合、渇望に抵抗しきれなくなったときだ。認知行動療法のセラピストは、その渇望がなんらかの合図によって引き起こされていることを患者に教える。たとえば、ドラッグやアルコール、あるいはそれらを連想させるもの（人、場所、物）などだ。予期せぬときに突然、依存症患者に薬物を思い出させる合図は、報酬予測誤差を生み出す。その一例が、漂白剤のボトルを見てヘロインに対する圧倒的な欲求を呼び起こされた依存症患者だ。そうなると、欲求ドーパミンが始動し、依存症患者に薬物使用のモチベーションを与え、求めるものが得られなかったら完全に機能を停止するぞと脅しをかける。

認知行動療法を受けているアルコール依存症患者は、合図が引き起こす渇望にさまざまな形で抵抗するすべを覚える。たとえば、アルコールが供されるイベントに行くときには、酒を飲まない仲間を誘う。合図をできる限り排除する努力もする。友人と一緒に「掃討作戦」に乗り出し、カクテルグラス、シェイカー、ヒップフラスコ、マティーニ漬けのオリーブなど、アルコールを思い出させるあらゆるものを自宅から取り除いたりもする。アルコール摂取を連想させるものはどんなものでも引き金になるので、排除しておく必要がある。そうしないと、それが渇望を呼び起こし、懸命に闘ってきた断酒期間を終わらせてしまうおそれがあるからだ。あるアルコール依存症患者は、地下室でビールを醸造していた。彼は愛着のある道具を手放すのに抵抗し、それは自分の趣味であり、飲酒とはなんの関係もないと訴えた。欲求ドーパミンに屈したあとでようやく、彼は道具が引き金になっているのだと悟り、抵抗をあきらめて何もかもごみ箱に捨てた。その患者は、いまではすっかり酒を断っている。

DNAの危険な変化

依存症は、ほかの多くの精神疾患よりも治療が難しい。うつ病などのほかの精神疾患の場合、患者は良くなりたいと望んでいる——その点に疑いはない。だが、ドラッグの依存症患者は、それほど確信を持っていない。患者の心境は、若い女性との情事に溺れていたときに聖アウグスティヌスが吐露した心情に共通するかもしれない。聖アウグスティヌスは、こう祈った——

「主よ、我に貞節を与えたまえ、けれど、いまはまだやめたまえ」

依存症治療のあまりの難しさから、医師や患者はしばしば、アルコールなどの常習性薬物を敵と見なす。侮ってはいけない敵だ。というのも、力強さだけでなく、巧妙さも兼ね備えているからだ。

常習性薬物の「トリック」のひとつに、予想外のトリガーを使って渇望を呼び起こすというものがある。駐車場《テールゲート》パーティーでの友人との写真撮影、お気に入りのグラス、栓抜き、レモンを切るのに使うキッチンナイフでさえ、トリガーになることがある。なかにはきわめて微妙でわかりにくいトリガーもあり、依存症患者が誘惑に屈してしまったあとでようやく気づくケースもある。

だが、トリガーを取り除いても、それだけでは十分ではない。最近の科学研究では、この「敵」がまったく予想外かつおそろしい戦術を意のままに操っていることが明らかになっている。あるアルコール依存症患者が、ある日、とりたててこれといった理由もなく、仕事からの帰宅ルートを変え、別の道を選んだとしよう。彼は偶然、以前かよっていたバーの前を通りかかり、渇望感に圧倒される。次のセラピーでその再発について話したものの、どうしてそうなったのか、彼にはわからない。帰宅ルートの変更という、一見なんの罪もなさそうな決断が再発と関係しているとは、これっぽっちも思っていない。

だが、この再発は偶然の結果ではない。最近の研究では、アルコール依存症になると、DNAの特定の領域のはたらきが変わることが明らかになっている。このDNA領域は、前頭葉でドーパミン制御回路が正常に機能するために欠かせないものだ。依存症患者の脳では、重要な酵素が抑制され、神経細胞の信号伝達能力が妨げられる。言ってみれば、ハッカーが戦闘のさなかに敵の通信チャンネルを乗っとるようなものだ。そんなふうに、自分の決断の結果を正しく理解する能力を「敵」に弱められているせいで、アルコール依存症患者が昔なじみの場所の前を通りたいと思っていなくても、新たな帰宅ルートを選んでしまうのだ。

DNAの危険な変化を明らかにした研究は、ラットを対象におこなわれたものだ。したがって、同じことが人間でも起きるかどうかは明確にはわからない。それでも、この研究の結果は衝撃的だ。依存症により変化したＤＮＡを持つラットは、飲酒量が多くなった。しかも、アルコールにキニーネを添加し、正常なラットなら避ける苦味を足した場合でも酒を飲んだ。この知見は、ＤＮＡが変化すると、不快な結果を伴ってもなおアルコールを摂取してしまうことを示唆している。

とはいえ、アルコール依存症患者が依存症を克服することは不可能ではない。しかし、欲求ドーパミンの衝動に抵抗する制御ドーパミンの機能が損なわれると、克服は難しくなる。アルコールは絶え間ない欲望を生み出すだけでなく、回復への道にとどまるために必要な未来志向の意識も蝕む。だが、そうした武器の存在が明らかになったことは朗報だ。ＤＮＡの変化を覆す方法が見つかれば、その効力を打ち消すこともできるはずだ。

十二ステップ促進療法（Ｈ＆Ｎ対欲求ドーパミン）

「アルコホーリクス・アノニマス（ＡＡ）」は世界でもっとも成功している自助グループだが、万人に向いているわけではない。参加するためには自分が「アルコール依存症《アルコホーリクス》」だと認める必要があるが、多くの人はそうしたがらない。ＡＡの根底には「自分を超えた大きな力」に対する信仰があるが、そうした信仰を持たない人もいる。グループのなかで個人的な話を打ち明けることも求められ、それに心地悪さを感じる人もいる。だが、問題なくなじめる人なら、貴重な資源を利用する機会を得られる。

依存症の克服は長期戦だ。ときには生涯続くことさえある。それを考えると、AAには各種の薬物治療プログラムにはないいくつかの重要な利点がある。たとえば、ひとりの人が参加できる期間の制限がない。AAのプログラムは無料で、世界中どこでも参加できる。大都市圏では、街のいたるところで昼も夜もグループプログラムが開かれている。

AAは、治療というよりは同じ仲間の集まりだ。患者はグループのほかのメンバーとの関係や「自分を超えた大きな力」との関係をつうじて回復していく。社交を司る脳の領域は、H&N神経伝達物質を使って他者とのつながりを築く。この世に人間関係ほど強力なものはそうそうない。インターネット解析会社のアレクサによれば、フェイスブックはウェブ上で二番目に訪問者の多いサイトだという（一位はグーグルだ。ちなみに、もっとも訪問者の多いポルノサイトのポルノハブは、六七位までいかないと登場しない。それを思えば、私たちはみな、欲求ドーパミンのあまり健全ではない面に抵抗する人類の能力を信用すべきだろう）。

AAの参加者は電話番号を自由に交換しあうので、苦しみを抱えるアルコール依存症患者が支えや励ましを求めて電話をかける相手ができる。メンバーの誰かが脱落して再発を経験しても、誰も責めない。だが、当然のことながら、当の本人はみなの期待に背いたと感じるだろう。罪悪感というH&N的体験は、動機づけの強力な要因になる（母親が子どもによく使う手だ）。感情面での支えと、罪悪感という脅威。この組みあわせは、多くの依存症患者にとって、長期的な断酒や断薬を維持する力になっている。

H&Nの活性には、ドーパミン主導の依存症を抑えつける効果がある。それをさらに劇的に示しているのが、喫煙者の女性が妊娠すると禁煙率が跳ね上がるという事実だ。この急激な変化を詳しく研究しているノースウェスタン大学女性健康研究所のシェーナ・マッシー博士は、そうしたケースでは、喫煙者が禁煙に至るまでにたどる通常のステップが完全に省かれている点に注目している。成長中の胎児に対するH&N的共感がきわめて大きいがゆえに、喫煙する多くの女性が一気にゴールラインを飛び越え、意識的な努力をまったくせずに禁煙を達成しているのだ。「自分以外には誰にも迷惑をかけていない」というドーパミンの生む理屈が崩壊した途端、新たな扉が開き、H&Nとドーパミンのバランスがたちまち再調整されるというわけだ。

* * *

全体としてのドーパミン系は、未来の資源を最大化するために進化した。行動の口火を切る欲求とモチベーションに加え、私たち人間にはさらに洗練された回路も備わっている。その回路は、長期的に考え、計画を立て、数学や理屈や論理といった抽象的概念を利用する能力を私たちに与えている。長期的な未来に目を向けさせることで、難問を克服し、たとえば教育や月への飛行のような時間のかかることを達成するために必要な粘り強さも生み出している。欲求回路の快楽的衝動を手なずけ、目先の満足を我慢してもっと良いものを手に入れることができるのも、その回路のおかげだ。制御回路はH＆N的感情を抑制し、冷静かつ合理的に考えることを可能にしている。大勢の利益のためにひとりの幸福を犠牲にするような、厳しい決断をしなければならないときには、そうした思考がしばしば必要になる。

制御回路には狡猾な面もある。自信の力を借りて真正面から突進し、状況を支配することもあれば、服従的な行動を呼び起こし、他者をうまく協力させることもある。それにより、何かを成し遂げて目標を達成する能力を倍増させている。

ドーパミンは欲求だけでなく支配も生み出す。環境を、ときには他者をも自分の意のままに曲げる能力を私たちに与えている。だが、ドーパミンにできるのは、私たちに世界の支配権を与えることだけではない。ドーパミンは、まったく新しい世界をつくることもできる。天才――あるいは狂人にしか生み出せないであろう驚異的な世界を。

創造力とは、一見すると無関係なものを結びつける力のことだ。
——ウィリアム・プルーマー（作家）

第4章 創造と狂気●すごい発想が生まれる源

ドーパミン活性の高い脳のリスクと利点とは？

この章では、平凡さの壁を破るドーパミンのはたらきを探っていく。

頭のなかを何度も何度も何度も、同じ考えが駆けめぐるんです。とにかく、それを止めたいと思いました……それで、言ったんです、誰に電話しようかな、って。それから、ゴーストバスターズに電話をかけました。いや、違う、まちがえました。ゴーストバスターズではなく、危機介入機関に電話しました……もうなかに入ってもいいですか？　誰かが私を銃撃しようとしているかもしれないので。

——統合失調症とともに生きるある男性のインタビューより

創造力は地球上でもっとも大きな潜在能力を秘めている。油井も金鉱も一〇〇〇エーカーの農地も、創造力の富を生み出す可能性には敵わない。創造力は脳が本領を発揮している状態だ。その反対が、精神障害だ。精神障害は、日々の暮らしのごく平凡な課題にさえうまく対応できない脳の状態を表している。だが、狂気と天才、脳の最悪の能力と最高の能力は、どちらもドーパミンが鍵を握っている。その基本的な化学的つながりゆえに、狂気と天才の距離は、脳のごく普通のはたらきと狂気あるいは天才との距離よりもずっと近い。このつながりはどこから生まれているのだろうか？　そして、それは両者の本質の何を物語っているのだろうか？　まずは狂気から見ていこう。

幻覚と妄想

両親はウィリアムを病院に引っぱって行かなければならなかった。本人が精神疾患だと認めるのを拒んだからだ。ウィリアムの父母はどちらも著名な作家で、本の題材を集めるために世界中の紛争地域を歩きまわっていた。ウィリアムには優れた知能の兆候も見られたが、その能力にはむらがあった。高校最終学年のとき、成績が良ければ車を買ってあげるという両親の約束をとりつけたおかげで、ウィリアムはみごと学業平均値三・七〔最高は五・〇〕を達成した。

事態が大きく変わったのは、大学へ入ってからだ。奇妙な考えがウィリアムの頭に侵入しはじめた。ある若い女性と友だちになったウィリアムは、彼女が自分に恋心を抱いているという誤解を膨らませた。そんな感情は持っていないと否定されると、彼女はHIV陽性で、自分を感染から守ろうとしているのだと考えた。ほどなくして、この思い込みの対象はほかの人にも広がった。一〇人以上の知りあいがHIV陽性で、彼らはみな、自分にアフリカへ行って治療法を見つけてほしいと思っている。ウィリアムはそう確信するようになった。そう考えるに至ったのは、死んだ祖母と神の声がそう語りかけていたからだ。

友人たちに精神医療の専門医の診察を勧められると、ウィリアムは両親が賄賂を払ってそう言わせているのだと考えた。自分を病気だと思い込ませるための陰謀だとウィリアムは思った。両親は替え玉にちがいないと確信したウィリアムは、自国を離れ、本当の両親を探しに出た。

長く留守にしていたわけではなかった。だが、帰国したウィリアムは、自分を盗聴器で監視していると両親を非難した。想像上の迫害がもたらす圧倒的なストレスから逃れようと、ウィリアムはニューヨークへ行った。彼はその迫害を「包囲的虐待」と名づけた。あらゆるものが過度の緊張を生むようになっていた。休息が必要だった。誰にもあとをつけられないどこかへ行きたかった。

ウィリアムはタクシー代六〇〇ドルを払って自宅へ戻ったが、そのころにはもう、両親は我慢の限界を越えていた。精神医療の専門医の診察を受けない限り、この家には住まわせない。

両親はウィリアムにそう告げた。ホームレスになる可能性に直面したウィリアムは、その条件を受け入れた。精神科医の監督のもと、ウィリアムは抗精神病薬を飲みはじめた。症状は改善した。ウィリアムは地元のコミュニティカレッジに入学し、グラフィックデザインを勉強しようと決めた。まだ回復の初期段階だった彼にとって、その計画は野心的すぎた。数か月後、ウィリアムは学校を中退した。

時が経つにつれ、薬のおかげでウィリアムの症状は徐々に改善していったが、両親にとって、定期的に薬を飲むよう息子を説得するのはひと苦労だった。ウィリアムは自分が精神病だという事実に疑いを持ち続けていた。担当の医師は、毎日飲む必要のない別の薬に切り替えた。その薬なら、一か月にいちど通院して注射を打つだけですみ、途切れずに治療を続けられる。この投薬方針のおかげでウィリアムの症状は改善し、調理師としてフルタイムではたらきながら、ひとり暮らしができるまでに回復した。

統合失調症[1]は、幻覚や妄想を特徴とする精神病の一形態だ。幻覚を体験している人は、実在しないものを見たり、その感触を感じたり、場合によってはにおいを感じたりもする。なかでもよくある幻覚の一種が幻聴――何かの声を聴くことだ。その声は、たとえば、患者の行動について意見を言ったりする（「きみはいま、ランチを食べているね」）。複数の声が会話を展開し、本人のことをあれこれ言う場合もある（「気づいてた？　みんな、彼を嫌っているんだよ」「シャワーを浴びないからでしょ」）。ときには、幻聴が命令を下すこともある（「自殺しなさい！」）。声が親切に励ましてくれるケースもある（「あなたはすばらしい人だ。そのまま良い仕事を続けなさい」）。親切な幻聴は消える可能性がきわめて低いが、それは好都合かもしれない。というのも、たいていはプラスの影響を与えるからだ。

精神病を構成するもうひとつの要素に、妄想がある。これは、一般に受け入れられている現実観と矛盾すること、たとえば「エイリアンの手で脳にコンピューターチップを埋め込まれた」などと信じ込む症状だ。妄想には絶対的な確信が伴う。妄想ではない思考ではめったに見られないレベルの確信だ。たとえば、たいていの人は自分の両親が本当の両親だと信じているが、絶対にそう確信しているかと訊かれれば、していないと答えるだろう。それに対し、FBIが無線を使ってあなたの頭にメッセージを植えつけているのはたしかかと統合失調症患者に訊くと、疑いようはないと答えるはずだ。どれだけの反証があっても、そうではないと説得することはできない。

この現象の絶好の実例が、統合失調症とともに生き、ノーベル賞を受賞した数学者のジョン・ナッシュだ。ナッシュの人生を描いた『ビューティフル・マインド――天才数学者の絶望と奇跡』（新潮社、塩川優訳）のなかで、著者のシルヴィア・ナサーは、ナッシュとハーヴァード大学のジョージ・マッキー教授とのやりとりをこう綴っている。

「どうしてきみほどの人間が……数学者として、理性と論理的証明に身を捧げてきたきみが……宇宙人がメッセージを送ってくるなどと考えるんだね？　この世界の救世主として、エイリアンに自分が白羽の矢を立てられたなどと信じるんだ？　きみは……」

ナッシュはようやく顔を上げると、まばたきひとつしない、鳥か蛇のように冷たく感情のない目をマッキーのほうに向けた。「それは、つまり」しばらくして低く、いくらか南部なまりの混じった言葉つきで、彼はのろのろと呟くように答えた。「超自然的、存在という、考えは、数学の、アイデアが、湧くのと、ちょうど、同じように、ひらめいた」

実際のところ、そうしたアイデアはどこから生まれているのだろうか？　手がかりのひとつになるのが、現時点で確立されている統合失調症の治療法だ。精神科医が処方する抗精神病薬と呼ばれる薬には、ドーパミン欲求回路の活性を低下させる作用がある。一見すると、奇妙に思えるかもしれない。欲求回路の活性化は通常なら興奮、欲求、熱意、モチベーションにつながる。いったいどういうわけで、過剰な活性化が精神病を引き起こすのか？　その答えは、「サリエンシー」という概念にある。そして、このサリエンシーという事象は、創造性の根幹を理解するうえでも重要になる。

サリエンシー

「サリエンシー」とは、ものごとの重要度や顕著性、つまり目立ちやすさを意味する。たとえば、普通とは異なる性質は、一種のサリエンシーだ。道を歩いているピエロは、スーツを着た男性よりも目立ちやすく――つまり、より場ちがいで――したがってサリエンシーが高い。別の種類のサリエンシーとしては、価値が挙げられる。一万ドルの入ったブリーフケースは、二〇ドルの入った財布よりもサリエンシーが高い。人によって、サリエンシーの高いものは異なる。ピーナッツアレルギーの少年の場合、ピーナッツバターの瓶のサリエンシーはアレルギーのない人よりも高い。ピーナッツバター・サンドイッチが大好きな少女でも、ツナサラダを好む人に比べるとピーナッツバターのサリエンシーは高くなるだろう。

次に挙げるもののサリエンシーのほどを考えてみてほしい。これまで一〇〇回は目にしたスーパーと、昨日開店したばかりのスーパー。知らない人の顔と、あなたがひそかに愛している人の顔。あなたが道を歩いているときに目にする警官と、あなたが左折禁止の場所で左折した直後に目にする警官。何かのサリエンシーが高くなるのは、それがあなたにとって重要なとき、良くも悪くもあなたの幸福に影響を与える可能性があるときだ。あなたの未来に影響を与える可能性があるものは、サリエンシーが高くなる。つまり、欲求ドーパミンを刺激するものはサリエンシーが高いと言える。そうしたものたちは、こんなメッセージを発している――〈目を覚ませ。注意を払え。興奮しろ。これは重要だ〉。あなたがいまバス停に座り、カナダの貿易協定に関する新聞記事を流し読みしているとしよう。その協定の退屈な詳細がなんらかの形であなたに影響を与えない限り、あなたのドーパミン欲求回路は静止している。すると突然、高校時代の同級生の名前が出てくる。協定の交渉に参加していたのだ。〈ドカン！　サリエンシー。ドーパミン〉。関心を高めつつさらに読み進めると、自分の名前が目に飛びこんでくる。それがドーパミンにどんな影響を及ぼすかは、あなたにも想像がつくだろう。

精神障害のショート回路

だが、脳のサリエンシー機能が異常をきたしたら――自分にとって本当に重要なことは何も起きていないのに警報が鳴り出したら、どうなるだろうか？　ニュースを見ているところを想像してほしい。アナウンサーは政府の諜報プログラムについて話している。すると突然、あなたのサリエンシー回路がなんの理由もなく発火する。そうなったら、あなたはこのニュースが自分に関係あるものと信じ込むかもしれない。不適切なときにサリエンシー機能がはたらきすぎたり、逆にまったくはたらかなかったりすると、妄想が生まれることがある。そして、その引き金になった出来事は、なんの変哲もないものから重要なものに昇格する。

統合失調症患者によくあるのが、テレビに出ている人が自分にじかに話しかけていると思い込む妄想だ。自分が国家安全保障局（NSA）やFBI、KGB、シークレットサービスの捜査対象になっているという妄想もよく見られる。ある患者は、一時停止の標識を見て、女性を見るのをやめろという母親からのメッセージだと思ったという。別の患者は、バレンタイン・デーに自宅の外に停まっていた赤い車を見て、かかりつけの精神科医からの愛のメッセージだと確信した。精神病になった経験のない人でも、他人にとっては重要でないもの、たとえば黒い車や一三という数字にサリエンシーを付与することがある。[2]

さまざまな対象にどの程度のサリエンシーを与えるかについては、個人差がきわめて大きい。だが、下限値は誰にでもある。なんらかのものを低サリエンシー、つまり重要ではないと分類し、無視できるようにする必要がある。その理由は単純だ。周囲の世界のあらゆる細部に注目していたら、くたくたになってしまうからだ。

ドーパミンを遮断する精神病治療

統合失調症患者は、ドーパミン受容体をブロックする薬を飲んでドーパミン活性をコントロールしている（次ページの図4）。

受容体は脳細胞の外側にある分子で、神経伝達物質（ドーパミン、セロトニン、エンドルフィンなど）を受けとっている。脳細胞には、さまざまな神経伝達物質に応じたさまざまな受容体があり、それぞれ異なる形で脳細胞に影響を与えている。脳細胞を刺激するものもあれば、脳細胞の活動を弱めて平静状態にするものもある。細胞の挙動が変わると、脳の情報処理の仕方が変わる。コンピューターチップ内のトランジスターをオンにしたりオフにしたりするようなも

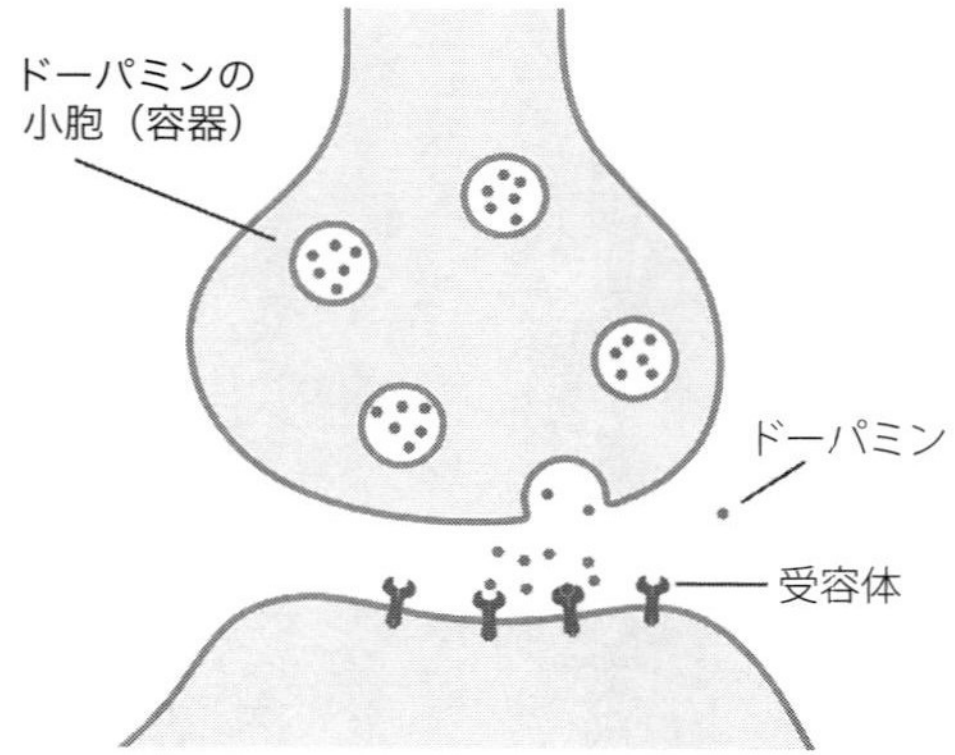

図4

のだ。

抗精神病薬などのなんらかの物質が受容体をブロックすると、神経伝達物質（このケースではドーパミン）は受容体と結合できず、したがって信号を伝達できなくなる。鍵穴にテープを貼って塞ぐようなものだ。通常、ドーパミンをブロックしても統合失調症の症状がすべてが消えるわけではないが、妄想と幻覚を取り除くことはできる。残念ながら、抗精神病薬は脳全体でドーパミンをブロックしてしまう。前頭葉の制御回路でドーパミンがブロックされると、疾患の一部の症状が悪化することもあり、たとえば注意の集中や抽象的概念の理解などが難しくなったりする。

効果を最大化し、悪影響を最小限に抑えるために、医師たちは適切な用量を見極めようと努力している。サリエンシー回路の過剰なドーパミン活性を抑えつつ、長期的な計画を司る制御回路を過度に抑制しないようにする必要がある。目標は、ドーパミン受容体の六〇～八〇％をブロックする量の薬を投与することだ。また、重要なものが環境に出現し、それを告げるためにドーパミンが急増したら、そのあいだだけ抗精神病薬が場所を譲り、信号を伝えられるようになることが望ましい。ビデオゲームでボスを倒そうとしているときや、新しい仕事に志願するときには、ちょっとした興奮を体験し、前進するモチベーションを生み出せるほうがいいだろう。

従来の抗精神病薬では、その点があまりうまくいかない。受容体にしっかりくっついてしまうからだ。何か興味深いことが起きてドーパミンが急増しても、どうにもならない。薬ががっちり結合しているせいで、ドーパミンが入り込めず、したがって気分も良くならない。自然なドーパミンの高まりから切り離されてしまうと、世界は退屈な場所になり、毎朝ベッドから出る理由を見つけるのが難しくなる。新しいタイプの薬は、もう少しゆるやかに受容体と結合する。そのため、ドーパミンが急増すると薬が受容体から離れ、「これはおもしろいものだ」という気持ちを感じられるようになる。

潜在抑制低下と芸術

統合失調症では、脳がショートし、ごくありふれた、したがって無視すべき普通のものにサリエンシーを与えてしまう。この現象は、「潜在抑制機能障害」とも呼ばれる。通常、潜在という言葉は、「音楽の潜在的才能」や「空飛ぶ自動車の潜在需要」のように、隠されているものを指すときに使われる。「潜在抑制」という用語で使われる場合は、それとは少し異なる。ここで言う潜在している対象は、もともと隠れているのではなく、自分にとって重要ではないという理由で私たち自身が隠しているものだ。

私たちは重要でないものに注意を払う能力を抑制し、注意力を無駄に使わずにすむようにしている。街を歩いているときに、そこかしこの窓がきれいに磨かれていることに気をとられていたら、交差点にある通行止めの標識を見落としてしまう可能性がある。誰かのネクタイの色とその人の顔の表情を同程度に重要視していたら、自分の未来の幸福にとって大きな意味を持つ何かを読みとれないかもしれない。あなたが消防署の隣に住んでいるなら、けたたましい音が鳴り出しても何も起きないとドーパミン回路がひとたび学習したあとは、サイレンの音でさえ抑制対象になるだろう。あなたの家に来た人は「あれ、なんの音?」と訊くかもしれない。あなたの答えはこうだ。「音って、なんのこと?」

ときには、環境のなかに新しいものが豊富にありすぎて、潜在抑制機能で最重要事項を選び出せないこともある。その体験が快感になるか恐怖になるかは、状況や人によって異なる。たとえば、あなたが異国情緒溢れる外国にいるのなら、抑制すべきものはそう多くない。それは大きな喜びを生むかもしれないが、混乱や見当識の低下〔時間・場所・人物などがわからなくなる〕――カルチャーショックにつながることもある。作家でジャーナリストのアダム・ホックシールドは、それをこんなふうに表現している。「母国とはまったく違う国にいると、普段よりずっと多くのことに目が留まる。いつもは見落としているものを見えるようにする向精神薬を飲んだような気分だ。並々ならぬ活力を感じる」。新しい環境がおなじみのものになるにつれ、私たちは順応し、最終的にはその環境を掌握する。自分に影響するものとそうでないものの区別がつくようになると、潜在抑制機能が復活し、新しい環境でくつろぎ、自信を持って行動できるようになる。必要なものと必要でないものをまた選りわけられるようになるというわけだ。

だが、脳がそうした調整をできないとどうなるのか？　よく知っているはずの場所を、まったくなじみのない環境のように感じたら？　この問題は、統合失調症に限ったものではない。この種の問題を抱えて生きる人たちのグループが、「潜在抑制機能障害に関するリソースおよびディスカバリーセンター」というウェブサイトを開設している。このサイトでは、潜在抑制機能障害の感覚が次のように説明されている。

潜在抑制機能障害を抱える人は、なじみのある刺激を新しい刺激とほぼ同じように処理します。新しいものをはじめて見たときに、あなたの目に留まる細部や注意の引かれ方を思い浮かべてみてください。あなたの頭のなかでは、ありとあらゆる疑問が湧き起こるのではないでしょうか。「あれはなんだろう、何をするものだろう、なぜここにあるのだろう、なんの意味があるのだろう、どうやって使うのだろう」などなど。

あるサイト訪問者は、コメント欄に自分の経験を書きこんでいる。

おかしくなりそう！　頭のなかに情報が溢れすぎて、ほとんど眠れません。どんなものを見るのも耐えられない！　観察者でいるのは、もういや！　すべてを見るなんて、もううんざり！……森の奥にわけ入って、何も目に入れず、何も読まずにいたい。すべてのテクノロジーを捨て、何も眺めず、何も聴かずにいたい。何も散らかっていなくて、何も動かず、何も変わらないところにいたい。夢を見ずに眠りたい！　夢は問題に対する答えをあれこれ示して、目が覚めた途端に私を苦行に引き戻すから。もううんざり、もう考えたくない！

もう少し穏やかな形をとった潜在抑制の低下は、創造的な芸術作品に見られる。そのシンプルな一例が、児童書の古典『くまのプーさん――プー横丁にたった家』（岩波書店、石井桃子訳）に登場する。詩人のプーは、小さな友だちのコブタを相手に、「百ちょ森」に来た破天荒な新顔、トラーを描いた詩を暗誦する。臆病者のコブタは、トラーがものすごく大きいことを指摘する。プーはコブタの言ったことを検討し、詩の最後にこんな節をつけたす。

たとえ、目方はおもくとも

または、ねだんは高くとも
トラーが大きく見えるのは
はァねっかえるからですよ

「これで、この詩はおしまいだ」と、プーはいいました。「きみ、気にいった?」
「ねだんていうとこだけ、おかしいね」コブタがいいました。「ぼく、そこへはいってちゃ、へんだと思う」
「目方としたら、そのあとから出てきたがったんだよ」と、プーは説明しました。「だから、ぼく、出てくるのにまかしといたんだ。詩をつくるにはね、それがいちばんいい方法なんだ、出てくるのにまかせるってのがね」

私たちの頭のなかには混乱が存在している。それは脳の論理的な領域で制御しなければならないが、そこには財宝も眠っている。「ねだん」がプーの詩を良くしていると思うかどうかはともかく、初稿を書くときには内なるセンサーをオフにしろというのは、創作の鉄則のひとつだ。運が良ければ、あなたの無意識から転がり出た何かが読者の無意識に共鳴し、深い感動を呼び起こすかもしれない。

次に紹介する統合失調症患者の言葉は、もっと病的な「出てくるのにまかせる」傾向をよく表している。

私には「テレビ歯」がある。彼らはそう呼んでいる。テレビ歯っていうのは、彼らはあなたを驚かせて、あなたの頭蓋骨に針を刺すんだ。それで、何年も前からあなたの声を聞いている。あなたが知っているかどうかはわからないけど。私は知らなかった。彼らのこの装置は本当にすごいし、とても高価だ。彼らにこんなことを言われたよ、ねえ、あなたの頭をチェックできるかな、いやなに、こぶにあざが出ていないかどうかを調べたいんでね、頭皮のてっぺんでは電流がやや変化する、その負傷についても装置そのものについても社会保障がおりると請けあうから、って。脳性麻痺のようなものだ。

このケースでは、話者は考えたことを言わずにしまってはおけない。思考が頭に浮かぶと、ほとんど処理せず、すぐに言葉に変換してしまう。私たちは通常、口に出すことを取捨選別している。そうするのは、許されない発言や非論理的な発言を検閲するためだが、ひとつの話に区切りをつけてから次の話をはじめるためでもある。この引用文の場合、よく読めば話者が言わんとしていることはなんとなくわかるものの、理解するのは難しい。

ある思考が別の思考にたちまち取ってかわるうえに、考えを口に出さずにいる能力が限られていると、出てくる言葉はおそろしくまとまりのないものになる。このタイプの思考の飛躍のうち、比較的軽度なものは「脱線思考」と呼ばれる。脱線思考では、話者の話はある思考から別の思考へと飛びまわるが、意味がわからないこともない。たとえば、「オーシャンシティへ行くのが待ちきれない。あそこには最高のマルガリータがあるから。今日の午後、車を修理してくれるところを見つけなきゃ。あなた、ランチはどこへ行くつもり?」といった具合だ。興奮しているときの私たちは、よくそんなふうに話をする。欲求ドーパミンの活動が活発になり、制御ドーパミンの論理的なコミュニケーション手法を圧倒するからだ。

このスペクトルの極限に位置しているのが、制御不能の発言がもっとも深刻な形で現れた「ワードサラダ〔単語のひとつひとつは正しいが、つながりなく発話されること〕」だ。このケースでは、発言があまりにも無秩序で、まったく意味をなしていないように聞こえる。たとえば、「今朝の気分はどう?」「病院の鉛筆とインク新聞救命治療母がもうすぐ来る」といった具合だ。

奴らは首吊りの絵葉書を売っている
奴らはパスポートを茶色に塗っている
美容院は水夫で溢れかえっている
街にはサーカスがいる
――「廃墟の街」(ボブ・ディラン)

精神疾患の患者と同じように、芸術家や詩人、科学者、そして数学者も、ときに自由に走りまわる思考を体験する。創造的思考には、従来の世界の解釈を手放し、まったく新しい視点でものごとを見ることが求められる。言いかえれば、すでにできあがっている現実のモデルを破壊しなければいけないということだ。だが、そのモデルとは何なのか？　そして、私たちはなぜそうしたモデルを構築するのだろうか？

モデル構築

実体のある物、H＆Nの身体近傍空間にある物体は、五感のすべてで体験することができる。物体が私たちから離れ、H＆Nの支配する身体近傍空間からドーパミンの支配する身体外空間に移動すると、物体を認識する私たちの能力から五つの感覚がひとつずつ脱落していく。最初に消えるのが味覚、次が触覚だ。物体が遠く離れるにつれ、嗅覚が、次いで聴覚が失われ、最後は視覚も消える。おもしろくなるのはそこからだ。目では見えないほど遠く離れたものを、私たちはどうやって認識しているのだろうか？　そこで使うのが、想像力だ。

モデルとは、世界を理解しやすくするために私たちがこしらえた想像上の世界と言える。ある意味で、モデル構築は潜在抑制に似ている。モデルに含まれるのは、環境に存在する要素のうち、構築者が重要と信じるものだけ。そのほかの細部は切り捨てられる。そうすることで、世界は理解しやすいものになり、最大限の利益を得るには世界をどう操作すればいいのか、そのさまざまな方法を想像しやすくなる。モデルの構築は、私たちが意識的にしていることではない。日々の暮らしを送るあいだに脳が自動的に構築し、新しいことを学ぶたびに更新している。

モデルは世界の概念を単純化しているだけではない。世界を抽象化し、特定の体験をもとに、広く適用される一般原則を練り上げるというはたらきもある。その一般原則のおかげで、私たちは予測を立て、以前に出くわしたことのない状況に対処できる。たとえば、過去にフェラーリを見たことがなくても、目にした瞬間、それが運転するためのものだとわかる。それでどんなことができるのか、じっくり検証したり、あらゆることを試してみたりする必要はない。車に遭遇するたびにそうしなければならなかったら、身動きがとれなくなってしまうだろう。つまり、実際の車を扱った過去の体験をもとに、抽象概念としての車のモデルを構築しているということだ。過去に見たことのない車がその抽象概念におおむねあてはまっていれば、すぐにその車をそこに分類し、運転するためのものだと判断することができる。

車の認識は取るに足りないことかもしれない。だが、モデル構築は宇宙の抽象化にも貢献している。ニュートンは実際の物体の動きを観察し、抽象的な万有引力の法則を導き出した。そしてその法則は、リンゴが木からどう落ちるかだけでなく、惑星や恒星、銀河の動きをも予測している。

メンタルタイムトラベル

多くの選択肢のなかからどれかを選ばなければならないときには、モデルが役に立つ。想像のなかでさまざまなシナリオを再生し、最善のものを選べるからだ。たとえば、ワシントンＤＣからニューヨークまで行かなければならないとしよう。鉄道かバスを使ってもいいし、飛行機という選択肢もある。もっとも速い手段、もっとも快適な手段、あるいはもっとも便利な手段はどれか。それを判断するときには、想像のなかでそれぞれの選択肢を体験し、その内なる体験をもとに現実の世界で決断を下す。このプロセスは「メンタルタイムトラベル」と呼ばれる。私たちは想像力を駆使し、考えうるさまざまな未来に自身を投影して頭のなかでそれを体験することで、いま目にしているものを最大限に活用する方法――どうすれば資源を最大化できるのか、座席は広いか、交通費は安いか、移動時間は短いか――を判断している。

メンタルタイムトラベルはドーパミン系の強力な武器だ。これがあるおかげで、可能性はあるが現時点ではまだ現実ではない未来を、あたかもそこにいるかのように体験することができる。メンタルタイムトラベルはモデルに支えられている。というのも、まだ体験していない状況を予測する必要があるからだ。この新しい食洗機を買ったら、私の人生はどう変わる？　宇宙飛行士が火星へ行くとしたら、どんな問題に直面する？　あの赤信号を無視したら、何が起きる？

メンタルタイムトラベルはつねに稼動している。なぜなら、人生におけるすべての意識的選択に、このメカニズムが使われているからだ。脳の観点から言えば、未来をめぐる意識的な選択のひとつひとつに、ドーパミン系とそれがつくりだすモデルが関わっている。あなたがバーガーキングで何を注文するかを決める場合でも、大統領が戦争をするか否かを決める場合でも、それは変わらない。メンタルタイムトラベルは、私たちの人生のあらゆる「次の一歩」に関与しているのだ。

知恵の基礎になる

精神科医が患者を診る前に、患者の父親が部屋に入り、初回の診察に備えて話をした。患者はメイという名の二一歳の大学生だ。「あの子にはこれまで、手を焼いたことはありませんでした」と父親は言った。「いい子なんです」。メイは完璧な学生だった。高校では卒業生総代を務め、地元の大学の名誉ある研究プログラムに参加していた。どんなトラブルにも巻き込まれたことはなかった。ドラッグともアルコールとも無縁で、夜遅くまで外出していることもなかった。移民である両親にいつでも敬意を払い、自分にかけられた両親のあらゆる期待に応えてきた。だがいまは、退院を間近に控える身だった。自殺を図り、一週間にわたって集中治療室に入院していたのだ。

初診のとき、メイは三〇分早く来て、自分の番が来るまで待合室で辛抱強く待っていた。ほっそりしていて、就職の面接に行くような服装だった。静かな声で話した。ときどき、何を言っているのか聞きとるのが難しいこともあった。自分の言うべきことは、声に出して話すほど重要ではないと思っているように見えた。

集中できず、眠れない。ときどき何時間も泣き続けることがある。メイは医師にそう話した。授業へ行くのをやめ、カーテンを引いた寝室で一日を過ごすようになっていた。集中講座に登録していたが、そのストレスの多い環境に耐えられないのは明らかで、休学届を出した。何よりも、罪悪感が大きかった。いつも完璧な娘だったのに、いまや家族の恥の源になってしまった。そんな思いに囚われていた。

メイの家族が最初にアメリカに来たのは彼女がまだほんの少女のころだったが、メイはすぐに英語を覚え、家族全体の世話をする責任を負うようになった。公共料金が確実に支払われるように注意した。シンクが逆流したときには、配管業者に電話した。両親が喧嘩をしたときには、メイが審判になった。家族の幸福と成功は自分の肩にかかっていると思っていた。オールAの生徒にならざるをえなかった。ほっそりとした体型を保ち、上品な服を着なければならない。ほかの思春期の子どもたちのような反抗は許されない。いつも言われたことをして、異を唱えることは絶対にできなかった。

担当の医師は、メイは治療によく反応するだろうと期待していた。協力的で賢かったからだ。ところが、医師が何をしても、何も変わらなかった。メイのうつ症状は消えようとしなかった。休学期間が終わり、メイは退学した。

メイが秘密を打ち明けるまでには長い時間がかかった。メイはアンフェタミンを常用していた。研究に遅れずについていき、母親が認める体重を維持し、自分の肩にかかった家族の責任にまつわるすべての雑用をこなすには、それしか方法がなかったのだ。しばらくのあいだは効果があったが、それは失敗を運命づけられた対処方法だった。感情面の問題もあった。あたりまえのティーンエイジャーの反抗を経験できなかったせいで、混沌とした怒りと不満が心のうちに渦巻き、そのぞっとするような感情をどうすればいいのか、メイにはわからなかった。結局、考えられる唯一の治療法は、別の街へ引っ越すことだった。自分が何者かを見極められるようになるためには、自分と家族とのあいだに長い距離を置く必要があったからだ。

自分のつくったモデルがどれくらいうまく現実世界に適合するかは、とても重要な問題だ。モデルがお粗末なら、未来についてまちがった予測を立て、その結果、まちがった選択をしてしまう。現実のモデルがお粗末なものになってしまう原因としては、多くの要素が考えられる。十分な情報がない、抽象的思考がうまくできないといった要因のほか、誤った前提に頑固にしがみついている場合もある。そうした誤った前提は、不安やうつといった精神疾患につながるほどの害を及ぼすこともある。たとえば、何かと批判する両親のもとで育った子は、自分は無能な人間なのだと思いこんでしまうかもしれない。そしてその思い込みは、その子が生涯をつうじてつくりだす世界のモデルの形を決めることになる。そうした誤った、しばしば無意識の前提に対し、セラピストは精神療法という手段で対処する。その一テクニックである「洞察指向的精神療法」では、患者とセラピストが協力し、ネガティブな前提のなかに閉じ込められて抑圧されていた記憶を解き放つ。もうひとつの効果的なテクニックが、「認知行動療法（ＣＢＴ）」だ。認知行動療法では、まず誤った前提と向きあってから、それを変えるための実用的な戦略を患者に教える。

世界のなかで経験を積むにつれ、私たちのつくるモデルは改良されていく。これが知恵の基礎になる。うまく機能したモデルは大切に保存され、望む結果につながらなかったモデルは捨て去られる。前の世代から受け継がれた知識が、直接的な体験とは違う形でモデルを磨くのに役立つこともある。「今日の一針、明日の十針」のような世俗の知恵もあれば、偉大な科学者や哲学者から継承した叡知もある。

モデルを壊す

金槌しか持っていなければ、すべてのものが釘に見える。

——ことわざ

モデルは強力な道具だが、弱点もある。モデルがあるばかりに、特定の思考の型に閉じ込められ、世界を改善するチャンスを逃してしまうこともある。たとえば、コンピューターを動作させるためには指示を与える必要があることは、ほとんどの人が知っている。プログラマーはそうした指示をキーボードで入力する。そこから、単純なモデルが導かれる――「指示をキーボードで入力することが、コンピューターを動作させる方法である」というモデルだ。ゼロックス社の設立したパロアルト研究所（PARC）の科学者たちは、そのモデルから脱却したおかげで、マウスとグラフィカルユーザーインターフェースを発明することができた。モデルを構築するのはドーパミンだが、それをばらばらに壊すのもドーパミンだ。どちらにしても、現時点では存在しないが、未来には存在するかもしれないものについて考える必要がある。

モデルの破壊は、洞察問題と呼ばれる一種の謎かけで説明できる。問題を新たな視点から見るためには、既存のモデルを壊さなければならない。例を挙げてみよう。

私は年（years）にはいるけど、月（months）にはいない。週（weeks）にはいるけど、日（days）にはいない。さて、私は何者？

この謎かけは難しい。以前に聞いたことのある人か潜在抑制の低下傾向のある人でなければ、答えが「e」の文字だとわかる人は少ないだろう。この謎かけには、あなたをカレンダーにもとづくモデルに引き込み、単語を構成する文字のような、一見すると関係のなさそうな情報を締め出させる効果がある。

さらに例を挙げてみよう。「HIJKLMNO」という文字列を単語ひとつで表すとしたら？この問題に悩んだある男性は、水をめぐるさまざまな夢を見た。彼にはそのつながりがわからなかったが、答えを見たら目からうろこが落ちた。答えは——H_2O（H・トゥ・O）だ。夢が持つドーパミンのパワーについては、この章の後半で詳しく説明する。

もうひとつ、謎かけを紹介しよう。一〇年前なら、答えを見つけるのに相当なモデル破壊が必要だっただろう。だが、いまではずっと簡単になっている。

父親とその息子が交通事故に遭う。父親は即死、息子は近くの病院に運び込まれる。外科医が来て、こう叫ぶ。「この子の手術はできない。私の息子だから！」。そんなことがありうるのだろうか？

活性化する脳の領域

トロント・ヨーク大学の研究者オシン・ヴァルタニアンは、新しい問題解決方法を見つけたときにもっとも活性化する脳の領域を突きとめたいと考えた。そこで、被験者に創造力を要する問題を解かせ、その最中の脳をスキャンした。その結果、問題の解決方法を見つけると、脳の右前方が活性化することがわかった。この領域はモデルの破壊にも関わっているのではないか。ヴァルタニアンはそう考えた。

第二の実験では、問題を解かず、単に想像力をはたらかせるように被験者に指示した。まず、実在するもの、たとえば「薔薇という花」などを想像してもらった。次に、実在しないもの、従来の現実のモデルには合致しないもの、たとえば「ヘリコプターという生物」などを想像させた。その際の被験者の脳をスキャンしたところ、第一の実験と同じ領域が活性化するのは、被験者が実在しないものを想像したときに限られることがわかった。現実そのものを想像したときには、その領域の画像は暗いままだった。

統合失調症患者の脳スキャンでは、それと同じ領域、右腹外側前頭前野が変化することがわかっている。それはおそらく、人が創造的になるときには、統合失調症患者と似たふるまいをするからだろう。具体的に言えば、それまで重要でないものとして退けていた現実の要素を抑制するのをやめ、無関係と見なしていたものにサリエンシーを付与する、というふるまいだ。

脳を刺激して創造力を高める

創造力を生み出す神経的基盤はどこにあるのか。その探索には、途方もなく大きな可能性が秘められている。というのも、創造力は世界でもっとも価値のある資源だからだ。作物の新たな栽培方法を見つければ、数億人の食糧をまかなえる。蝋燭から電球まで、燃料を光に変える数々の革新により、照明のコストはかつての数千分の一になった。この値千金の財宝を刺激する方法があるのでは？　創造的思考により活性化する脳の領域を人工的に刺激すれば、その人の創造性を高められるのではないか？

それを試してみたのが、米国国立科学財団の資金援助を受けた研究チームだ。この研究では、経頭蓋直流電気刺激法（ｔＤＣＳ）と呼ばれるテクニックが使われた。その名が示すとおり、直流電流（ＤＣ）を使って脳の特定領域を刺激する。ＤＣはバッテリーから供給されるタイプの電流で、コンセントから流れる交流電流（ＡＣ）とは異なる。ＤＣはＡＣよりも安全で、使用される電流も小さい。煙探知機に組み込まれている箱型の装置のように、単純な九ボルト電池だけで動くＤＣ装置もある。ｔＤＣＳ装置もごくごくシンプルだ。市販されている研究用の装置には一〇〇〇ドルを超えるものもあるが、近所の電器店で買った一五ドルの部品を使ってお手製の装置を組み立てるつわものもいる（消費者のみなさんへ――真似しないように）。

複数の小規模な研究では、その手の装置により学習速度が上がり、集中力が高まることが示唆されている。なかには、うつ病の治療に効果が見られたケースもある。この実験では、創造力を刺激するべく、三一人の被験者の額に電極を取りつけ、目のすぐうしろにある脳の領域を刺激した。創造力の測定にあたっては、被験者の比喩を考え出す能力をテストした。

比喩は、世界を思考する際のきわめてドーパミン的な方法だ。例を挙げてみよう。光は銃から放たれた弾丸のようにふるまうこともあれば、池に広がるさざ波のようにはたらくこともある。ある概念の抽象的で目に見えない要素を引き出し、一見すると無関係な概念の似たような要素と結びつける。それが比喩だ。五感は異なるふたつのものと認識していても、理性はそのふたつを同様のものと解する。まったく新しいアイデアをおなじみのアイデアと結びつけることで、新しいアイデアを理解しやすくしているのだ。

無関係に見えていたふたつのものにつながりを見いだす能力は、創造力の重要な一要素としてはたらく。そして、どうやらこの能力は、電気刺激により高められる。電気刺激を受けた被験者が考え出した比喩は、実際には機能していないｔＤＣＳ装置を取りつけた被験者のそれと比べると、聞きなれない変わったものだった。つまり、互いにまったく異なっているように見えるものを結びつける比喩だ。にもかかわらず、そうした創造性の高い比喩は、ひそかにスイッチを切った装置につながれた被験者の考え出した平明な比喩に劣らず的確だった。

ドーパミン作動性の薬も同じようなはたらきをする。ドーパミンを刺激する薬を服用するパーキンソン病患者のなかには、破滅的な衝動的行動をとるようになる人もいるが、創造性の高まりを経験する患者もいる。詩人の家系出身のある患者は、それまでまったく創作をしたことがなかったが、パーキンソン病の治療としてドーパミンを刺激する薬を飲むようになってから詩を書きはじめ、国際的な詩人協会の年間賞を受賞した。パーキンソン病の投薬治療を受けた画家は、あざやかな色を使うようになる傾向が強い。治療後に新たな画風を確立したある画家は、こう語っている。「新しいスタイルは緻密さでは劣るが、より生き生きとしている。もっと自分自身を表現したいという欲求がある。とにかく自分を解き放ちたい」。くまのプーさんが言っていたように、「詩をつくるには、出てくるのにまかせるのがいちばんいい」というわけだ。

創造と狂気が交わる場所

私たちのほとんどは天才でも狂人でもないが、その連続体の中間地点は誰もが経験している——それが夢だ。夢は、外部の世界から引用した材料が扱われる点では抽象的思考と同じだが、夢のなかでは、実体のある現実の制約に縛られない形でその材料がアレンジされる。夢にはしばしば、飛行や高みからの墜落といった上をめぐるテーマが登場する。未来のテーマが絡むことも多く、手が届きそうで届かない、熱烈に切望する目標を追い求めるという形をとることもある。抽象的で、五感の支配する現実世界から切り離された夢は、ドーパミン作動性の現象だ。

フロイトは夢のなかで生じる精神活動を「一次過程」と呼んだ。これは、非論理的で整理されておらず、原始的な欲求に突き動かされ、現実の制約にはおかまいなしに生まれる思考過程だ。一次過程という用語は、統合失調症患者に見られる思考過程を表す際にも使われてきた。ドイツの哲学者アルトゥール・ショーペンハウアーが、こんなことを書いている。「夢はつかのまの狂気であり、狂気は長い夢である」

夢を見ているときには、現実志向のH&N神経伝達物質の抑制的影響を逃れたドーパミンが解き放たれる。Ｈ＆Ｎ回路の活性が低下するのは、外部の世界から脳に送られる感覚情報のインプットが遮断されるからだ。そのおかげで、自由になったドーパミン回路が、夢の特徴である奇妙なつながりを生み出せるようになる。些細なこと、気に留めていなかったこと、奇妙なことが目立つ位置に昇格し、別の方法では見いだせないであろう新たなアイデアが出てくるようになる。

夢と精神病の類似性は多くの研究者を魅了し、たくさんの科学論文を生んできた。イタリア・ミラノ大学の研究チームは、健康な人の夢に登場する奇妙な想像に着目し、それを覚醒状態にある健康な被験者および統合失調症患者の空想と比較した。

覚醒時の空想[3]の刺激に用いられたのが、主題統覚検査（ＴＡＴ）と呼ばれるテストだ。ＴＡＴでは、さまざまな状況にいる人の絵が描かれた一連のカードが使われる。絵は曖昧で、感情を喚起するものもある。絵のテーマは、成功と失敗、競争、嫉妬、攻撃、性的欲求などだ。被験者に絵をよく見せたあと、その場面を説明するストーリーをつくってもらう。

研究チームは、奇異性密度指数と呼ばれる尺度を使い、統合失調症患者のＴＡＴストーリーと夢の内容を健康な対照群のそれと比較した。テストの結果は、夢が精神病ときわめて似ていることを裏づけるものだった。奇異性密度指数は、三つの精神活動カテゴリー、①統合失調症患者の夢の内容、②覚醒時の統合失調症患者のＴＡＴストーリー、③健康な人の夢の内容、でほぼ同じ値になった。それに対し、第四のカテゴリーである覚醒時の健康な人のＴＡＴストーリーでは、指数の値が大幅に低くなった。この研究結果は、統合失調症とともに生きるのは夢のなかで生きるようなものだというショーペンハウアーの考えの的確さを裏づけている。

夢の培養テクニック

夢が精神病と似ているのなら、私たちはどうやって正常な状態に戻っているのだろうか？　たちどころに戻るものなのか？　それとも、時間をかけて論理的な思考パターンを回復させているのか？　時間がかかるのだとすれば、その移行のあいだは、私たちは多少なりとも常軌を逸しているのではないか？　ほかにも、考えるべき点がある。睡眠中に夢を見るときもあれば見ないときもあるという問題だ。睡眠から覚醒へ移行するあいだの思考過程は、夢から目覚めるときと夢を見ない眠りから覚めるときでは異なるのだろうか？

ニューヨーク大学の研究チームは、夢から覚めたあとの人がつくったTATストーリーと、夢を見ない眠りから覚めたあとのTATストーリーを比較した。その結果、夢の直後につくられた空想のほうが凝ったものであることがわかった。より長く、より多くのアイデアが含まれ、イメージはより鮮明で、内容はより奇妙だった。健康な被験者が夢から覚めたあとにつくったストーリーの例を紹介しよう。この被験者が見せられたのは、バイオリンを眺める男の子の絵だ。

彼は自分のバイオリンに思いをめぐらせている。悲しそうな印象を受ける。ちょっと待って！　口から血が出ている！　それに彼の目……目が見えないみたい！

別の被験者には、夢から覚めたあと、床にしゃがみこみ、頭を長椅子にもたせかけている若い男の絵を見せた。すぐ横の床の上にはピストルが置かれている。被験者はこんなストーリーをつくりだした。

ベッドのなかに男の子がいる。何か感情的な問題を抱えているのかもしれない。いまにも泣き出しそうだ。いや、ひょっとしたら、笑っているのかもしれないし、ゲームをしているのかも。女の子という可能性もある。どちらも死んでいる。いや、もしかしたら猫かも？　床の上に何かある……鍵か花か、それか、おもちゃかボートかもしれない。

同じ被験者に、夢を見ない眠りから覚めたあとに別のカードを見せたところ、ストーリーの奇異性は明らかに低くなり、「男の子がシャツを着ていて、ソックスは履いていない。ほかのことはよくわからない」という単純な説明にとどまった。

夢から覚めたときに、ふたつの世界のはざまに囚われたかのような感覚を持った経験がある人は多いはずだ。そんなときには、思考が普段より流動的になり、論理の支配に縛られずに、主題があちらこちらに飛びまわる。このふたつの世界のはざまにいるときにこそ、最高の創造的思考を経験できると言う人もいる。五感でとらえる外部の世界に注意を向けるH&Nのフィルターは、まだ完全には復活していない。ドーパミン回路が依然として邪魔されずに発火し、アイデアが自由に流れている。

フリードリヒ・アウグスト・ケクレは、当時の産業界で重要な化学物質だったベンゼン分子の構造を突き止めたことで有名になった。ベンゼン分子が六個の炭素原子と六個の水素原子で構成されることはすでにわかっていたが、それは意外な事実だった。というのも、この種の分子では通常、炭素原子よりも水素原子の数のほうが多いからだ。ベンゼン分子がどんな構造をとっているにせよ、普通の構造でないことは明らかだった。

化学者たちは、化学結合の法則に反しないあらゆる形でその炭素原子と水素原子を配置しようと試みた。炭素原子が数珠のようにひとつながりに結合することと、直角にのびる側鎖が存在することはわかっていた。だが、化学者たちの考案した構造はどれも、すでに知られているベンゼン分子の特性と整合性がとれなかった。真の構造は謎に包まれていた。その構造を悟ったひらめきの瞬間を、ケクレは次のように描写している。

「(化学の教科書を) 執筆していたが、思うように進まず、思考は別の場所をさまよっていた。椅子を暖炉のほうに向け、なかば眠りに落ちた。またもや、目の前で原子が跳びまわった。今回は少数で、慎み深く背景にとどまっていた。私の心の目は、同じような幻影に鍛えられていたおかげで、さまざまな形状からなる大きな陣形を識別できるようになっていた。長い隊列が、ありとあらゆる形で密集しては結合した。すべてが動きまわり、蛇のように身をくねらせていた。すると、見ろ、あれはなんだ？　一匹の蛇がみずからの尾をくわえ、その形状が嘲るように私の目の前でぐるぐると旋回した。雷に打たれたかのように、私は目を覚ました」

みずからの尾をくわえた蛇——ウロボロスと呼ばれる環状の蛇の幻影が、ベンゼン分子の六つの炭素原子は環を形成しているというひらめきにつながったのだ。環状の蛇は自分だけで充足して完結しているが、内面のアイデアを内面で表現する夢もどこかそれと似ている。五感から切り離された夢のなかでは、外部の現実の確固たる事実の制約を受けずに、ドーパミンが自由に走りまわることができる。

ハーヴァード・メディカル・スクールの心理学者で、夢を研究しているディアドラ・バレット博士は、ケクレの問題に対する答えが視覚的な形をとったのは意外ではないと指摘している。脳の大部分は、夢を見ているあいだも覚醒時とまったく同じように活動しているが、決定的な違いもある。当然と言えば当然だが、無関係に思える細部をふるいにかける脳の領域、すなわち前頭葉は活動休止状態にある。だが、二次視覚野と呼ばれる領域は活性が高まる。夢を見ているあいだ、目はまったく情報を拾わないが、二次視覚野は目から送られる信号を直接受けとる領域ではなく、視覚刺激の処理を担っている。つまり、目の見ているものを脳が理解できるイメージに変換しているわけだ。
夢はきわめて視覚的な現象だ。バレットは著書『睡眠委員会――創造的に問題を解決する芸術家、科学者、アスリートはいかにして夢を利用しているのか――その実践方法とは（*The Committee of Sleep: How Artists, Scientists, and Athletes Use Dreams for Creative Problem Solving—and How You Can Too*）』のなかで、ケクレがなかば夢を見ている状態でベンゼンの構造をひらめいたように、普通の人たちも夢を利用して現実の問題を解決できると説明している。バレットはハーヴァード大学の学部生たちを対象に、夢の問題解決力の実証試験をおこなった。

バレットはまず、自分にとって重要な問題を被験者に選んでもらった。個人的なものでも勉学上の問題でも、もっと全般的な問題でもいい。次に、夢の培養《インキュベーション》テクニックを被験者に教えた。このテクニックは、問題解決に役立つ夢を見る可能性を高めたいときに効果がある。学生たちは毎晩夢の内容を書きとめ、一週間、もしくは問題を解決できたと思うときまでそれを続けた。その後、問題と夢の内容を審査団に提出し、本当に夢が問題を解決したのかどうかを判定した。

結果は驚くべきものだった。被験者のおよそ半分が問題に関係する夢を見ており、問題に関係する夢を見た人の七〇%が、夢に解決策が出てきたと思ったのだ。被験者とは無関係の審査団も、おおむね同意見だった。問題に関係する夢を見た被験者のうち、夢に解決策が出てきたと審査団が判定した人は、およそ半分にのぼった。

被験者の学生のひとりは、卒業後の進路で悩んでいた。臨床心理学のふたつの大学院課程に出願しており、どちらも故郷のマサチューセッツ州の学校だった。そのほか、ふたつの産業心理学課程にも出願していた。ひとつはテキサス、ひとつはカリフォルニアだ。ある晩、彼は自分が飛行機に乗り、米国地図の上を飛んでいる夢を見た。飛行機がエンジントラブルを起こし、安全な着陸場所を探すとパイロットがアナウンスする。飛行機はマサチューセッツ州上空を飛んでいて、彼はそこに着陸するべきだと主張するが、パイロットはその州のどこであれ、着陸するのは危険すぎると答える。目を覚ました彼は、いままでずっとマサチューセッツで過ごしてきたのだから、そろそろ移動するときだと悟った。彼にとって、大学院の場所のほうが研究分野よりも重要だったのだ。その新たな視点を、ドーパミン回路が示してくれたというわけだ。

夢から生まれた名作

夢が芸術的創造の源になることは多い。ポール・マッカートニーは夢のなかで「イエスタデイ」の旋律を聴いたと語っている。キース・リチャーズは「サティスファクション」の歌詞とリフを夢のなかで思いついたという。「色や形を夢に見るし、音も夢に見る」ビリー・ジョエルは、「リヴァー・オブ・ドリームス」をめぐる『ハートフォード・クーラント』紙のインタビューでそう話している。「目が覚めたときに歌っていて、頭から離れなかった」。REMのマイケル・スタイプも、バンドを一躍有名にした「世界の終わる日」の歌詞を同じようにして書いたという。「パーティーの夢を見ていた」とスタイプは『インタヴュー』誌で語っている。「そのパーティーにいた自分以外の全員が、L・Bのイニシャルではじまる名前だった。レスター・バングス（Lester Bangs）とか、レニー・ブルース（Lenny Bruce）とか、レナード・バーンスタイン（Leonard Bernstein）とか。あの曲の一節は、そうやって生まれた」。作家のロバート・ルイス・スティーヴンソンは、『ジキル博士とハイド氏』の着想を夢から得たと話していた。スティーヴン・キングも『ミザリー』は夢から生まれたと語っている。

眠りながら問題を解決する

まず、あなたにとって重要な問題、解決したいと強く望んでいる問題を選ぼう。解決を望む気持ちが強いほど、問題が夢に登場する可能性は高くなる。ベッドに入る前に、その問題について考えてほしい。可能であれば、視覚的イメージとして思い描くといい。人間関係に関する問題なら、それに関わる人を思い浮かべる。インスピレーションを求めているなら、まっさらな紙を想像する。なんらかのプロジェクトに苦労しているなら、そのプロジェクトを表す物を思い浮かべる。そのイメージを頭のなかにとどめ、眠りに落ちる前に最後に考えていたことがそれになるようにする。

ペンと紙をベッド脇に忘れずに置いておこう。夢から覚めたらすぐに、夢の内容を書きとめる。問題に関係していると思っても思わなくても書きとめておくこと。夢はとらえどころのない内容になることもあるし、答えが別の姿をとって正体を隠している可能性もある。すぐに夢を書きとめることが重要だ。ほかのことを考えはじめると、夢の記憶は刻一刻と薄れてしまう。個人的な意味に満ち満ちた強烈な夢を見ていたのに、目覚めて一分もしないうちに細部をまったく思い出せなくなった経験のある人は多いだろう。

探しているものを見つけるまでに数晩を要することもあるし、夢から得た解決策が最善のものとも限らない。だが、おそらくは新たな角度から問題と向きあう、目新しい解決策が示されるはずだ。

ノーベル賞科学者が芸術好きなわけ

繊細な芸術と厳然たる科学には、一般に思われている以上の共通点がある。なぜなら、どちらもドーパミンに動かされているからだ。愛の希望を失った人の詩句を練っているときの詩人と、励起電子の公式を書いているときの物理学者には、それほど大きな違いはない。どちらにも、感覚の世界を越え、より深遠で難解な抽象概念の世界を覗くことが求められる。科学者のエリート集団には、芸術家肌の人がひしめいている。米国科学アカデミーの会員のうち、芸術的な趣味を持つ人の割合は、それ以外の人たちに比べて一・五倍も高い。英国王立協会の会員では二倍、ノーベル賞受賞者に至ってはほぼ三倍にのぼる。極度に複雑で抽象的な思考を操るのに長けていればいるほど、芸術的な人である可能性は高くなる。

芸術と科学の類似性が垣間見えたのは、千年紀の変わり目にコンピューター・プログラミング危機が起きたときのことだ。コンピューター・プログラマーのあいだでは、当時は高コストだったメモリー空間（と若干のキーストローク）を節約するために、下二桁（たとえば、一九九九年なら99）だけを使って年を略記する慣習ができあがっていた。99が二〇九九年を意味する可能性のある次の千年紀のことまでは考えていなかったのだ。膨大な数のプログラムがクラッシュの危機に陥った。ウェブブラウザーやワープロだけではない。航空機やダム、原子力発電所を制御しているソフトウェアも例外ではなかった。このいわゆるY2K問題の影響を受けるシステムが多すぎて、すべてを修正するにはコンピューター・プログラマーの数が足りなかった。一部の報道によれば、プログラミングをすぐに覚える能力があるからという理由で、失業中の音楽家を雇った会社もあったという。

いまここを犠牲にして

音楽と数学の相性がいいのは、ドーパミンの増加がしばしば抱きあわせ販売的な形をとるためだ。ある分野でドーパミン活性が高い人は、別の分野でもドーパミン活性が高いことが多い。科学者は芸術家であり、音楽家は数学者なのだ。だが、そこにはマイナス面もある。大量のドーパミンは、ときにお荷物にもなる。

大量のドーパミンはH&Nの機能を抑制するため、天才はしばしば人間関係を苦手とする。他者の頭のなかで起きていることを理解する能力は社交に欠かせないスキルだが、それにはH&Nの共感力を必要とする。カクテルパーティーで出会った科学者が自分の研究の話をいつまでもやめないのは、それがあなたを退屈させていることがわからないからだ。同じような話として、アルベルト・アインシュタインはかつてこんなことを語っていた。「私の燃えるような社会正義感と社会的責任感は、ほかの人間たちとの直接的な触れあいを求める気持ちの明らかな欠如と、つねに奇妙な対照をなしていた」。さらに、「私は人類を愛しているが、人間を憎んでいる」とも語っている。彼にとって、社会正義と人道という抽象概念は簡単なことだが、ほかの人間と交わるという実体のある体験は難しすぎたのだ。

アインシュタインの私生活には、この対人関係の下手さが反映されていた。彼の科学に対する関心は、人間に対する関心よりもはるかに大きかった。妻と別れる二年前に、アインシュタインはいとこと不倫関係になり、最終的にはそのいとこと結婚した。さらに、そのいとこも裏切って秘書と不倫したばかりか、おそらく五人くらいの女友だちを相手に不貞をはたらいた。ドーパミン活性の高い彼の頭脳は、恵みでも禍《わざわい》でもあった。相対性理論の発想を可能にした多量のドーパミンとまさに同じドーパミンが、アインシュタインを恋愛から恋愛へと駆り立て、H&N志向の長期的な友愛へ移行することを許さなかった可能性はきわめて高い。

天才たちの脳の仕組みを理解すれば、ドーパミン活性の高い性格や、それがどう発現するかをより深く知る手がかりになる。長期的な愛情関係を維持するのが苦手だったり、依存症になりやすかったりする衝動的な快楽追求者については、すでに見てきたとおりだ。また、仕事の達成ばかりに熱中して、満足できずに楽しい時間を遠ざける、よそよそしい計画者たちにも触れた。いま見ているのは、第三の性格――創造力溢れる天才だ。画家でも詩人でも物理学者でもいいが、彼らは人間関係を苦手とするあまり、どこか自閉症[4]のように見えることがある。また、ドーパミン活性の高い天才は、内なるアイデアの世界に没頭するあまり、左右で色の違う靴下を履いたり、髪をとかすのを忘れたり、いまここにある現実の世界に関係するあらゆるものを全般的に無視したりする傾向がある。プラトンは古代ギリシャの哲学者ソクラテスについて、あるエピソードを書き残している。それによれば、ソクラテスは同じ場所から一歩も動かずに丸一昼夜立ちつくし、周囲で起きていることにはまったく気づかずに、ひとつの問題について考え続けていたという。

ここで挙げた三つの性格は、表面的にはまったく違っているように見えるが、すべてに共通する点がある。未来の資源を最大化することに過度に集中し、いまここにある状況を味わうことを犠牲にしているという点だ。快楽追求者はつねにもっと多くを求める。どれほど手に入れても、十分ということはない。約束されている楽しみをどれほど心待ちにしていても、そこに満足を見いだすことはできない。それが現実になるや、興味が次のものに向いてしまう。よそよそしい計画者も、未来と現在のバランスが崩れている。快楽追求者と同じく、つねにもっと多くを欲しているが、こちらは長期的な視点から名声や富、権力といった抽象的な満足を追い求める。天才は、まだ発見されていない未知の世界に生き、自分の仕事をつうじて未来をより良い場所にすることに熱中する。天才は世界を変える――だが、その熱意はしばしば他者への無関心としても現れる。

人類は愛せても人間は愛せない

きわめて知的で創造性が高く、大きな成功を収めている人たち――典型的なドーパミン活性の高い人たち――は、人類全般に対してなら情熱を抱けるのに、個人としての人間にはほとんど我慢できないという奇妙な心情をしばしば吐露する。

人類全般への愛が大きくなればなるほど、特定の人間への愛は小さくなる。私は夢のなかでよく、人類のためになることを計画する……それなのに、誰かと同じ部屋で二日と暮らすことができない……私に近づいてきた瞬間、その人のことを嫌いになる。

私は人間嫌いだが、掛け値なしの慈善家だ。頭のねじがひとつならずゆるんでいるが、食べものよりも哲学をうまく消化するきわめつけの観念主義者だ。

——フョードル・ドストエフスキー

人類を愛しているが、人間は大嫌いだ。

——アルフレッド・ノーベル

ときには、ほとんど同じ言葉を使うことさえある。

——エドナ・ミレイ

人類のことは愛しているよ……ぼくが我慢できないのは、人間なんだ。

——チャールズ・シュルツ(『ピーナッツ』のライナスの言葉)

ひどい言いぶんに思えるかもしれないが、説明はつく。ドーパミン活性の高い人は、感覚的体験よりも抽象的思考を好む傾向がある。彼らにとって、人類を愛することと隣人を愛することとの違いは、子犬という概念を愛することと子犬の世話をすることとの違いに等しいのだ。

喜びの代償

アインシュタインのドーパミン的特性に遺伝的要因が関係していたことは、ほぼまちがいない。彼のふたりの息子のうち、ひとりは水力工学の世界的権威になった。もうひとりは、二〇歳のときに統合失調症と診断され、精神病院で生涯を終えた。大規模な集団研究でも、ドーパミン的性格の遺伝的要素が明らかになっている。アイスランドで実施された研究では、八万六〇〇〇人以上の遺伝子プロファイルを調べたところ、統合失調症または双極性障害のリスクを高める遺伝子を持っている人は、俳優、舞踊家、音楽家、視覚芸術家、作家の全国的協会に所属している率が高かった。

微分積分法を打ち立て、万有引力の法則を発見したアイザック・ニュートンも、問題を抱えた天才のひとりだった。ほかの人たちとうまくやっていくのに苦労し、ドイツの数学者で哲学者のゴットフリート・ライプニッツを相手にひどい科学的大喧嘩を演じたこともある。秘密主義者で偏執的なところがあり、無情と言えるほど感情をほとんど見せなかった。王立造幣局長時代には、同僚の反対を押し切り、多くの通貨偽造犯を絞首台に送った。

ニュートンは狂気にとりつかれていた。長い時間を費やして聖書に隠されたメッセージを読みとろうと試み、宗教とオカルトに関する膨大な量の書物を著した。中世の錬金術に熱中し、賢者の石——魔法の力を持ち、不老不死の願いを叶えると錬金術師たちのあいだで信じられていた伝説の物質——をひたすら探し求めた。五〇歳のときには本格的な精神病になり、精神病院で一年を過ごした。

そうした証拠から考えると、ニュートンが多量のドーパミンの持ち主であり、それが彼の優れた頭脳と社会的な問題、そして精神崩壊に寄与していた可能性は高そうだ。ニュートンだけではない。優れた芸術家や科学者、ビジネスリーダーの多くは、精神疾患を抱えていたと思われるか、実際にそうだったことが知られている。ルートヴィヒ・ヴァン・ベートーヴェン、エドヴァルド・ムンク、フィンセント・ファン・ゴッホ、チャールズ・ダーウィン、ジョージア・オキーフ、シルヴィア・プラス、ニコラ・テスラ、ヴァーツラフ・ニジンスキー、アン・セクストン、ヴァージニア・ウルフ、チェス王者のボビー・フィッシャーなど、枚挙にいとまがない。

ドーパミンは創造の力を与えてくれる。そのおかげで、私たちは現実ではないものを想像し、一見すると無関係のものを結びつけることができる。単なる即物的な描写を超越した精神世界のモデルを構築し、感覚でとらえた印象の枠を越え、みずからの体験のより深い意味を解き明かすこともできる。さらに、ドーパミンはブロックの塔を引っくり返す子どもさながらに、みずからが構築したモデルを破壊し、私たちが新たなスタートを切り、おなじみだったものに新たな意味を見いだすことを可能にしている。

だが、その力には代償が伴う。創造の天才たちの活発すぎるドーパミン系は、彼らを精神障害の危険にさらしている。ときには、非現実の世界が自然の境界を突き破り、パラノイアや妄想、過剰な興奮を伴う躁病的行動を生み出すこともある。また、ドーパミンの活性が高くなると、H&N系が圧倒され、人間関係を構築する能力や現実世界の日常を渡っていく能力が妨げられることもある。

それでもかまわないという人も、なかにはいる。創造の喜びこそが、彼らの知るもっとも強烈な喜びだからだ。芸術家だろうが科学者だろうが、予言者だろうが起業家だろうが、天職がなんであれ、彼らはけっして歩みを止めない。彼らが大切にしているのは、創作や発見、啓蒙に注ぐみずからの情熱だ。気を緩めることは絶対にないし、立ち止まって手にした幸運を楽しむこともない。ただひたすら、未来の構築で頭をいっぱいにしている。けれども、その未来はけっして訪れない。なぜなら、未来が現在になったとき、それを楽しむためには「触れあって感じあう」H&N神経伝達物質を活性化する必要があり、それはまさにドーパミン活性の高い人たちが忌み嫌い、避けていることだからだ。彼らは公益に大きく貢献している。だが、どれほどの富や名声、成功を手にしようとも、彼らが幸せを感じることはほぼないし、満足することは絶対にない。そうした特殊な人たちは、種の存続を促す進化の力により生み出された存在だ。彼らは自然の力に駆り立てられるままに、みずからの幸福を犠牲にし、人類全体に恩恵をもたらす新しいアイデアやイノベーションを世界に届けている。

波、砂、そして精神病

ビーチ・ボーイズのブライアン・ウィルソンは、ポップミュージックに革命をもたらしたミュージシャンのひとりだ。二十代はじめのころにつくっていた音楽は、一見するとシンプル――波と車、女の子が出てくるキャッチーな楽曲だった。だが、ウィルソンは時とともに、前例のない音の実験をするようになった。聴いて楽しい音楽という点は変わらないが、次第に多層的になり、複雑化していった。作曲家として、編曲家として、プロデューサーとして、ウィルソンは新しい音や新しい組みあわせの音をポップミュージックに導入していった。そのうちのいくつかは、おなじみの形態のバリエーションだ。たとえば、平凡なコードの奇抜なボイシング、ありえないトーンを組みあわせたコード、標準的でありながら予想外のところではじまったり終わったりする音の進行などだ。ハープシコードや、ホラー映画で不気味な効果音をつくるのに使われていたテルミンのような、ポップミュージックではめったに使われない楽器も導入した。さらに、列車の警笛、自転車のベル、ヤギの鳴き声などの、まったく楽器とは見なされていなかったものも使った。そうした実験の最高到達点が、アルバム『ペット・サウンズ』（一九六六年）だ。批評家から高く評価されたこのアルバムは、過去のどんなものにも似ていない音を奏でる創造的な音楽の集大成だった。ボブ・ディランのようなアーティストがポップスやロックの歌詞をできの悪い詩から詩歌に高めたとするなら、ブライアン・ウィルソンは音楽そのものの可能性に変革をもたらし、Aメロとサビからなるスリーコードの構造から、ビーチ・ボーイズの広報担当デレク・テイラーが「ポケット・シンフォニー」と呼んだものへと進化させたと言えるだろう。

このように、普通ではないさまざまな組みあわせを生み出したことからすると、ウィルソンには多量のドーパミンに伴う潜在抑制の低下傾向があったと考えられる。だが、その多量のドーパミンは、ウィルソンの精神障害に寄与していた可能性もある。「彼にはいろいろな声が聴こえるんです」。ウィルソンの妻のメリンダ・レッドベターは、二〇一二年に『ピープル』誌でそう語った。「彼の顔に浮かぶ表情からは、それが良い声なのか悪い声なのかはわかりません。私たちからすれば理解しがたいのですが、彼にとって、その声は現実そのものなんです」。ウィルソンは統合失調症と診断されたが、のちに統合失調感情障害に移行した。統合失調感情障害は、幻覚やパラノイアといった統合失調症と感情障害の症状が混在する精神疾患だ。二〇〇六年、ウィルソンは『アビリティ』誌に対し、声が聴こえはじめたのは二五歳のとき、幻覚剤を飲んだ一週間後のことだったと語った。「過去四〇年ずっと、頭のなかで幻聴が鳴っている。一日じゅう、毎日だ。追い出すことはできない。数分ごとに、声たちが僕を傷つけるようなことを話しかけてくる……彼らが僕をいびるようになったのは、嫉妬しているからだと思う。頭のなかの声たちは、僕に嫉妬しているんだ」

ウィルソンによれば、症状を緩和する治療を受けても、創造力が大きく低下することはなかったという。世間の認識とは裏腹に、精神疾患を治療せずに放置する苦痛は、創作の障害にはなっても、助けにはならないのだ。「何もできずに長い時間を過ごすことに慣れきっていた。でもいまは、毎日演奏している」

保守主義者――現存する弊害を新たな弊害をもって代えたいと願う自由主義者にたいし、現存する弊害に心を魅せられている政治家を指して言う。

――アンブローズ・ビアス（『悪魔の辞典』岩波書店、西川正身訳）

第5章 政治●保守とリベラルの脳の違い

なぜ仲良くできないのか。

この章では、ドーパミンの絶大な力とハンド除菌クリーナーが私たちの政治イデオロギーにどう影響しているのかを掘り下げる。

政治的傾向と性格

二〇〇二年四月、『アメリカン・ジャーナル・オブ・ポリティカル・サイエンス』に「因果関係ではなく相関関係――性格的特徴と政治的イデオロギーの関係」と題した研究論文が掲載された。政治的信条と性格的特徴の関係を研究していたヴァージニア・コモンウェルス大学の研究グループが書いたものだ。研究の結果、両者には関連があり、その関連性は遺伝子に起因している可能性があることがわかった。研究グループはその過程で、ある特定の性格的特徴がリベラルと、それとは別の特徴が保守と結びついていることに気づいた。

研究グループが特に関心を寄せたのは、「P〔知覚タイプ：性格類型のひとつ〕」と呼ばれる一群の性格的特徴――心理学者が言うところの「パーソナリティ・コンステレーション〔布置〕」――だ。論文の著者らは、Pスコアの低い人ほど「利他的で社会性が高く、共感的かつ慣習的」であることに注目した。それに対し、Pスコアの高い人は「人を操り、意志が強く、現実的」で、「リスクをとる、興奮を追い求める、衝動的、支配主義」といった特徴を示す。「そうしたことから、高いPスコアは保守的な政治的傾向に関連していると予想される」と研究グループは推論した。

そして、まさにその予測どおりの観察結果が得られた。保守的な人は衝動的で権威主義的な傾向があるいっぽうで、リベラルな人は社交的で寛容になる傾向があるとするステレオタイプは正しい。研究グループはそう主張した。だが、科学の世界では、予測どおりの観察知見はときに危険信号になることがある。二〇一六年一月、最初の論文から一四年を経て、同じ雑誌に撤回声明が掲載された。

まことに遺憾ながら、本誌に掲載された「因果関係ではなく相関関係――性格的特徴と政治的イデオロギーの関係」に誤りがあったとして、著者らが謝罪した。符号の解釈が（中略）まったく逆だった。

誰かがレッテルを逆に貼っていたというわけだ。正しい解釈は、論文とは正反対だった。研究の結果、人を操り、意志が強く、現実的なのは――保守ではなく――リベラルな人たちであることがわかった。そして、利他的で社会性が高く、共感的かつ慣習的な傾向があるのは、リベラルではなく保守だった。この逆転に驚いた人は多い。だが、この研究の結果をごくごく基礎的なレベルで検証し、それがドーパミン系とどう関連しているのかを考えると、訂正された結果は理にかなっていることがわかる――当初の見解よりも筋が通っていることはまちがいない。広く受け入れられていた従来の見方は、実はまったく逆だったのだ。

性格測定の限界

心理学者は長年にわたり、性格を測定する方法の開発に取り組んでいる。これまでにわかっているのは、人の性格は、たとえば新しい体験を進んで受け入れる傾向や自制心の強さなど、さまざまな領域に分類できるということだ。アメリカでは性格が五つの領域に分類されるのに対し、イギリスでは三領域の分類が好まれる。いずれにしても、科学者がある領域だけに注目している場合、それは対象となる人全体ではなく、その人の性格の一断面を測定しているにすぎない。共感領域のスコアが高いふたりの看護師を例に考えてみよう。第一印象では、ふたりがよく似ていると思うかもしれない。だが、性格にはそれ以外の領域も存在する。片方の看護師は社交的で感情豊か、もうひとりは内省的で控えめかもしれない。いくつかの共通する性格的特徴があったとしても、このふたりの看護師は、それぞれ独自の個性を持つ人からなる一グループの構成員にすぎないのだ。

性格測定のもうひとつの限界は、科学研究では通常、グループの平均スコアが報告されるという点にある。そのため、ある研究において、リベラルな人は保守的な人よりもリスクをとる傾向が強いという知見が得られたとしても、それはあくまでもリベラルのグループ内の傾向であり、なかには安全を求める人もいるはずだ。性格の研究は、特定のグループに属する人たちの行動を予測するうえでは有効だが、個人の行動の予測にはそれほど役に立たない。

シリコンヴァレーの政治風土

前述の研究で最終的にリベラルに関連づけられた特徴――リスクをとる、興奮を追い求める、衝動的、支配主義――は、活性の高いドーパミンの特徴だ。[1] だが、ドーパミン活性の高い人は、本当にリベラルな政策を支持する傾向にあるのだろうか？　その答えは、どうやらイエスのようだ。リベラルな人はしばしば「進歩主義者」を自称する。「進歩主義」は、絶え間ない改善を示唆する言葉だ。進歩は変化を内包している。リベラルな人は現在よりも良い未来を想像する。技術と公共政策をうまく組みあわせれば、貧困や無知、戦争といった人類社会の根本的な問題を一掃できると信じていることさえある。進歩主義者は、ドーパミンを駆使して現在よりもはるかに良い世界を想像する理想家だ。進歩主義は、前方を指し示す「矢印：←」で表せる。

それに対し、「保守」という言葉は、先人たちから受け継いだ良いものを維持することを暗に示している。保守主義者はしばしば変化に懐疑的になり、何々をすべきだと主張して文明を進歩させようとする専門家を嫌う。たとえそれが、バイクに乗る人にヘルメット着用を義務づける法律や健康な食事を促進するための規則のような、自分のためになる場合でも変わらない。保守主義者は進歩主義者の理想論を信用せず、完璧なユートピアをつくろうとするなど無駄な努力だ、エリートが公私のあらゆる面を支配する全体主義につながる可能性のほうが高い、と批判する。進歩主義の矢印とは対照的に、保守主義を象徴する記号は「円：◯」だ。

『ニューヨーク・タイムズ・マガジン』のチーフ政治特派員だったマット・バイは、左派と右派のドーパミン的違いを意図せずして嗅ぎとり、こんなことを書いている。「民主党が勝つのは、彼らが現代化《モダナイゼーション》を体現しているときだ。リベラリズムが勝利を収めるのは、それが政府の保存ではなく、政府の改革を表している場合に限られる……米国民は、ノスタルジーや過去の復興を掲げる民主党など必要としていない。それについては、すでに共和党がいるのだから」

さらに、ドーパミンとリベラリズムの結びつきは、特定のグループの人たちを見てもよくわかる。ドーパミン活性の高い人は創造的になる傾向がある。抽象的概念を扱うのも得意だ。新しいものの追求を好み、概して現状には満足しない。このタイプの人たちが政治的にリベラル傾向であることを示す証拠はあるだろうか？　シリコンヴァレーの新興企業は、まさにこのタイプの人たちを引き寄せる。創造的な理想主義者で、エンジニアリングや数学、デザインといった抽象的分野に長けている人たちだ。彼らは反逆的で、破産のリスクをものともせずに変化を追い求める。シリコンヴァレーの起業家たちやその下ではたらく人たちは、ドーパミン活性がきわめて高い傾向にある。彼らは意志が強く、リスクをとり、興奮を追い求め、現実的——それはまさに、『アメリカン・ジャーナル・オブ・ポリティカル・サイエンス』の訂正版の論文でリベラルに関連づけられた性格的特徴だ。

シリコンヴァレーの政治風土については、どんなことがわかっているだろうか？　新興企業の創業者を対象とした調査では、調査対象者の八三％が、教育により社会問題のすべて、またはほとんどを解決できるとする進歩主義的見解を持っていた。世間一般では、その見解が正しいと考える人は四四％にとどまる。新興企業の創業者のあいだでは、世間一般に比べ、個人の賢明な判断を政府が後押しすべきだと考える人の割合も大きかった。ほぼすべての変化が長期的に見れば良いことだと考える人は八〇％にのぼった。そして、二〇一二年のアメリカ大統領選挙では、大手テック系企業の社員による寄付の八〇％以上がバラク・オバマへの寄付だった。

ハリウッドからハーヴァードまで

ドーパミンとリベラリズムの結びつきを示すもうひとつの例を、エンターテイメント業界に見ることができる。ハリウッドはアメリカの創造性のメッカであり、過剰なドーパミン活性の典型でもある。私たちの目を惹きつけてやまないセレブリティたちは、熱烈にもっとを追求する。もっと多くの金、もっと多くのドラッグ、もっと多くのセックス。そのとき最新流行のものなら、どんなものでも追い求める。そしてすぐに退屈する。イギリスのシンクタンク「マリッジ・ファンデーション」の実施した調査によれば、セレブリティの離婚率は一般人のほぼ二倍だ。夫婦が熱愛から友愛へ移行しなければならない結婚一年目に絞ると、離婚率はさらに高くなる。新婚のセレブリティが離婚する確率は、一般人のほぼ六倍にのぼる。

俳優が直面する問題の多くは、本質的にはドーパミンに関係するものだ。オーストラリアの俳優を対象とした二〇一六年の調査では、「俳優の仕事には個人的成長の実感や目的意識がある」にもかかわらず、俳優は精神疾患になりやすいことが明らかになった。調査対象の俳優たちは、「自由に関する問題、環境を支配できないこと、複雑な人間関係、強度の自己批判」など、多くの深刻な問題を抱えていた。環境を支配している実感を求め、しばしば複雑な人間関係に苦労するドーパミン活性の高い人にとって、そうした問題はひどく耐えがたいものだろう。

政治に関して言えば、ハリウッドはリベラルな意見が支配的だ。CNNによれば、バラク・オバマ大統領が再選をめざした大統領選では、オバマに対するセレブリティの寄付総額が八〇万ドルだったのに対し、共和党の対立候補ミット・ロムニーへの寄付総額はわずか七万六〇〇〇ドルだった。政治資金を監視し、ウェブサイト「オープンシークレッツ」を運営する非営利団体「責任ある政治のためのセンター」によれば、同じ選挙期間中、大手メディア企業七社の社員の民主党に対する寄付額は、共和党への寄付の六倍にのぼったという。

学術界もこのリストに名を連ねている。学術界はドーパミンの殿堂だ。学者は「象牙の塔」に住んでいると形容される（「地上の小屋」などの表現とは対照的だ）。彼らは実体のない抽象的な概念の世界に人生を捧げている。そして、きわめてリベラルだ。学術界では、保守主義者よりも共産主義者を見つける確率のほうが高い。『ニューヨーク・タイムズ』のある論説記事によれば、共和党を支持する英語学教授はわずか二％であるのに対し、社会学者の一八％はマルクス主義者を自認しているという。

リベラルな信条は、ほかのどんな環境よりも大学のキャンパスに広く浸透している。コメディアンのクリス・ロックは、大学のキャンパスではパフォーマンスをしたくないと『アトランティック』の記者に語っている。リベラルなイデオロギーに反することを話すと、聴衆があまりにも簡単に腹を立てるから、というのがその理由だ。ジェリー・サインフェルドも、あるラジオ・インタビューのなかで、大学には近寄るなとコメディアン仲間に言われたことを打ち明けている。「やつらはすごくPC（ポリティカル・コレクトネス）にうるさいから」と警告されたという。

変化に対応できる力

一般的に、学術界でのキャリアは優れた知能の証と言える。だが、優れた知能の傾向は、リベラル全般、すなわち活発なドーパミン系を持つ可能性の高い人全般にまで及ぶのだろうか？　そうかもしれない。抽象的概念を操るという、ドーパミン制御回路の賜物である能力を調べるテストは、心理学者が知能を測定する際の基本的な手法のひとつになっている。

リベラルと保守の相対的知能をめぐる疑問を探るべく、ロンドン・スクール・オブ・エコノミクス・アンド・ポリティカル・サイエンスの科学者サトシ・カナザワは、高校時代にIQテストを受けた男女のグループの知能を検証した。政治的イデオロギー別に平均点を出したところ、驚くほど明らかな傾向が浮かび上がった。自分を「きわめてリベラル」と評価した成人は、単に「リベラル」と評価した人に比べて知能テストの点数が高かった。リベラルと自己評価した人の点数は「中道」と自己評価した人よりも高く、この流れは最終的に「きわめて保守的」と自己評価した人に至るまで続いた。一〇〇を全体平均の知能指数とすると、きわめてリベラルな成人グループのＩＱは一〇六、きわめて保守的なグループでは九五だった。

それよりは差が小さいものの、信仰心の大きさ別に見た場合でも、同じような傾向が確認された。無神論者グループのＩＱが一〇三だったのに対し、きわめて信心深いと自己評価したグループの平均は九七だった。ここで強調しておくべきなのは、これらの数字があくまでも平均であることだ。規模のより大きなグループでは、優秀な保守もそれほど優秀ではないリベラルも存在する。さらに言えば、全体的な差はごく小さい。「通常」の範囲は九〇から一〇九だ。「きわめて知能が高い」人のスコアは一一〇以上、「天才」なら一四〇に達する。

精神的柔軟性――変化する状況に応じて自身の行動を変化させる能力――も、知能測定の構成要素のひとつだ。ニューヨーク大学の研究チームは、精神的柔軟性を評価するために、ある実験を設定した。Ｗの文字を見たらボタンを押し、Ｍの文字を見たら押さないという実験だ。被験者はすばやく考えなければならない。文字が表示されてからボタンを押すか押さないかを判断するまでの時間は、わずか〇・五秒しかない。さらに難易度を高くするために、ときどきルールを変更し、Ｍでボタンを押し、Ｗでは押さないという設定にした。

保守的な人はリベラルな人よりも苦労した。特に苦戦したのは、ボタンを押すべきシグナルが続いたあとに押さないシグナルが表示されたときだ。つまり、変化を促すシグナルが現れたときに、行動を順応させるのに苦労する傾向があったということだ。

何が起きているのかをさらに調べるために、研究チームは被験者の頭に電極を取りつけ、実験中の脳の活性を測定できるようにした。ボタンを押すべきシグナルが表示されているときには、リベラルと保守のあいだにそれほど違いはなかった。ところが、押してはいけないシグナルが現れると、被験者に与えられた〇・五秒の判断時間のあいだに、リベラルな人の脳ではエラー検出（予測、注意力、モチベーションに関係している）を司る領域が即座に活性化したのに対し、保守的な人ではすぐには活性化しなかった。状況が変化しているときには、リベラルな人のほうが迅速に神経回路を活性化させ、新しい課題にうまく順応して反応できるということだ。

知能とは？

知能はさまざまな方法で定義されてきた。IQテストが包括的な知能の測定手法ではないという点では、ほとんどの専門家の意見が一致している。IQテストはむしろ、不完全なデータを一般化し、抽象的な規則をもとに新しい情報を理解する能力を限定的に測定するものだ。言いかえれば、過去の経験をもとに想像上のモデルを構築し、そのモデルを使って未来に起きることを予測する能力を測定するものと言える。そこで大きな役割を果たしているのが、制御ドーパミンだ。

だが、知能の定義には別の方法もある。たとえば、日常的に適切な決断を下す能力によって定義することもできる。このタイプの精神活動では、感情（H＆N）が重要な役割を担っている。南カリフォルニア大学の神経学者で、『デカルトの誤り――情動、理性、人間の脳』（筑摩書房）の著者でもあるアントニオ・R・ダマシオは、純然たる合理性だけで処理することのできる決断はほとんどないと指摘している。たいていは、十分な情報がないか、処理できる量よりもはるかに多い情報があるかのどちらかだ。たとえば――どの大学に入るべきか？　どうやって彼女に謝ればいい？　この人と友だちになるべきか？　キッチンを何色に塗るべきか？　彼と結婚するべきか？　いまは意見を言うべきときなのか、それとも黙っているほうがいいのか？

自分の感情に触れ、感情情報をうまく処理する。その能力は、私たちが下すほぼすべての判断に欠かせないものだ。知的な能力だけでは十分ではない。日常生活では無力な子どものようになってしまう天才科学者や優れた作家の話は、誰もが聞いたことがあるだろう。彼らがそうなってしまうのは、「常識」――つまり適切な判断を下す能力を欠いているからだ。

判断における感情の役割は、理性的思考の役割ほど広く研究されていない。とはいえ、この分野に関しては強力なH＆N系を持つ人が有利だと予測しても的はずれではないだろう。IQテストの高得点は、学術的な成功の予測因子としては役に立つ。だが、幸せな人生を送るためには、感情的な能力の高さのほうが重要なのかもしれない。

平均と例外、集団と個人

科学者は通常、大人数のグループを研究する。研究対象の特性を測定し、平均値を算出する。その平均値を、対照群と呼ばれるグループの値と比較する。対照群になるのは、普通の人や健康な人、あるいはごく一般的な集団だ。たとえば、喫煙者とそれ以外の人を比較すれば、喫煙者の発がん率が高いことを明らかにできるかもしれない。あるいは、ドーパミン系を活性化する遺伝子を持つ人を対象とする遺伝学研究では、その遺伝子を持たない人に比べて平均的に創造性が高いことがわかるかもしれない。

問題は、大人数のグループの平均では必ず例外が存在し、ときに多くの例外が存在する場合もあることだ。九〇歳をゆうに超えるまで生きたヘビースモーカーを思い浮かべられる人は多いだろう。同じように、ドーパミンを活性化させる遺伝子を持つ人全員が創造的なわけではない。

人間の行動には多くの要素が影響している。数十種類の遺伝子がそれぞれどう相互に作用しているのか、どんな家庭で育ったのか、幼少時に創造的になることを奨励されていたのかなど、数え上げればきりがない。ある特定の遺伝子を持っていても、たいていは小さな影響しか出ない。したがって、その手の研究が脳の仕組みの理解を深めるのはまちがいないところだが、個々の人——研究対象となる大きな集団の一構成員——の行動を予測するうえではあまり役に立たない。言いかえれば、あなたが属する集団に関する知見は、あなたという特定の人にはあてはまらない可能性があるということだ。あたりまえといえば、あたりまえの話だ。

遺伝子による分断

保守的な人たちが直面した苦労は、DNAの違いから生まれている可能性が高い。それどころか、全般的な政治的姿勢も、どうやら遺伝の影響を受けているようだ。先に挙げた『アメリカン・ジャーナル・オブ・ポリティカル・サイエンス』の論文に加え、ほかの複数の研究でも、ドーパミン活性の高い性格を生む遺伝的傾向とリベラルなイデオロギーとの関連性が裏づけられている。カリフォルニア大学サンディエゴ校の研究チームは、D4と呼ばれるドーパミン受容体をコードする遺伝子に注目した。ほとんどの遺伝子の例に漏れず、D4遺伝子にも多くのバリアント（多様体）がある。そうしたわずかに異なる遺伝子は「アレル（対立遺伝子）」と呼ばれる。個々人の持つさまざまなアレルの集合体（とその人の育った環境）が、その人固有の性格を決定している。

D4遺伝子のアレルのひとつに、7Rと呼ばれるものがある（Rはリピートを意味し、7回という長い繰り返し構造をもつことを表す）。7Rアレルを持つ人は、目新しいものを求める傾向がある。退屈への耐性が低く、新しいものやめずらしいものならなんでも追い求める。衝動的、探索的、移り気、興奮しやすい、短気、浪費癖といった傾向を示すこともある。それに対し、目新しいものをあまり求めない性格の人は、内省的、頑固、誠実、禁欲的、気長、質素である傾向が強い。

この研究では、7Rアレルとリベラルなイデオロギーを固持する強さに関連性のあることが明らかになったが、その関連性が見られるのは、さまざまな政治的意見を持つ人に囲まれて育った場合に限られていた。遺伝的ピースと社会的ピースの両方がなければ、関連性は発生しないということだ。同様の関連性は、シンガポールの漢民族の大学生を対象とした研究でも確認されている。この知見は、7Rアレルとリベラルなイデオロギーの関連性が西洋文化に固有のものではないことを示唆している。

政策か、慈善か

保守的な人たちは、平均して見ると、ドーパミン活性の高い左派が持つ優れた才能を欠いているかもしれない。だが、そのかわりに、強力なH&N系の利点を享受している可能性が高い。たとえば、共感や利他的行動——具体的には慈善事業への寄付という形をとる——、長期的な一夫一妻関係を築く能力などだ。

慈善的寄付に見られる左派と右派の差は、『クロニクル・オブ・フィランソロピー』に掲載された調査レポートのなかで触れられている。調査チームは、米内国歳入庁（IRS）のデータをもとに慈善的寄付を州ごとに調べ、各州の二〇一二年の大統領選の結果と照らしあわせた。[2]『クロニクル』の調査レポートによれば、対収入比で寄付の割合がもっとも大きかったのは、ロムニー〔共和党〕が勝利した州の住人だったのに対し、収入に対する寄付の割合がもっとも小さかったのは、オバマ〔民主党〕が勝った州の住人だった。さらに言えば、対収入比の寄付金額が大きい上位一六州では、いずれもロムニーが勝利していた。都市別に見てみると、サンフランシスコやボストンといったリベラルな都市が最低に近く、ソルトレイクシティ、バーミングハム、メンフィス、ナッシュヴィル、アトランタはきわめて気前が良かった。この差は収入の額とは関係がなかった。貧しくても裕福でも中流層でも、保守派の人は概して、リベラルな人よりも多くの寄付をしていた。

この結果は必ずしも、保守派のほうがリベラル派よりも貧しい人たちに気を配っていることを意味するわけではない。そうではなく、アルベルト・アインシュタインのように、リベラルな人は人間よりも人類を重視することを好むとも考えられる。リベラルな人は、貧困層を援助する法律を支持する。法律制定は、寄付よりも直接的な干渉のない貧困問題の解決策だ。そこには、これまでたびたび見てきた関心対象の違いが反映されている。ドーパミン活性の高い人は遠くで起きる活動や計画に関心を寄せるのに対し、H&Nレベルの高い人はすぐ近くにあるものを重視する傾向がある。このケースでは、政府はリベラルな人の持つ同情の代行者としてはたらき、寄付者と受益者をつなぐ緩衝物としても機能している。貧しい人たちを助ける資源は、大勢の納税者が集合的に資金を提供する官僚制により賄われる。

どちらのほうがいいだろうか？　政策か、慈善か？　その答えは見方によって異なる。容易に予想できることだが、ドーパミン的なアプローチ、つまり政策という方法をとれば、貧しい人に提供される資源が最大化される。資源の最大化は、ドーパミンがもっとも得意とするところだ。二〇一二年の連邦政府、州政府、地方自治体の貧困撲滅プログラムへの支出は、およそ一兆ドルだった。アメリカの貧困者ひとりひとりに約二万ドルが提供された計算になる。それに対し、寄付額は三六〇〇億ドルにとどまる。ドーパミン的アプローチにより、寄付の三倍近い資金が提供されたというわけだ。

そのいっぽうで、援助の価値はドルやセントだけで測れるものではない。人間味のない政府の支援と教会や慈善団体による個人的つながりとでは、いまここで感じる感情の影響が異なる。慈善は法律よりも柔軟性が高いため、抽象的に定義されたグループではなく、実在する個人の固有のニーズに重点を置くことができる。民間の慈善団体の職員は、たいていは援助を受ける人たちと密に接し、身体的に接触することも多い。そうした親密な関係をつうじて、援助する相手をより深く知り、提供する援助の内容を個人にあわせて調整できるようになる。このやり方なら、物質的な資源を感情面の支えで補強することができる。たとえば、はたらける人が仕事に就くのを支援したり、もっと普遍的なところで言えば、ひとりの人間として心から気にかけてもらっていると、恵まれない人たちに感じさせることもできる。多くの慈善団体は、個人の責任と善良さこそが、貧困と闘うためのもっとも効果的な手段だと強調している。そのアプローチは万人に有効なものではないが、人によっては、政府から給付金をもらうより役に立つこともある。

与える側にとっても、感情面の利点がある。「快楽主義のパラドックス」では、自分のために幸福を追求する人はそれを得られず、他者を助ける人こそが幸福になれるとされている。利他的行動には、幸福や健康、長寿との関連性があると見られている。他者を助けると細胞レベルで老化が遅くなることを示す証拠さえある。ケース・ウェスタン・リザーヴ大学生命倫理学部の研究チームによれば、利他的行動のそうした恩恵は「より深く前向きな社会的統合、個人的問題や自己没入に伴う不安からの解放、人生の意味と目的の強化、より活動的なライフスタイル」から派生している可能性があるという。それは単なる納税からは得られない恩恵だ。

政策が貧しい人に届く資源を増やし、慈善が別の恩恵をプラスするのなら、単純に両方すればいいのではないか？　問題は、ドーパミンとH＆N神経伝達物質がだいたいおいて対立していることにある。そのため、どちらかを選ばなければならない状況が生じる。政府による貧困層の援助（ドーパミン的アプローチ）を支持する人は寄付（H＆N的アプローチ）をする可能性が低く、逆もまた同様だ。

シカゴ大学の総合的社会調査では、一九七二年以降、アメリカ社会の傾向や態度、行動が追跡されている。調査の一部には、収入格差に関する質問がある。この調査では、収入格差の解決策としての政府による再分配に強く反対している人は、強く支持している人の一〇倍の金額を慈善団体に寄付していることが明らかになった。年間の寄付金額は、前者が一六二七ドルであるのに対し、後者は一四〇ドルだった。同じように、政府の福祉支出が多すぎると考える人は、福祉支出の拡大を求める人に比べると、路上で誰かに道を教えたり、もらいすぎた釣り銭を店員に返したり、ホームレスに食べものや金を与えたりする傾向が強い。たいていの人は、貧しい人を助けたいと思っている。だが、その人の性格がドーパミン的かH&N的かによって、取り組み方が変わってくる。ドーパミン的な人は貧しい人がもっと多くの援助を受けられることを望むのに対し、H&N的な人は一対一の個人的な援助を提供したがる傾向にある。

セックスを楽しめるのはどちら?

親密な個人的接触を好む保守的な人の傾向は、より直接的な貧困者支援アプローチをとらせると同時に、長期的な一夫一婦関係を築く可能性も高くしている。『ニューヨーク・タイムズ』の報道によれば、「民主党優勢地域――とりわけニューヨーク、サンフランシスコ、シカゴ、ボストン、ワシントンなどのリベラルの牙城――周辺で育つと、アメリカのそれ以外の地域に比べ、結婚する率が一〇ポイントほど低くなる」という。結婚後に不倫をする率も、リベラルな人のほうが高い。

シカゴ大学の総合的社会調査では、寄付金のほかに、アメリカ人の性的行動も追跡しており、一九九一年以降、「結婚しているときに、夫や妻以外の人とセックスをしたことはありますか?」

という質問が登場するようになっている。政治的イデオロギーと知能の関係をめぐる前述の研究をしたカナザワ博士は、この調査のデータを分析し、どんな人がこの質問に「イエス」と答えているのかを割り出した。それによれば、みずからを保守的と評価している人のうち、配偶者を裏切ったことのある人は一四％だった。きわめて保守的と自己評価した人では、それよりもわずかに低い一三％だった。いっぽう、リベラルな人では不倫率は二四％にのぼり、きわめてリベラルと自己評価した人に至っては、二六％が不倫をしたことがあると回答した。同じ傾向は、データを男女別に分析した場合にも見られた。

保守的な人は、リベラルな人よりもセックス回数が少ない。これはおそらく、保守的な人のほうが、オキシトシンとバソプレシンによりテストステロンが抑制される友愛状態に移行している確率が高いからだろう。だが、セックス回数は少ないかもしれないが、男女どちらでも、オーガズムに至る確率は保守派のほうが高い。ニューヨーク州立大学ビンガムトン校の進化学研究所による「アメリカの独身者」と題された研究によれば、五〇〇〇人を超える成人を調査したところ、保守的な人はリベラルな人よりもセックス中に絶頂を体験する確率が高かったという。

「マッチ・ドット・コム」の最高科学顧問を務めるヘレン・フィッシャー博士は、保守的な人のほうが自制を手放すのに長けているためではないかと推測している。自制の放棄は、オーガズムを起こすには欠かせない活動だ。フィッシャーはこの能力について、明確な価値観を持ち、それによりリラックスしやすくなることから生まれていると考えている。明確な価値観とオーガズムの際の脱自制を関連づけたこの説明は、わかりやすいとは言いがたいかもしれない。セックスの神経生物学に関する知識に頼れば、もっとシンプルに説明できそうだ。もっともわかりやすいところで言えば、オーガズムに達するのに必要な自制の放棄は、信頼しあう関係のなかで起きやすい。そうした関係は、新奇さを求めるドーパミン志向のリベラル派よりも、安定を求めるH&N志向の保守派によく見られる。また、いまここでセックスの身体的感覚を楽しむためには、エンドルフィンやエンドカンナビノイドといったH&N神経伝達物質によりドーパミンを抑制する必要がある。ドーパミン系と比べてH&N系の活性が高いほど、その移行を容易に達成できる。

出会い系サイト「オーケー・キューピッド」が実施したセックスに関する独自調査では、どんな人がオーガズムを重視するか、もしくは重視しないかに関する興味深いデータが得られた。調査では、「オーガズムはセックスの重要な要素だと思いますか?」と質問し、得られたデータを政治的傾向別および職業別に分類した。この質問に「ノー」と答える率がもっとも高かったのは、政治的にリベラルな作家、芸術家、音楽家だった。

ドーパミン活性が高い人――作家、芸術家、音楽家はその傾向が強い――にとって、セックスのもっとも重要な要素は、おそらくメインイベントの前にあるのだろう。つまり、征服だ。想像上の欲求の対象が実在する人間になった瞬間、望みが所有に置き換わった瞬間に、ドーパミンの役割は終わる。興奮は消え、オーガズムはクライマックスではなくなるのだ。

最後にもうひとつ。リベラル派(ドーパミン活性が高い人)と保守派(H&N神経伝達物質の活性が高い人）を比較すると、ご想像のとおり、保守派のほうがリベラル派よりも幸福を感じている。二〇〇五年から二〇〇七年までのギャラップ社の世論調査によれば、共和党支持者の六六％が現在の暮らしにきわめて満足しているのに対し、民主党支持者ではその割合は五三％だった。共和党支持者の六一％が自分は幸福だと回答したが、民主党支持者でそう言える人は半数に満たなかった。同様に、既婚者は独身者よりも、教会へ行く人は行かない人よりも幸福を感じる傾向が強かった。

だが、世界はそれほど単純ではない。結婚に対する満足度が高く、より確実にオーガズムに達し、不倫する傾向が低いにもかかわらず、共和党優勢の州に住む夫婦は、民主党優勢の州の夫婦よりも離婚率が高い。また、ポルノの消費量も多い。そうしたデータは直観に反しているように見えるが、文化的に教会の教えが重視されている結果と説明できるかもしれない。共和党優勢の州では、交際中のカップルは早く結婚しろという圧力を受ける。結婚前に同棲したりセックスしたりすることも比較的少ない。その結果、共和党優勢の州に住む平均的なカップルは、結婚前に互いをよく知りあう機会が少なく、結婚生活が不安定なものになる可能性がある。同じように、結婚前のセックスに厳しい目が向けられることが、性的解放を目的とするポルノ利用の増加につながっているとも考えられる。

ヒッピーと福音派

さらに事態を複雑にしているのが、政治的な党派は異質な人たちの集まりであり、互いに矛盾する信仰を持つ複数のグループで構成されているという点だ。共和党支持者のなかには、小さな政府を支持し、個人のことは個人の選択に委ね、干渉的な法律や規制はやめるべきだと考える人たちがいる。そのいっぽうで、道徳を法で定めてアメリカをより良い国にすることをめざし、活発な政治活動をする福音派もいる。人知を超越した存在を崇拝することを特徴とし、正義や慈悲といった抽象概念を強調する集団が、ドーパミン志向のアプローチで人生に取り組んでいても意外ではない。また、継続的な道徳の改善と死後の世界への関心は、意識が未来に向いていることを示している。彼らは右派のなかの進歩主義者なのだ。

左派に目を向けると、持続可能性に重きを置くヒッピーが存在する。彼らはしばしば技術に顔をしかめ、大地と深く結びついた生活を送ることを好む。持っていないものを追求するよりも、いまここでの体験を大切にしている。左派のなかの保守主義者である彼らは、進歩主義の矢印を否定し、保守主義の円を支持している。

こうした複雑さは、社会的傾向の研究において、注意深さと偏見のない心が重要だということを改めて浮き彫りにしている。政治的傾向と性格的特徴の研究の結果が完全に引っくり返った冒頭の実例は、データを誤って解釈しても正しい結果として受け入れられる場合があることを示している。さらに悪いことに、データの質はつねに不完全で、大勢の人が記入した調査票から集めた情報には、厳密な監督のもとでおこなわれる臨床試験のデータよりも多くのエラーが含まれる。また、調査票は回答者の正直さに頼っている。保守派のほうがリベラル派よりも結婚後の不貞や不幸な人生を認めたがらない可能性もある。そうであれば、シカゴ大学の総合的社会調査の結果には歪みがあるはずだ。

もうひとつの問題は、科学研究ではときに食い違いが生じることだ。政治的思考の神経科学研究には、ときに「悪魔の双子」が存在する。簡単に言えば、同じ質問を検証しながら、正反対の結果が導き出されるケースだ。とはいえ、全体として見たデータでは、ドーパミン的性格の人は進歩主義的な政治イデオロギーを持ち、ドーパミン活性が低くH&N活性が高い人は保守的になる傾向があることが裏づけられている。

全体として見れば、こんなことが言えるかもしれない。平均すると、リベラルな人は前向き、思索的、移り気、創造的、知的といった傾向があり、不満を抱いている可能性が高い。それに対し、保守的な人は感情豊かで信頼でき、安定的で伝統を重んじ、あまり知的ではなく、幸せな傾向にある。

もっとも効果的な武器

保守にしろリベラルにしろ、極端な人はその路線に沿った投票行動をとる傾向にあるが、それ以外の人たちは、それほど強固なイデオロギーを持たない。いわば、政治的に説得する余地のある無党派層だ。選挙戦を成功させるためには、この層の意見を動かさなければならない。その最善の方法を、神経科学が教えてくれるかもしれない。

説得の技法が神経科学と交わるのは、決断して行動を起こすポイント——つまり、欲求ドーパミン回路と制御ドーパミン回路の交差点だ。ここで私たちは選択肢を比較検討し、未来にもっとも役立つと思う決断を下す。スーパーの棚から洗剤のボトルを選ぶ場合でも、選挙の候補者に一票を投じる場合でも、問われているのは単純な疑問——「私の長期的な未来にとって何が最善なのか？」という問いだ。これは制御ドーパミンの領域のように思える。だが、制御ドーパミンを説得し、必然的に生じるあらゆる反論を乗り越えさせるのは、バンパーステッカーや三〇秒のテレビコマーシャルでこなすには難しい仕事だ。いずれにしても、純粋に現実的な観点から言えば、おそらくわざわざそうするだけの価値はないだろう。合理的な判断は崩れやすい代物で、新たな証拠が現れれば見直される余地がつねにある。不合理さはそれよりも耐久性がある。しかも、人を不合理な判断に導くときには、欲求ドーパミンとH&N経路の両方を活用できる。もっとも効果的な武器は、恐怖、欲望、そして同情だ。

なかでも強力な武器は、おそらく恐怖だろう。ネガティブキャンペーンの広告やCMで対立候補が危険人物として描かれるケースが多いのは、そのためだ。恐怖はわれわれのもっとも原始的な不安に訴える。「私は生き続けられるのか？　私の子どもたちは安全なのか？　仕事を維持し、食費や家賃を払い続けられるのか？」——恐怖の喚起は、ほぼ例外なくどんな政治キャンペーンでも、不可欠な要素となっている。米国人どうしの憎みあいの助長は、その不幸な副作用だ。

愉しみながら死んでいく

一九八五年に刊行された挑発的な書『愉しみながら死んでいく——思考停止をもたらすテレビの恐怖』（三一書房、今井幹晴訳）のなかで、メディア学者のニール・ポストマンは、政治的議論がテレビの隆盛により衰えつつあると主張した。そのころからすでに、テレビニュースが娯楽の特徴の多くを身につけていたことに、ポストマンは気づいていた。ポストマンはニュースキャスターのロバート・マクニールの言葉を引用している。「要はこういうことだ、と彼は書いている。『すべてを簡潔に保ち、誰の注意も引かないかわりに、変化と目新しさ、アクションと動きにより絶えず刺激を与える。必要なのは……どんなコンセプトにも、どんな人物にも、どんな問題にも、一度に数秒以上の注意を向けないようにすることだ』」。三〇年以上を経たいま、インターネット上のニュースも同じ道をたどっている。本格的とされているニュースサイトでも、ホームページには簡潔で刺激的な見出しが大量に並ぶ。長すぎないリード、思索に富むが短い記事、見栄えのする動画がほとんどだ。

これは深刻な問題だとポストマンは主張しているが、国が取り組むべき重要な問題を議論するときに、われわれが真剣な思考よりも娯楽を好むのはなぜなのか、その理由についてはなんの推測もしていない。三〇年が経ったいまでも、その疑問は残されている。通信技術のとりうる形が無限にあるなかで、なぜインターネットニュースは、テレビニュースと同様に、深い分析よりも簡潔さと目新しさを発達させてきたのか？　世界の出来事には、もっと注意を向ける価値があるのではないだろうか？

その答えは、欲求ドーパミンだ。短くて見栄えのいいニュースは、周囲のものよりも目立つ——つまりサリエンシーが高い。それはドーパミンをたちどころに刺激し、私たちの注意をつかむ。こうして、私たちは刺激的な見出しを次々にクリックしては子猫の動画を開くいっぽうで、医療に関する長いエッセイは読みとばす。医療に関するニュースのほうが私たちの生活に深く関わっているのに、そのニュースを処理する仕組みが、ドーパミンを刺激する手軽な快楽に敵わないのだ。制御ドーパミンならそれに抵抗できるかもしれないが、たいていはぴかぴかの新しいものの洪水に飲み込まれてしまう。そして、ぴかぴかの新しいものは、インターネットの通貨的存在だ。

その結果、どうなるか？　おそらく、長文ジャーナリズムが復興することはないだろう。お手軽な記事がニュース環境にいっそう広く浸透し、勝ち残るためにさらに短く、さらに浅くなっていくにちがいない。そのサイクルの行き着く先は？　単語さえも安全圏ではないかもしれない。いまやほとんどの携帯電話が、文字を使った文章にかわるものとして、より迅速かつ簡単に（そして露骨に）目を引くものを提供している——絵文字だ。

そのすべてを引き起こす神経科学的原因を、ポストマンは知らなかったかもしれない。だが、その影響は理解していた。「そして、われわれが急速に移行しつつある情報環境は、『とるにたりないことの追求（トリビアル・パスート）』と呼ぶのがふさわしいかもしれない。この名を持つゲームは娯楽の源として事実を利用しているが、現代の情報源も同様だ。文化が誤報や虚偽の主張を生き延びられることは幾度となく実証されているが、世界が二二分で見定められる場合に、あるいはニュースの価値が提供する笑いの数で決まる場合に文化が生き延びられるか否かは、いまだ実証されたことがない」

なぜリスク管理を誤るのか

原始的な欲求に訴えることに加え、恐怖に大きな効果があるもうひとつの理由が「損失回避」だ。要は、損失の苦痛は獲得の快楽よりも大きいということだ。たとえば、二〇ドルを失う苦痛は、二〇ドルを手に入れる喜びよりも大きい。そのため、たいていの人は、賭け金がそれなりの金額の場合、勝率五分五分のコイントスによる賭けを拒否する。それどころか、ほとんどの人は賭け金が二〇ドルで配当金が三〇ドルでも拒否する。配当金が賭け金の倍、この例では四〇ドルにならなければ、たいていの人は賭けに同意しない。

数学者なら、五分五分の勝率で配当金が賭け金より大きければ、その賭けの正味価値はプラスであり、したがって賭けに出るべきだと言うだろう（注意しなければならないのは、この理論が通じるのは賭け金が無理のない金額である場合に限るという点だ。映画に使うつもりだった二〇〇ドルを賭けるのなら合理的だが、家賃にあてなければならない二〇〇ドルを賭ける場合はそうではない）。それなのに、ほとんどの人は、二〇ドルのコイントスで三〇ドルを獲得できるチャンスを拒否する。なぜだろうか？

賭けの最中に脳をスキャンする実験をした科学者たちは、当然のことながら、真っ先にドーパミンを調べた。その結果、賭けに勝ったあとは欲求回路の神経活性が高くなり、負けたあとは低くなることがわかった——予想どおりの結果だ。ところが、その変化は対称的なものではなかった。負けのあとに活性が低下する程度のほうが、勝ちのあとの増加幅よりも大きかった。つまり、ドーパミン回路に主観的体験がそのまま反映されていたということだ。損失の影響が獲得の影響よりも大きかったのだ。

この不均衡の背後には、どのような神経経路が存在しているのか？　何が損失に対する反応を増幅しているのか？　研究者らが注目したのは、扁桃体——恐怖などのネガティブな感情を処理するH&N領域だ。被験者が賭けに負けるたびに、扁桃体が発火し、苦痛の感情が強化された。損失回避を促しているのは、H&N的な感情だったのだ。H&N系は未来に関心がない。手に入るかもしれないものなど気にかけない。H&N系が気にするのは、私たちがいままさに手にしているものだ。そして、それが脅かされると、恐怖や苦痛の体験が呼び起こされる。

別の研究でも同様の結果が得られている。ある実験では、マグカップをもらえるグループともらえないグループに被験者を無作為に割り振った。被験者の半分はマグカップをもらえ、半分はもらえない。マグカップを渡した直後に、被験者どうしで交渉してマグと金を交換するチャンスを与えた。マグの所有者には売ってもいい価格を設定するように指示し、マグの購入者には支払ってもいい価格を設定するように指示した。マグの所有者が要求した売り値は平均五・七八ドル、マグの購入者が提示した買い値は平均二・二一ドルだった。売り手はもらったマグを手放すのを渋り、買い手は自分の金を払うのを渋った。買い手も売り手も、いま自分が持っているものを手放したがらなかったということだ。

損失回避において扁桃体が重要な役割を果たしていることは、「自然実験」と呼ばれるものでも裏づけられている。自然実験とは、重要な科学的情報を明らかにする疾患や負傷などを調べる研究を指す。この種の研究はとても興味深い。というのも、本来ならきわめて非倫理的で科学者が実施できない「実験」として機能するからだ。誰かの頭を切り開き、扁桃体を取り出してほしいと外科医に頼む人はいないだろう。だが、それが自然に起きたとなると話は変わる。このケースでは、ウルバッハ・ビーテ病の患者二名が研究対象になった。ウルバッハ・ビーテ病は、脳の両側で扁桃体が破壊されるまれな疾患だ。ウルバッハ・ビーテ病患者に賭けをもちかけたところ、配当金と損失に等しく重きを置いた。扁桃体がなければ、損失回避は消滅するということだ。

ある意味では、損失回避は単純な算数で説明できる。配当金、すなわち儲けは、より良い未来に関係するものであり、したがってドーパミンのみが関わっている。儲けの可能性には、ドーパミンからプラス一点が与えられる。H&Nからもらえる得点はゼロだ。なぜなら、H&Nは現在にしか関心がないからだ。損失も未来に関係している。したがって、ドーパミンからマイナス一点が与えられる。損失にはH&Nも関わる。なぜなら、いま現在の所有物に影響を及ぼすからだ。したがって、H&Nからもマイナス一点が加わる。合計すると、儲けはプラス一点、損失はマイナス二点になる。それはまさしく、脳スキャンや賭けの実験で目にした結果だ。

恐怖は欲求と同じく、おもに未来の概念――ドーパミンの領域にある。だが、H&N系が扁桃体を活性化して損失の苦痛を高めると、最善のリスク管理方法を決断しなければならないときに、その判断が引っくり返ってしまうのだ。

脳の配線が違う

損失回避は普遍的な現象だが、グループによって違いがある。全体として見ると、ドーパミン志向のリベラルは、より多くの資源を獲得するチャンスのような、利益を示唆するメッセージに反応する傾向がある。いっぽう、H&N志向の保守は、いま持っているものを維持する能力のような、安全保障を示唆するメッセージに反応しやすい。リベラルな人は、教育に対する補助金、都市計画、政府の出資する技術開発計画などの、彼らがより良い未来につながると信じる事業を支持する。保守的な人は、防衛支出、法と秩序に関する計画、移民制限などの、自分たちの現在の生活様式を守る事業を好む。

リベラルも保守も、脅威と利益のどちらを重視するかについて彼らなりの理屈を持っていて、その理屈は証拠をよくよく吟味して生まれた合理的な結論だと信じている。だが、実はそうではないかもしれない。実際のところ、脳の配線の基本的な違いが関係している可能性のほうが高い。

ネブラスカ大学の研究チームは、政治的信条をもとに一群の被験者を選び、欲求もしくは苦痛を呼び起こす写真を見せて興奮レベルを測定した。興奮という言葉は性的なものを指すのに使われることもあるが、より広い意味では、ある人が周囲の出来事とどう関わりあうかの指標になる。興味を持って関わっているときには、心拍がやや速くなり、血圧が少し上がり、汗腺から少量の汗が分泌される。医学分野では、こうした反応は交感神経反応と呼ばれる。交感神経反応を測定するもっとも一般的な手法は、電極を被験者の身体に取りつけ、電気の流れやすさを測定するというものだ。汗は塩水なので、乾いた皮膚よりも導電性が高い。興奮している人ほど、電気が流れやすくなるというわけだ。

電極を取りつけたあと、不快な写真三枚（男性の顔の上を這うクモ、ウジのわいた切り傷、男性ひとりを襲う群衆）とポジティブな写真三枚（幸せそうな子ども、果物の入ったボウル、かわいいウサギ）を被験者に見せた。リベラルな被験者はポジティブな写真に、保守的な被験者はネガティブな写真により強く反応した。この研究で測定したのは発汗という生体反応なので、被験者は意図的に反応を制御することはできない。ここで測定されていたものは、理性的な選択よりもっと根源的な何かだ。

次に、ポジティブな写真とネガティブな写真を同時に表示するコラージュを被験者に見せ、目の動きを追跡する装置を使って、それぞれの写真を見ている時間の長さを測定した。リベラルな人も保守的な人も、ネガティブな写真を見ている時間のほうが長かった。この結果は、損失回避がどんな人でも生じる現象であるという事実と一致する。だが、保守的な被験者がより長く恐怖を喚起する写真を見つめていたのに対し、リベラルな被験者はそれよりも均等に注意を分散させていた。損失回避の証拠はどちらのグループにも見られるが、保守グループのほうがより顕著だったということだ。

人を保守的にするには?

保守主義と脅威の関係は双方向的なものだ。保守的な人はリベラルな人よりも脅威を重視する傾向が強い。それと同時に、どちらの思想を持っているにせよ、脅威を感じると人はより保守的になる。テロ攻撃があると保守的な候補の支持率が上がることはよく知られている。だが、ごく些細な脅威——意識的に認識していないほど小さな脅威——でも、人を右に傾ける効果がある。

ごく些細な脅威と保守的なイデオロギーの関連性を調べた研究では、キャンパスで大学生の被験者を募り、政治的信条に関する調査票に記入してもらった。その際、被験者の半数を手の除菌ジェルの隣のエリアに座らせた。除菌ジェルは感染リスクを連想させるアイテムだ。残りの半数は別のエリアに案内した。除菌ジェルの近くに座った被験者は、道徳、社会、財政の面で保守主義の傾向が強くなった。別の被験者を集め、殺菌用ハンドワイプを使ってからコンピューターで設問に回答するように指示した場合も、同じ結果になった。ここで指摘しておきたいのは、米国の選挙は通常、風邪の流行する時期におこなわれ、タッチパネル式の投票機は病原体を拡散する媒体になるという点だ。そのため、投票所に有権者向けの除菌ジェルが用意されているのはめずらしいことではない。

人間の行動における進化の影響を研究している心理学者のグレン・D・ウィルソン教授は、「従業員は手を洗ってから仕事に戻ること」と書かれたトイレの掲示でも、選挙期間中には共和党の広告になるとジョークを飛ばしている。

道徳的判断を変える薬

薬物にも同じような効果がある。H&N神経伝達物質であるセロトニンの活性を高める薬を与えれば、より保守的な行動をとらせることができる。ある実験では、被験者にセロトニン再取り込み阻害薬〔セロトニン濃度を高く維持するはたらきがある〕のシタロプラムを単回投与した。この薬は、通常はうつ病の治療に使われているものだ。[3] 投与後の被験者では、正義などの抽象的概念に対する意識が低くなり、害から身を守ることが重視されるようになった。それを実証したのが、「最後通牒ゲーム」と呼ばれるゲームの成績だ。ゲームの仕組みを説明しよう。

最後通牒ゲームのプレイヤーはふたりだ。一方のプレイヤーは提案者と呼ばれる。提案者に一定額の金（一〇〇ドルなど）を与え、受諾者と呼ばれるもうひとりのプレイヤーと分けるように指示する。提案者は自分の好きな額を受諾者に提示できる。受諾者が提案者のオファーを受け入れれば、ふたりともその金額を得られる。いっぽう、受諾者がオファーを拒否したら、どちらのプレイヤーも何ももらえない。ゲームは一回限り。プレイヤーには一回しかチャンスがない。

完璧に合理的な受諾者なら、たとえ一ドルだろうが、どんな提示金額でも受け入れるはずだ。オファーを受け入れれば、受諾者は金銭的にそれ以前よりも豊かになる。だが、オファーを拒否したら、何も得られない。したがって、それがどんなに少額であろうが、オファーを拒否することは、受諾者自身の金銭的な利益に反する。ところが現実には、少額のオファーは拒否される。なぜなら、それがわれわれの抱いている「公正」の感覚に反するからだ。少額を提示されると、提案者を罰したいという気持ちが生まれる——提案者に金銭的な損害を与え、懲らしめてやりたくなるのだ。平均すると、受諾者は総額の三〇％以下の額を提示した提案者を罰する傾向がある。

この三〇％という数字は、絶対的に固定されているものではない。人や状況によって判断は変わる。ケンブリッジ大学とハーヴァード大学の研究では、被験者にシタロプラムを投与すると、少額のオファーを受け入れる率が二倍になることがわかった。研究チームは、この結果と道徳的な判断や行動に関する別の試験の結果から、シタロプラムを投与した被験者は、オファーを拒否して提案者に損害を与えるのをためらうという結論を導き出した。セロトニン量を減らす薬を投与すると、それとは反対の影響が見られた。公正の規範を行使するというより大きな善のために、積極的に損害を与えるようになったのだ。

研究チームは、セロトニンを増やす薬により、いわゆる「危害回避」が強化されると結論づけた。セロトニンが増えると、道徳的判断の基準が抽象的な目標（公正さの行使）から離れ、誰かに害を与える可能性のある行動（提案者の金の分け前を奪う）の回避へ移るというわけだ。トロッコ問題を思い出してほしい。論理的なアプローチはひとりを殺して五人を救うというものだが、危害回避的なアプローチでは、別の人のために誰かの命を奪うことが拒否される。薬を使ってその判断に影響を与える行為は、「道徳的判断の神経化学的調節」という不穏な名で呼ばれている。

シタロプラムを単回投与されると、人は不公正な行動を大目に見る傾向が強くなり、他人に害を与えることをよしとする傾向が弱くなる。こうした姿勢は、H&Nに支配された状況の特徴と一致する。研究チームは、こうした行動を「個人レベルでの向社会的行動」と表現している。「向社会的」とは、人のためになろうとする意欲を意味する用語だ。不公正なオファーを拒否する行動は、「集団レベルでの向社会的行動」と言える。不公正なオファーをする人を罰すれば、公正な行為が奨励され、より大きなコミュニティの利益になる。この種の行動は、どちらかと言えばドーパミン的アプローチに沿っている。

移民への意外な反応

この個人と集団の対比は、移民をめぐる議論に表れている。保守派は個人や家族、国などの少人数の集団を重視する傾向があるのに対し、リベラル派は最大の集団、すなわちすべての男女で構成される地球共同体を重視する傾向が強い。保守派は個人の権利に関心を持ち、壁をつくって不法移民の流入を防ぐという主張を支持する人もいる。リベラル派はすべての人がつながりあっていると考え、移民法の完全な撤廃を主張する人もいる。だが、移民が実際に姿を現したとき——彼らが概念から現実に、遠くの抽象的存在からすぐ隣の人に変わったらどうなるだろうか？　この疑問に答えを提示できる大規模な研究は存在しない。ただし、裏づけのない事例レベルのものではあるが、直接の接触というH&N的体験が政策決定というドーパミン的体験とは違う結果を生み出すことを示唆する証拠が存在する。

二〇一二年、『ニューヨーク・タイムズ』に「アンオキュパイ・スプリングス」という団体をめぐる記事が掲載された。「アンオキュパイ・スプリングス」は、きわめてリベラルかつきわめて裕福なハンプトンズの中心部で生まれた組織で、地域の住宅法に反して単一家族向け住宅に非血縁者を大勢すまわせている移民の取り締まりを訴えていた。新入りの隣人たちが学校に過大な負担をかけ、不動産価値を低下させている、というのが彼らの主張だ。同様に、ダートマス大学の研究では、民主党優勢の州では、共和党優勢の州に比べ、低所得の移民の流入を阻む住宅規制が多く設けられていることがわかっている。例としては、一軒の住宅に住むことのできる世帯数の制限や、安価な住宅の供給量を減らすゾーニング規制などが挙げられる。

ハーヴァード大学の経済学者エドワード・グレイザーとペンシルヴェニア大学のジョセフ・ジョウコは、ゾーニングが住宅の入手しやすさに及ぼす影響を調査した。その結果、米国のほとんどの地域では住宅購入費は建設費にきわめて近いが、カリフォルニア州と一部の東海岸都市では大幅に高いことがわかった。これらの地域では、ゾーニング規制当局が新たな住宅の建設をきわめて高コストに設定しており、市街地では五〇％も高くなることがあるとグレイザーらは指摘している。そうした市街地は、本来なら移民が好んで住むはずの地域だ。

貧しい移民をシャットアウトするこのような防壁は、アインシュタインの言葉を思い起こさせる。「私の燃えるような社会正義感と社会的責任感は、ほかの人間たちとの直接的な触れあいを求める気持ちの明らかな欠如と、つねに奇妙な対照をなしていた」。保守的な人は、その反対のように見える。彼らは、自分たちの文化が根底から覆されるのではないかとおそれ、それを食い止めるために不法移民を自国から排除することを望む。そのいっぽうで、危害回避というモチベーションにより、いまここにいる人たちを大切にする傾向がある。

保守系ウェブマガジン『アメリカン・シンカー』のライター、ウィリアム・サリヴァンは、移民に関する討論の席で、メキシコ国境に赴いた保守派のリーダーたちが温かい食事やきれいな水、トレーラーいっぱいのテディベアやサッカーボールといった救援物資を移民たちに届ける教会グループを支援していることを指摘した。売名行為だと言う者もいたが、そうした行動は、現状を維持しながら危機にある人を守るという、危害回避重視の包含的なアプローチに沿っている。

リベラルと保守は、正反対かつ相補的な方法で貧しい移民を助けたいと望んでいる。それと同時に、どちらも移民を遠ざけておきたいとも願っているのだ。

人をリベラルにするには?

環境に脅威を導入して人を保守的にすることができるのなら、その反対のことをすれば、リベラルにすることができるのではないか? 政治的・宗教的イデオロギーを専門に研究するジェイミー・ネイピア博士は、その答えがイエスであり、それほど大きな刺激を与えなくても効果があることを突き止めた。手の除菌ジェルを近くに置くという些細な刺激で保守傾向が強くなったように、ネイピアの研究でも、想像力を行使させるだけで被験者のリベラル傾向を強くすることができた。ネイピアは保守的な被験者に対し、何があっても怪我をしない超能力を持っていると想像するように指示した。そのあとで政治的イデオロギーをテストしたところ、リベラルな傾向が強くなっていた。無防備さの感覚が低下すると、H&N的な損失への恐怖が抑制され、変化をもたらす物質であるドーパミンが活性化する。その結果、イデオロギーの決定に関するドーパミンの役割が大きくなったというわけだ。

では、想像するという行為そのものならどうだろうか？ 想像は、実体のないものが関わっているため、ドーパミン作動性の活動と言える。想像力を行使してドーパミン系を活性化するだけで、政治信条は左寄りになるのだろうか？ 別の研究では、そうであることが示唆されている。

抽象的思考は、ドーパミンの主要機能のひとつだ。私たちは抽象的思考のおかげで、感覚器官で観察できる出来事の範囲を越え、その出来事が起きる理由を説明するモデルを構築することができる。感覚に頼ったものごとの説明は、実体のある世界、実際に存在するものを中心にしている。このタイプの思考は、専門用語では「具体的」思考という。これはH&Nの機能であり、科学者のあいだでは「低次」思考と呼ばれている。抽象的思考は「高次」思考と呼ばれる。具体的に思考する傾向のある人のほうが、ゲイやレズビアン、イスラム教徒、無神論者といった、自分とは異なる人たち――自分の生活様式の安定を脅かすと見なした相手――に対して強い敵意を抱くのではないか。ある研究グループはそんな仮説を立てた。

この研究では、ドアベルが鳴るなどの出来事について、二種類の記述を被験者に提示した。被験者はどちらが最適な記述かを選ぶ。ひとつは具体的な記述（ドアベルを鳴らすとは、指を動かすことである）、もうひとつは抽象的な記述（ドアベルを鳴らすとは、家に誰かがいるかどうかをたしかめることである）だ。次に、ゲイ、レズビアン、イスラム教徒、無神論者に対してどの程度の好感や温かい気持ちを持っているかを被験者に自己評価してもらった。その結果、具体的な記述の選択と好感の低さに直接的な関連のあることが明らかになった。

次のステップでは、被験者の抽象的思考を刺激することで、異質な相手に対する感情を操作できるかどうかを調べた。研究チームは思考訓練用の題材として、脅威となりうるグループを受け入れることとはまったく関係のないテーマを選んだ。まず、被験者に身体的健康の維持について考えてもらう。その後、被験者の半分にはどうやってそれを実行するか（具体的思考）を説明させ、もう半分にはなぜそれが重要か（抽象的思考）を説明させた。どうやっての説明は感じ方になんの影響も及ぼさなかったが、なぜを説明したケースでは、なじみのないグループに対する保守的な被験者の好感度が、リベラルな被験者の感じ方とのあいだに有意な差がないレベルにまで高くなった。

ドーパミン経路の活性化は、保守的な人の考え方をリベラル寄りにする一手段になる。いっぽう、保守的な人に保守的な行動をとらせているまさにその回路を利用しても、同じようなことができる——H&N回路、具体的に言えば、私たちに共感の能力を与えている回路だ。このアプローチは、保守的な人の典型的な長所を利用し、変化という脅威をもたらす人たちを受け入れる余地を広げようというものだ。

不法移民という集団の国外追放を支持しながら、ひとりひとりには食糧や水、玩具を提供する、矛盾とも思える保守派の行動を思い出してほしい。H&N志向の保守派は、移民という概念には敵意を持つかもしれないが、実在する移民に対しては、共感を基盤につながりを築く生来の能力を持っている。ハリウッドの脚本家たちは、この能力——無意識の衝動と呼んでもいいかもしれない——を利用して、レズビアン、ゲイ、バイセクシュアル、トランスジェンダー（LGBT）に対する受容を促進してきた。そこで使われているのが、物語の力だ。

私たちは物語の登場人物とのあいだに感情的な関係を築く。うまく書かれた物語であれば、登場人物に対して抱いた感情が、実在する人に対して抱く感情とほとんど同じものになることもある。「中傷と闘うゲイ&レズビアン同盟」（ＧＬＡＡＤ）はこう指摘している。「テレビは単に社会的態度の変化を反映しているだけではない。変化をもたらすための重要な役割も果たしている。ＬＧＢＴをめぐる問題に対する姿勢を変えるうえで、ＬＧＢＴの人と個人的に知りあうことがひときわ影響力の大きな要因であることはこれまでに幾度となく証明されてきたが、そうした機会がない場合、多くの人はまずテレビの登場人物としてわれわれ（ＬＧＢＴ）を知ることになる」

ゴールデンタイムのテレビ番組の多様性に関するＧＬＡＡＤの年次報告書によれば、ゲイ、レズビアン、バイセクシュアルと断定できるレギュラーの登場人物数は着実に増加している。二〇一五年に実施された直近の調査では、その割合は四％だった。ギャラップ社の最近の調査ではアメリカ人に占めるＬＧＢＴの割合は三・八％だったことから、現実の割合とほぼ同じと言える。この割合がもっとも大きかったのはＦＯＸネットワークで、ゴールデンタイムのレギュラー登場人物の六・五％がＬＧＢＴだった。

フィクションの登場人物は、実際に視聴者の姿勢に影響を与えている。『ハリウッド・レポーター』誌の実施した調査では、調査対象者の二七％が、ＬＧＢＴの登場するテレビ番組により同性婚を支持する気持ちが強まったと回答している。この結果を、二〇一二年の大統領選での投票行動をもとに分析したところ、ロムニーに投票した人の一三％が、そうしたテレビ番組を見たことで同性婚を支持する気持ちが強まったと回答していた。抽象的な集団を具体的な個人に変える手法は、H＆Nの共感回路を活性化させる手っとりばやい方法なのだ。

政治と距離

婚外恋愛の相手を探す既婚者のための出会い系サイト「アシュレイ・マディソン」によれば……（ワシントンDCは）全米でもっとも不倫をしたがる州ランキングで三年連続の一位を獲得した……そして、もっとも不倫者の多い場所は？　政治家、官僚、ロビイストの領土である米国連邦議会だ。

――『ワシントン・ポスト』（二〇一五年五月二〇日）

政治の基本的要素は支配だ。征服の結果として人々が支配に屈することもあれば、保護と引き替えに自発的にある程度の自由を手放すこともある。いずれにしても、少数の人が権力を与えられ、それ以外の民衆に対して権限を振るうのは変わらない。これはドーパミン的な活動と言える。なぜなら、民衆は抽象的な法律をつうじて遠くから統治されるからだ。その法律の執行にはH＆N的な暴力の脅威も利用されるが、ほとんどの人はそれを体験することはない。民衆は物理的な力ではなく、観念に服従しているのだ。

政治は本質的にドーパミン志向であるため、H&N志向の保守的な人よりも、リベラルな人のほうが政治に熱心になる傾向がある。街路を行進する五〇〇人のリベラル派の行動は、おそらく抗議活動だろう。だが、保守的な人にすれば、それはむしろパレードだ。リベラルな人は政治プロセスに関与する熱意に加え、社会政策に関する上級学位の取得をめざす傾向が強く、ジャーナリズムなどの日常的に政治プロセスに関わる分野に惹かれることも多い。それに対し、保守的な人は、しばしば政治を、とりわけ遠くで力を振るう政府を信用しない。また、連邦レベルではなく、州や地域レベルで権力を行使する地方自治を好む傾向がある。

鍵を握るのは距離だ。トロッコ問題を思い出してほしい。感情が全体像から取り除かれているときほど、資源を最大化する判断を下しやすくなる。誰かを線路に突き飛ばして列車を止めるのは、ほとんど不可能だ。遠くからポイントを切り替えるほうがたやすい。同じように、法律の多くは、一部の人にとっては恩恵となるが、ほかの人には損害を与える。遠く離れれば離れるほど、より大きな善をなすためにある程度の害を許容するのは容易になる。距離は、みずからの決断から生じる直接の結果と政治家本人とを切り離す役割を果たしている。増税、助成金の削減、派兵。手どりの給料が減ったり、受けられる社会援助が縮小されたり、塹壕のなかでしゃがみこんだりする事態が、当事者をその立場に置いた張本人の身近で起きることはめったにない。少なくとも、その張本人がワシントンDCにいる限りはそうだ。そこには、H&N回路が苦痛の感情を呼び起こし、その決断を困難なものにするチャンスは存在しない。

政治家に向く人、向かない人

距離以外の別の点でも、政治は根本的にドーパミン志向と言える。というのも、政治とは「何かをすること」であるからだ。当選したら何もしないと公約する政治家はほとんどいない。政治とは変化であり、変化の原動力はドーパミンだ。悲劇に襲われたときには、例外なく「何かしろ！」という叫び声があがる。だからこそ、テロ攻撃が起きると、空港の保安検査が強化されることになる。だが実際のところ、旅行者が長く屈辱的な儀式に耐えるだけでは安全性はたいして向上しないという証拠がある。保安検査システムをテストする運輸保安局の覆面検査員は、ほぼつねに武器を持ったまま通過できる。それでも、「何かをする」という義務は満たされる。

米国議会の活動を追跡している「ガヴトラック・ドット・ＵＳ」によれば、一九七三年以降、米連邦政府は二年の一会期あたり二〇〇〇から八〇〇〇の法律を成立させたという。かなりの数だが、実際に試みられていることに比べれば、ものの数ではない。同じ期間中、米国議会で可決が試みられた法案は八〇〇〇から二万六〇〇〇にのぼる。何かするべきだと国民が考えていれば、政治家たちも喜んでそれに従うのだ。

支配を求めるこの欲求は避けようがない。ワシントンの政治家のなかにはリベラルを自称する者も保守を名乗る者もいるが、政治に関わる人はほぼ例外なくドーパミン志向だ。そうでなければ、そもそも当選できないだろう。政治の選挙運動には、強烈なモチベーションが求められる。成功を実現するためにあらゆるものを犠牲にする意志が必要だ。特に、家庭生活は大きな犠牲を強いられる。愛する人たちとの関係が最優先事項であるH&N志向の人は、政治の世界では成功できない。イギリスでは、国会議員の離婚率は一般の国民の二倍にのぼる。アメリカでは、議員がワシントンに住み、家族が地元の州で暮らすのはよくあるパターンだ。配偶者に会う機会はほとんどなく、ドーパミン的な欲求を満たすにはおあつらえむきの、権力に惹かれる若い政府職員はごまんといる。政治家にとって、人間関係は娯楽ではない。選挙に当選するにせよ、法案を可決するにせよ、生物学的衝動を満たすにせよ、なんらかの目的を達成するための道具なのだ。ハリー・トルーマン大統領は、こんなことを言ったと伝えられている。「ワシントンに友だちがほしいなら、犬を買え」

ドーパミンも政治も休まない

ドーパミン的でなければ選挙に勝てないという現実は、保守派にとっては問題だ。というのも、ドーパミン志向の政治家がH&N志向の有権者の代表として選ばれても、必ずしもうまくいかないからだ。近年、保守層のあいだでは、選挙戦で政府の規模縮小を公約していながら蓋を開けたら拡大する、いわゆるエスタブリッシュメントの共和党議員に対するフラストレーションが高まっている。このフラストレーションをもっとも目立つ形で体現しているのが、ティーパーティー運動だ。この保守系グループは過去に例のない熱狂を生み出したものの、これまでのところ、政府の規模拡大を食い止めるという目標は達成できていない。

拡大が止まることはないかもしれない。ドーパミンの指令はもっとだ。変化――それが伝統の広がりと喪失のいずれを意味するかは見方によって異なるが――は避けられない。満足感はH&N回路にしか生み出せない。満足感とはつまり、目標を達成したからそろそろ止まろうという気持ちだ。エンドルフィン、エンドカンナビノイドなどのH&N神経伝達物質は、仕事が完遂したことを私たちに伝え、いまこそ苦労の生んだ果実を味わうべきときだと教えてくれる。ところが、ドーパミンはそうした神経伝達物質のはたらきを抑制する。ドーパミンはけっして休まない。政治というゲームは、一日二四時間、週に七日、年中無休で動いている。ひと息つくために立ちどまったり、「もう十分だ」と口にしたりすれば、その先には失敗が待っている。

とはいえ、政府の規模拡大は必ずしも悪というわけではない。公益のために行使される権限が拡大すれば、大勢の人の生活に良い影響が出る可能性がある。政府が善良で有能なら、中央集権化により弱者の人権を保護し、貧困に苦しむ人たちを救い出せるだろう。労働者や消費者を力のある企業の搾取から守ることもできる。だが、政治家が有権者ではなくみずからに利する法律を成立させたり、汚職が蔓延したり、議員が無自覚に行動したりすると、自由と繁栄が損なわれることになるだろう。

歴史的に見て、権力の拡大を逆戻りさせる唯一の方法は、革命という形をとった大変動により漸進的な変化に取ってかわることだ。一九世紀のサウスカロライナ州選出議員で副大統領のジョン・

カルフーンは、権利を獲得するのはそれを維持するよりもたやすいと語り、権力争いをするタイプの人間――反逆者か暴君かにかかわらず――に理解を示した。反逆者はドーパミン志向であり、政治家もまたドーパミン志向だ。どちらもめざすところは変化にある。

脳と権力

結局のところ、融和を妨げる根本的な障壁は、リベラルな人の脳と保守的な人の脳が異なり、そのせいで互いに理解しあうのが難しくなっていることにある。政治は本質的に敵対するゲームであるため、理解の欠如は相手の悪魔化につながる。リベラルな人たちは、保守派の望みはマイノリティがひどく不当な扱いを受けていた時代に国を逆戻りさせることだと信じている。いっぽうの保守的な人たちは、リベラル派の望みは自分たちの生活のあらゆる面をコントロールするような、抑圧的な法律を成立させることだと信じている。

現実には、政治的分断のどちらの側にいようが、大多数の人はすべてのアメリカ国民にとって最善となるものを望んでいる。もちろん、例外はある。悪人はどこにでもいて、マスコミの注目を集めるのはそうした悪人だ。彼らは善良な人たちよりもおもしろいし、政治的な武器としても役に立つ。けれども、彼らは典型的な民主党支持者でも共和党支持者でもない。

保守的な人のほとんどは、放っておかれることだけを望んでいる。自分の価値観をもとに、自分で決断を下す自由を求めている。リベラルな人のほとんどは、ほかの人たちの暮らしを良くする手助けをしたいと望んでいる。彼らの目標は、誰もがより健康に、より安全になり、差別から解放されることにある。だが、政治のリーダーたちは、このふたつのグループのあいだに敵意をかきたてることで利益を得ている。それが自分の支持者の忠誠心を高めるからだ。リベラルは人々の暮らしを良くすることを、保守は人々を幸せにすることを求めている。そして、政治家が求めているのは権力だ。それを覚えておかなければならない。

……はじまりは終わりの生まれる場所だ。
——キャサリン・M・ヴァレンテ（作家）

第6章 進歩●新しさを求め冒険する気質

召し使いが主人になったときに何が起きる？

初期人類の生存を左右したドーパミンは、人類絶滅の鍵をも握っている。

人類の大いなる移動

現生人類は二〇万年ほど前にアフリカで進化し、そのおよそ一〇万年後に世界各地へ広がりはじめた。この移動は、人類という種が生き延びるには不可欠なものだった。そして、われわれ人類が危うく絶滅しかけたことを示す遺伝学的な証拠も存在する。ヒトゲノム特有の特徴のひとつに、チンパンジーやゴリラなどのほかの霊長類種に比べ、個体間の差がはるかに小さいという点がある。この遺伝子の類似性の高さは、全人類が比較的少数の祖先の子孫であることを示唆している。実際、人類の進化史の初期には、詳細不明の出来事により人類の大部分が死滅し、人口が二万人未満にまで減っていた。絶滅の危険性がきわめて高い数だ。

この絶滅寸前の状況は、移動がことに重要だった理由を説明している。ひとつの種が狭い地域に密集していると、さまざまな原因により、種全体が一掃されるおそれがある。干ばつや病気やそのほかの災難が起きたら、簡単に絶滅してしまう。それに対し、多くの地域に散らばるのは、いわば保険をかけるようなものだ。ある集団が絶滅しても、種全体が絶滅する結果にはならない。

現生人類の遺伝子マーカーのパターンや出現頻度から、初期人類はおよそ五万年前にアジア全域に広がったと推測されている。四万六〇〇〇年前にオーストラリアに到達し、四万三〇〇〇年前にヨーロッパにたどりついた。北米に移動したのはそのさらにあと、三万年前から一万四〇〇〇年前までのどこかだ。現在、人類は地球のほぼ全域に暮らしている。だがそれは、人類が脅威を認識して分散したからというわけではない。

冒険好きと7Rアレル

マウスを使った研究では、ドーパミン活性を高める薬物は探索行動も促進することが明らかになっている。そうした薬を投与されたマウスは、ケージ内をしきりに動きまわり、あまり躊躇せずになじみのない環境に足を踏み入れるようになる。それならば、アフリカを出て地球全体に進出した初期人類も、ドーパミンに後押しされていた可能性があるのでは？　その疑問に答えるために、カリフォルニア大学の研究チームは、世界のさまざまな地域でドーパミンに関わる遺伝子の頻度を測定した一二件の研究からデータを集めた。

研究チームは、ドーパミンＤ４受容体（ＤＲＤ４）の産生を指示する遺伝子に着目した。ご記憶の方もいるかもしれないが、ドーパミン受容体は脳細胞の外側にくっついているタンパク質だ。ドーパミン受容体の仕事は、ドーパミン分子が来るのを待ち、結合することにある。結合すると、それをきっかけに細胞内で一連の化学反応が起き、細胞のはたらき方が変化する。

この遺伝子は、目新しいものを求める性格と政治的イデオロギーのつながりを説明したときにも登場した。この遺伝子には、アレルと呼ばれる複数の変型があることを思い出してほしい。アレルは遺伝子暗号のわずかな違いにあたり、それが異なる性格を生み出している。ＤＲＤ4-７Ｒという長い形態のアレルを持つ人は、リスクを厭わない傾向が強い。退屈に対する耐性が低く、新しい体験を追い求める。そうした人たちは、新たな場所やアイデア、食べもの、ドラッグ、セックスの機会を探索するのを好む、いわば冒険家だ。全世界で見ると、五人に一人がこの７Ｒアレルを持っているが、その割合は地域によってかなり変動する。

ドーパミンと移動距離

研究チームが集めたのは、人類の移動経路にあたることが判明している北米、南米、東アジア、東南アジア、アフリカ、ヨーロッパの各地域の遺伝子データだ。データを解析したところ、明らかなパターンが浮かび上がった。人類発祥の地の近くにとどまった集団のほうが、遠くまで移動した集団に比べ、長いＤＲＤ４アレルを持つ人が少なかったのだ。

研究チームが調べた移動経路のひとつは、アフリカにはじまり、東アジアを抜け、ベーリング海峡を渡って北米へ、さらに南下して南米へと至る。実に長い道のりだ。そしてこの研究では、長いドーパミンアレルを持つ人の割合がもっとも大きいのは、その道のりを最後まで踏破した集団、すなわち南米の先住民であることが明らかになった。南米の先住民では、長いアレルを持つ人は六九％にのぼった。それよりも移動距離の短い北米に定住した集団では、長いアレルを持つ人は三二％にとどまった。中米の先住民集団は、まさにその中間の四二％だった。平均すると、長いアレルを持つ人の割合は、移動距離が一〇〇〇マイル長くなるごとに四・三ポイント上昇すると推測される。

これで、ＤＲＤ４遺伝子の７Ｒアレルが集団の移動距離の長さに関係していることがたしかめられた。次に来る疑問は「なぜ？」だ。どのような経緯で、遠くまで移動した集団に７Ｒアレルが普及したのだろうか？　もっとも明快な説明は、ドーパミンがより多くのものを追求させたから、というものだ。ドーパミンは人を落ち着かせず、満足させない。もっと良いものを求めさせる。それはまさに、安定したコミュニティを離れ、未知の世界の探索に踏み出すであろう人の特徴だ。だが、別の説明も考えられる。

新しい生活様式に順応できるタイプ

移動した集団が、目新しいものの追求とは関係のない、別の理由で元いた場所を離れた可能性もある。衝突が原因で去ったとも考えられるし、移動する動物を追っていったのかもしれない。ドーパミンとは関係のない多くの理由が考えられるが、いずれにしても疑問は残る――そうした状況下で、移動する集団の構成員の多くが7Rアレルを持つに至ったのはなぜなのか？　その答えとして、こんな可能性が考えられる。7Rアレルが移動の引き金になったわけではないが、ひとたび移動がはじまったあとに7Rアレルの保持者が生存上有利になった、という可能性だ。

7Rアレルには、その保持者に期せずして置かれた新しい環境を探索させ、資源を最大化するチャンスを追求させるという利点がある。つまり、目新しいものの追求を促すということだ。たとえば、ある集団が気候の変化のない地域で暮らしていたとしよう。そこでは、一年をつうじて同じタイプの食糧が手に入る。だが、新しい場所に移動したら、その集団の構成員は雨季と乾季を経験するかもしれない。そうなったら、季節の変化に応じて食糧源を切り換えるすべを身につけなければばならないだろう。そのすべを見いだすためには、リスクを冒して実験することが求められる。

7Rアレルを持つ人は学習速度が速いことを示す証拠もある。特に、正しい答えを見つけると報酬が得られる場合には、その傾向が顕著になる。一般に、7R保持者は報酬に対する感受性が強い。勝ちにも負けにも強い反応を示す。そのため、なじみのない環境に置かれ、生き延びるために新たな習慣に適応する必要に迫られると、7R保持者は必死に努力して事態を解決しようとする。なぜなら、成功にしろ失敗しろ、その体験をより強烈に感じているからだ。

もうひとつの利点は、7Rアレルが「新たなストレス刺激に対する低反応性」と呼ばれるものに関係していることにある。変化はストレスに満ちている——それは良い変化にも悪い変化にも言える。たとえば、離婚以上にストレスフルな出来事はそうそうないが、結婚するのもなかなか楽ではない。破産はストレスフルだが、宝くじに当たるのもそうだ。悪い変化は良い変化よりも強いストレスを引き起こすかもしれないが、もっとも重要な因子は、その変化の大きさだ。変化が大きいほど、ストレスは強くなる。

ストレスは人間の健康に良いものではない。それどころか、ストレスは人を殺す。ストレスは心臓病、睡眠障害、消化不良、免疫系の不具合などの発生率を高める。うつの引き金にもなり、その結果、エネルギーや意欲が低下したり、無力感にさいなまれたり、死について繰り返し考えたり、単純にあきらめてしまったりする。それはどれも、生存を妨げる方向に作用する。われわれの進化上の祖先のうち、ストレスの影響を受けやすかった人たちは、慣れ親しんだ場所とは大きく異なる環境から資源を引き出すのに苦労したはずだ。狩りの成功率は低く、採集の生産性も低かっただろう。その結果、繁殖相手をめぐる競争に勝つのが難しくなる。ときには、みずからの遺伝子を次世代に伝える子どもをつくるほど長生きできないことさえあっただろう。

だが、誰もが変化にストレスを感じるわけではない。ドーパミン活性の高い性格の持ち主にとっては、新しい仕事、新しい街、まったく新しい人生でさえ、興奮とエネルギーを呼び起こすものになることがある。彼らはなじみのない環境で成功する。先史時代においては、生活様式が劇的に変わってもほかの人たちよりうまく対処できた可能性が高かったはずだ。繁殖相手をめぐる競争で優位に立ち、その結果、彼らの持つドーパミン活性の高い遺伝子が子孫に受け継がれた。そして時とともに、なじみのない環境に適応しやすい特性を生むアレルがその集団に広まり、そのほかのアレルが少なくなっていったとも考えられる。

もちろん、7Rアレルはあらゆる環境に適しているわけではない。ドーパミン活性の高い人は、新しい状況に対処するときにはうまくやれるかもしれないが、人間関係に苦労することも多い。この点は重要だ。というのも、優れた社会的機能も進化上の利点になるからだ。どれほど体格が良く、どれほど強く、どれほど賢い人でも、集団として協力する大勢の人には敵わない。個人が集団と闘うのは得策ではない。協力の必要性が最優先事項になる状況では、ドーパミン活性の高い性格はマイナス要素になる。

つまり、すべては環境に左右されるということだ。社会的協力が最重要となる慣れ親しんだ状況では、ドーパミン活性を高くする遺伝子はあまり広まらない。その生存と繁殖上の利点が、よりバランスのとれたドーパミン量の利点に比べて小さくなるからだ。それに対し、集団が未知の場所へ旅立つときには、より活性の高いドーパミン系を生む遺伝子は利点となり、時とともに広まる可能性が高くなる。

どちらの仮説が正しい？

以上のことから、ふたつの対立する仮説が考えられる。

①ドーパミン活性を高くする遺伝子が、その保持者を新たな機会の追求へと駆り立てた。その結果、進化上の起源から離れた場所へ移動した集団で、その遺伝子が多く見られるようになった。
②別のなんらかの理由から集団が新たな機会を探し求め、その集団のうち、ドーパミン活性を高くする遺伝子を持つ人が、生存や繁殖の競争でほかよりも優位に立つことができた。

どちらが正しいかを特定するには、どうすればいいだろうか？

ここから、問題は少し複雑になる。ドーパミン活性を高くする遺伝子が移動の口火を切った（つまり、より良い暮らしを求めて旅立たせた）のなら、アフリカを離れたすべての集団に多くの7Rアレル保持者がいるはずだ。数世代だけ移動して出発地の近くに落ち着いた場合にも、何世代もかけて移動してはるか彼方に到達した場合にも、その仮定はあてはまる。なぜなら、そもそも旅立つのに多量のドーパミンが必要なら、その集団が最終的にどこに落ち着くかは重要ではないからだ。アフリカを離れた集団はドーパミン量が多く、とどまった集団は少ないということになるはずだ。

それに対し、7Rアレルとは関係なく移動をはじめたとするなら、7Rアレル保持者の数の変化は段階的なものになるだろう。その理由を説明しよう。ある集団が短い距離だけを移動した場合、なじみのない環境を体験するのは数世代に限られる。移動をやめ、未知のものがおなじみになると、7Rアレルはもはや利点を授けるものではなくなる。活動の場がひとたび落ちついたら、7Rの保持者はドーパミン活性の低い隣人たちよりも多くの子を持つ能力を失うことになる。その時点で、各種のアレルが平等に次世代の子孫に受け継がれるようになる。

だが、移動を続けた集団は、何世代にもわたり延々となじみのない環境を体験し続けただろう。7Rアレルの繁殖上の利点は維持され、7R保持者はほかの人よりも長く生き、多くの子どもをつくる。そして時とともに、7Rアレルは長距離移動集団にますます広まっていったはずだ。研究データはまさにそれを示している。遠くへ移動した集団ほど、7Rアレルの保有率は高い。つまり、7Rアレルは移動の引き金ではなく、移動する人たちの生存を助けるものだったということだ。

現代の移住

現代の地球規模での移動は、先史時代の祖先たちが体験していたものとは違う。移民として祖国を離れるかどうかは、集団の決断ではなく、むしろ個人が決めることだ。そして、移動する理由は昔と似たようなもの――より良い機会の追求――かもしれないが、現代の移住に関しては、ドーパミンD4受容体の7Rアレルはなんの役割も果たしていないものと思われる。移民集団の7Rアレル保有率は、祖国にとどまっている人たちのそれとほとんど変わらない。にもかかわらず、どうやらドーパミンは関係しているようだ。ただし、その関わり方は先史時代とは異なっている。

第4章で創造性におけるドーパミンの役割に触れた際に、創造性と統合失調症を比較した。統合失調症は、欲求回路の過剰なドーパミンを特徴とする精神疾患だ。第4章では、精神病に伴う妄想と創造的な思考、さらにはごく普通の夢とのあいだに数々の共通点があることを説明した。だが、過剰なドーパミン活性を特徴とする疾患は、統合失調症だけではない。躁うつ病とも呼ばれる双極性障害にも、ドーパミン活性が絡んでいる。そして、どうやらこの疾患と移住には関連性がありそうなのだ。

双極性障害

「双極性《バイポーラー》」とは、ふたつの極端な気分を意味する（「二輪車《バイシクル》」がふたつの車輪を指すのと同じだ）。双極性障害の患者は、気分が異常に落ちこんでいるときにはうつ症状を、過剰に高揚しているときには躁症状を示す。後者には多量のドーパミンが関連している。躁状態の症状を考えれば、その点は意外ではないだろう。躁状態の症状としては、エネルギーの高揚、多幸感、ひとつの対象から別の対象へと駆けめぐる思考、多くの目標を同時に追い求める活動過多、無制限の浪費や手あたりしだいの性行為といったリスクの高い快楽追求活動などが挙げられる。

双極性障害患者の多くは、その疾患ゆえに、通常の生活を送るのに苦労する。就職したり、健全な人間関係を維持したりすることができない。なかには――たいていは治療を受けている患者だが――精神安定薬を飲みながら普通の生活を送れる人もいる。そしてわずかではあるものの、非凡な人生を送る人もいる。世界全体で見ると、人口のおよそ二・四％が双極性障害を患っているが、ある特定の集団ではその割合が大きくなる。アイスランドの研究チームによる調査では、舞踊、演劇、音楽、文学といった創造的な分野の仕事をする人は、創造的ではない仕事の人と比べ、双極性障害になる率がおよそ二五％高いことがわかった。グラスゴー大学の研究チームによる別の研究では、一八〇〇人の被験者を対象に、八歳から二十代はじめまでの追跡調査をおこなった。その結果、八歳の時点でＩＱが高い人ほど、二三歳までに双極性障害を発症するリスクが高くなることが明らかになった。賢い脳のほうが、ごく普通の脳よりもドーパミンに関係する精神疾患を発症するリスクが高いということだ。

創造性の高い有名人のなかには、双極性障害とともに生きていることを明かした人が少なからずいる。フランシス・フォード・コッポラ、レイ・デイヴィス、パティ・デューク、キャリー・フィッシャー、メル・ギブソン、アーネスト・ヘミングウェイ、アビー・ホフマン、パトリック・ケネディ、エイダ・ラヴレス、マリリン・モンロー、シネイド・オコナー、ルー・リード、フランク・シナトラ、ブリトニー・スピアーズ、テッド・ターナー、ジャン＝クロード・ヴァン・ダム、ヴァージニア・ウルフ、キャサリン・ゼタ＝ジョーンズはみなそうだ。過去の著名人のなかにも、双極性障害だったことが歴史記録からうかがわれる人が数多くいる。たとえば、チャールズ・ディケンズ、フローレンス・ナイチンゲール、フリードリヒ・ニーチェ、エドガー・アラン・ポーなどだ。

並外れて優れた脳は、高性能のスポーツカーになぞらえられるかもしれない。信じられないことをする能力はあるが、壊れやすい。ドーパミンは知能や創造力、たゆまぬ努力を生み出すが、その人に奇妙なふるまいをさせることもある。

双極性躁症状に伴う問題は過剰なドーパミン活性だけではないが、それが重要な役割を担っていることはたしかだ。すでに述べたように、この症状は活性の高いＤＲＤ４受容体アレルが引き起こすものではない。では何が原因かと言えば、「ドーパミン・トランスポーター」と呼ばれるものの不具合により起きると考えられている（図５）。

ドーパミン・トランスポーターは掃除機のようなものだ。その仕事は、ドーパミンが周囲の細胞に刺激を与える時間を制限することにある。ドーパミン産生細胞が発火すると、細胞の蓄えていたドーパミンが放出され、ほかの脳細胞の受容体と結合する。その後、その相互作用を終わらせるために、ドーパミン・トランスポーターがドーパミンを取り込んで放出元の細胞に戻す。これにより、プロセスをまた最初からはじめられるようになる。トランスポーターは、ドーパミンを取り込んで細胞に戻すことから、「再取り込みポンプ」と呼ばれることもある。

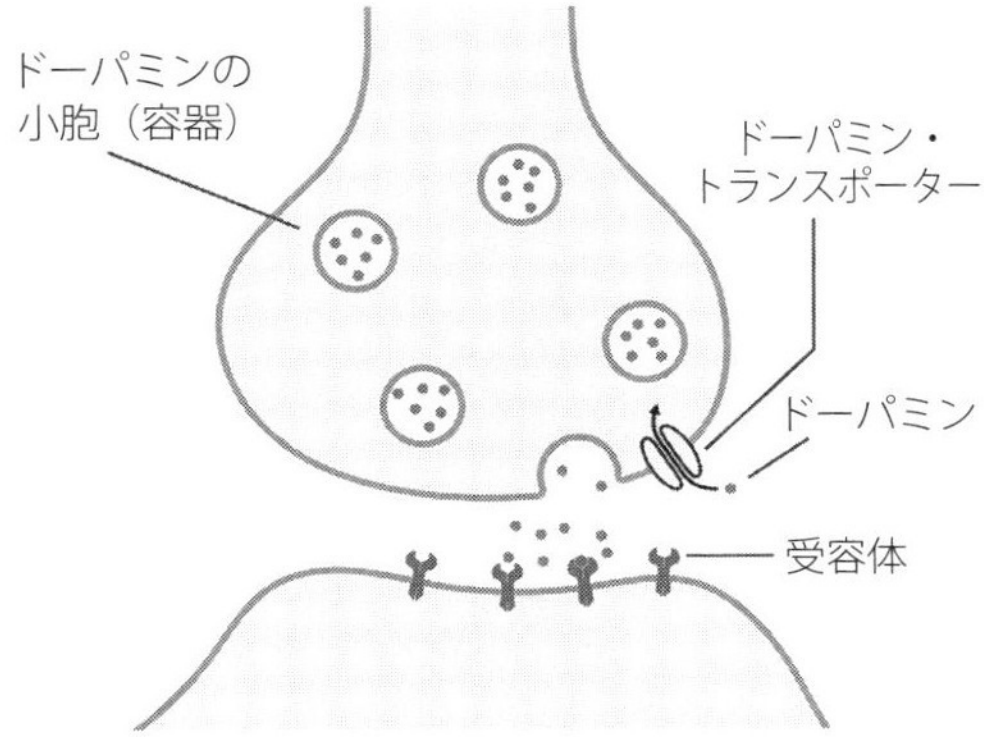

図5

トランスポーターが正常に機能しないとどうなるのだろうか？　この疑問に対する答えは、コカイン依存者のふるまいを見ればわかる。コカインは、掃除機のノズルに押し込まれた靴下のようにドーパミン・トランスポーターをブロックする。トランスポーターがブロックされると、ドーパミンは何度も繰り返し受容体と結合できるようになる。そうなると、人はエネルギーの高揚、目標指向型の行動、性欲などを体験する。自己評価や多幸感が高まり、思考があるテーマから別のテーマへとせわしなく飛びまわるようになる。コカイン中毒は躁症状ときわめてよく似ているので、医師でも見わけるのに苦労するほどだ。

移民の多い国の遺伝子

すぐに身にしみてわかったのは、移住すると、いままで自分を支えていた柱を
　失うのだということ。ゼロからはじめなければならない。
なぜなら、過去は一撃のもとに消し去られ、あなたがどこから来たかとか、
以前は何をしていたかなんて、誰ひとりとして気にかけないからだ。
――イサベル・アジェンデ（作家）

双極性障害は全か無かというものではない。重症の人もいれば軽い症状の人もいるし、双極性傾向が見られるだけという人もいる。後者のグループの性格には、異常な気分の高揚を示す特徴が見てとれるが、疾患と診断されるほどひどいものではない。そうした症状の軽重は、親から受け継いだリスク遺伝子の数と、その遺伝子が付与する脆弱性のほどに左右される。さらに、遺伝的リスクがその人の環境（たとえば、幼児期のストレスの多さなど）と相互に作用した結果、最終的に双極性障害を発症するか、実際に疾患を引き起こすほど深刻ではない双極性傾向を持つかが決まる。

ドーパミン・トランスポーターの小さな機能障害――リスク遺伝子が少数の場合や軽い影響しか与えない場合――が、いわゆる「放浪癖」を生み出すことはありうるのだろうか？　故郷を離れ、外国で新たな機会を探し求めるという決断に関して大きな役割を果たす可能性はあるのか？　生ま

れ育った土地を離れ、友人や家族に別れを告げ、自分を支えてくれる慣れ親しんだ心地の良いコミュニティを去るのは、容易なことではない。一九世紀のスコットランド生まれの移民で、日給数セントの工場労働者から世界一の富豪になったアンドリュー・カーネギーは、こんなことを書き残している。「満ち足りた者は大西洋の荒波に果敢に挑んだりせず、だらだらと故郷にとどまっている」

双極性障害に関係する遺伝子が移住を後押ししたのだとすれば、移住に挑んだ野心的な人たちはリスク遺伝子を持っていたことになり、移民の多い国では双極性遺伝子を持つ人の割合が大きくなるはずだ。アメリカの国民は、ほぼ全体が移民とその子孫で構成されている。そして、双極性障害の有病率が世界最高の四・四％で、世界のほかの地域の二倍近くにのぼる。このふたつは関連しているのだろうか？

ほとんど移民がいない日本では、双極性障害の有病率は〇・七％ほどで、世界でもきわめて低い。また、アメリカの双極性障害患者は若年で発症する傾向がある。これは疾患がより重度であることを示している。アメリカでは、患者のおよそ三分の二が二〇歳までに発症するが、ヨーロッパではその割合は四分の一にすぎない。こうした事実は、アメリカの遺伝子プールでは高リスク遺伝子の密度がほかよりも高いとする説を裏づけている。

そうした遺伝子のひとつが、ドーパミン・トランスポーターのつくり方を指示する遺伝子だが、ほかにも多くの遺伝子が関係している。正確な数は誰にもわからないが、遺伝がなんらかの形で役割を担っていることは明らかだ。双極性傾向の親を持つ子どもが双極性障害を発症する確率は、一般集団の二倍以上にのぼる。一部の研究では、そのリスクは一〇倍とされている。だが、そうした子どもたちのなかには、幸運に恵まれる人もいる。疾患そのものを発症せずに、双極性傾向の利点を享受できることがあるからだ。

繰り返しになるが、双極性障害は全か無かというものではない。気分障害の専門家のあいだでは、「双極スペクトラム」という概念が用いられる。スペクトラムの一端に位置するのが双極Ⅰ型障害だ。この形態の疾患を持つ人は、重度の躁状態とうつ状態を繰り返す。その次に来るのが双極Ⅱ型障害だ。双極Ⅱ型障害の患者では、うつ状態は重度だが、躁は軽躁状態（軽躁病《ハイポメイニア》：「ハイポ」は「下」を意味し、たとえば皮膚の下に薬剤を投与する注射を皮下《ハイポダーミック》注射と言う）と呼ばれる比較的軽いものにとどまる。スペクトラムのその先にあるのが気分循環症《サイクロサイミア》だ。気分循環症は、軽躁状態と軽いうつ状態の循環《サイクル》を特徴とする。その先には、発揚気質《ハイパーサイミック》と呼ばれるものがある。この名称は、精神状態を意味するギリシャ語の「サイミア」から派生したものだ。

発揚気質は疾患とは見なされず、双極性障害のような症状も出ない。発揚気質の人は「活動過多《ハイパー》」な性格を持っているにすぎず、そうした性格がつねに表面に現れている。この分野を代表する先駆的研究者のハゴップ・アキスカルによれば、発揚気質の人は陽気で気力に溢れ、ひょうきんで過度に楽観的で、過剰な自信を持ち、自慢しがちで、エネルギーとアイデアに満ちているという。多方面に広く関心を向け、なんにでも手を出し、おせっかいで、あけっぴろげでリスクを冒すのを厭わず、たいていはあまり眠らない。ダイエット、恋愛、ビジネスチャンス、さらには宗教といった人生の新たな要素に過剰に熱中するが、すぐに興味を失う。しばしば偉業を成し遂げるが、一緒に暮らすと苦労する相手でもある。

双極スペクトラムの最後の段階が、ごく限られた遺伝的リスクしか受け継いでいない人たちだ。そうした人たちは、異常な症状をいっさい体験することなく、モチベーションの高さ、創造性、リスクを冒して大胆な行動をとる傾向などの、平均以上のドーパミン活性レベルを反映した利点を享受している。

アメリカは発揚気質の国

双極性遺伝子と双極性障害がアメリカに比較的集中していることには、すでに触れた。では、前述のような、疾患とは見なされない症状の発現はどうか？　そうした症状もアメリカに多いという証拠はあるのだろうか？　実を言えば、証拠は数多く存在し、なかには合衆国の黎明期にまでさかのぼるものもある。

アメリカ文化の最初期の観察者が、フランス人外交官で政治学者、そして歴史家でもあったアレクシ・ド・トクヴィルだ。トクヴィルは一九世紀のアメリカ人の特徴を観察し、著書『アメリカのデモクラシー』（岩波書店、松本礼二訳）にまとめている。トクヴィルがこの新しい国を研究したのは、故郷の欧州でも民主主義が貴族制に取ってかわる可能性があると信じていたからだ。アメリカにおける民主主義の影響を研究すれば、欧州人が新たな統治形態の舵とりをするのに役立つはずだとトクヴィルは考えていた。

トクヴィルの観察所見の大半は、平等主義という民主主義の原則にもとづいて生まれたものと考えられる。だがトクヴィルは、政治哲学とは関係がなさそうなアメリカ人の特徴も書き残している。なかには、双極性障害の症状と、少なくともドーパミン的性格と驚くほど似かよった特徴もある。たとえば、トクヴィルは「ある種のアメリカ人は、なぜ、あれほど高ぶった霊的熱狂《スピリチュアリズム》を示すのか」と題した一章を設け、次のように書いている。

> 現世の財を得る欲求はアメリカ人を支配する情熱だが、それが緩むこともあって、そのとき彼らの魂は突如として物欲の縛りを断ち、一気に天に向かって立ち消えようとするかに見える。

この一文からは、もっとを追い求める情熱と、身体感覚を超えたものへの関心が読みとれる——さらには、上のほう、天の領域という身体外空間にまで言及されている。トクヴィルの観察によれば、そうしたタイプの行動は、「西部の人口の少ない諸州」でとりわけよく見られたという。西部諸州を切り拓いた冒険的な開拓者は、リスクを厭わず興奮を求める性格の持ち主で、遺伝的にドーパミン活性過剰である可能性が高いと考えられるが、トクヴィルの観察所見はその推論と一致する。

続く「アメリカ人は安楽な生活の中でなぜあのように落ち着きがないのか」と題された章では、

けっして満足しないというドーパミンの主題が詳しく綴られている。アメリカ人は「世界でいちばん幸福な境遇」にいながら、「熱に浮かされて」より良い暮らしを追求するとトクヴィルは指摘し、次のように書いている。

合衆国では、人は老後を過ごすために入念に家を建て、しかも屋根を葺いているうちにこれを売却してしまう。果樹園をつくり、もう少しで果実を味わえるというときに、貸しに出す。畑を開墾して、収穫を刈り取るのは他人に任せる。専門職に就いてはすぐに辞める。ある土地に落ち着いてもすぐに気が変わって別の場所で新たな生き方を求める。自分の仕事が少しでも暇になると、すぐに政治の渦中に身を投じる。そして、仕事に明け暮れた一年の終わりになお何日かの余暇が残ると、広大な合衆国の果てをあちこちめぐって飽くことなき好奇心を発揮する。アメリカ人はこうして、幸福に飽きた気晴らしに数日で五〇〇里の旅程もこなすであろう。

トクヴィルが描写した国は、発揚気質の人たちが暮らす国と言えるだろう。

発明家、起業家、ノーベル賞受賞者

移民の国であるアメリカは、目覚ましいドーパミン的偉業の宝庫だ。ジョージ・メイソン大学の移民研究所が公開した研究概要によれば、一九〇一年から二〇一三年までに授与されたノーベル賞の四二%をアメリカが獲得したという。この割合は、世界のどの国よりも大きい。さらに、アメリカのノーベル賞受賞者を見ると、移民に大きく偏っている。出身地の上位三国は、カナダ（一三%）、ドイツ（一一%）、イギリス（一一%）だ。

アメリカにはいまも世界中から移民が集まり続けており、その移民人口には優秀な人が高い割合で含まれている。新興業界の最重要企業を見ると、移民〔二世を含む〕が創業したものも少なくない。グーグル、アップル、フェイスブック〔共同設立者サベリン氏〕、ペイパル、イーベイはどれもそうだ。二〇〇五年現在で、シリコンヴァレーのスタートアップ企業の五二%は移民が起業したものだった。アメリカの総人口に占める移民の割合が一三%にすぎないことを考えると、これは驚くべき数字と言える。技術系起業家をアメリカにもっとも多く送り出しているのはインドだ。

『たぐいまれな人々——移民は世界をどう形づくり、未来をどう変えるのか（*Exceptional People: How Migration Shaped Our World and Will Define Our Future*）』の著者らによれば、二〇〇六年にアメリカ政府が出願した国際特許の四〇%で、アメリカ在住の外国人が発明者または共同発明者として記載されていたという。大手技術系企業の出願した特許でも、発明者の大多数を移民が占めている。シスコでは全体の六〇%、ゼネラル・エレクトリック（GE）では六四%、メルクでは六五%、クアルコムでは七二%だった。

移民が創業しているのは、技術系企業だけにとどまらない。ネイルサロンやレストラン、クリーニング店から急成長中の企業まで、アメリカの新興企業の四分の一は移民が起業している――一人あたりの数字で比べると、移民以外のアメリカ人の二倍にのぼる。そして、そうした起業精神を広く検証してみると、やはりドーパミンとの直接的なつながりが見えてくる。

ウォーリック・ビジネススクールの起業精神・革新的事業研究センターのニコス・ニコラウを中心とする研究チームは、イギリスに住む一三三五人の被験者に、起業精神に関する調査票の記入とDNAを抽出するための血液サンプルの提供を依頼した。被験者の平均年齢は五五歳で、八三%は女性だった。調査の結果、あるドーパミン遺伝子にふたつの形態（アレル）が存在することがわかった。ふたつのアレルは、ただひとつの構成要素を除き、まったく同じものだ。その構成要素（核酸と呼ばれる）の差異が、一方の遺伝子形態を他方よりも活発なものにしていたのだ。活発な形態の遺伝子を持つ人では、活発でない形態の遺伝子を持つ人に比べ、新会社を興す割合が二倍近くにのぼった。

ドーパミン活性の高い移民が形づくっている国はアメリカだけではないことも、ここで指摘しておくべきだろう。バブソン大学とロンドン・スクール・オブ・エコノミクスが後援する継続的プロジェクト「グローバル・アントレプレナーシップ・モニター（GEM：起業家精神に関する調査）」によれば、国民一人あたりの起業数の上位四か国は、アメリカ、カナダ、イスラエル、オーストラリアだった。うち三か国は世界の移民人口ランキングのトップ九に入っており、残りのひとつ（イスラエル）は建国から三世代に満たない移民の国だ。

世界全体で見ると、ドーパミン活性の高い人の数は限られている。したがって、ある国で増えれば、別の国では減ることになる。アメリカへ渡った移民の多くは欧州出身だ。その移動がアメリカでドーパミン活性の高い遺伝子プールを生み出し、欧州にはH&N的な生き方を選ぶ傾向の強い人たちが残ったと考えられる。

アメリカ人と欧州人の違いをさらに探るべく、ピュー研究所はある調査を実施し、「アメリカ人と西欧人の価値観ギャップ」と題した報告書のなかで結果を発表した。[1] 価値観は遺伝以外にもさまざまな影響を受けるものの、この調査には、ドーパミン活性の高い性格と密接に関連する設問も含まれている。たとえば、「人生における成功は、自分ではコントロールできない外部の力に左右されると思いますか？」という質問だ。ドイツでは、「はい」と答えたのは七二％だった。フランスでは五七％、イギリスでは四一％だ。ところがアメリカでは、外部の力に左右されると答えた人は三分の一をわずかに超える程度で、大多数の人はドーパミン志向の人生観を持っていた。

ドーパミン活性の違いは、別の設問でも現れている。アメリカの回答者には、国家の目標達成手段としての軍事力の使用――まさに変化の強制的行使――を容認する人が多く、国連の許可を得る必要があると答えた人は少なかった。また、人生において宗教を重視する傾向が強く、五〇％がきわめて重要だと回答した。欧州では、きわめて重要と答えた人は半分未満で、スペインでは二二％、ドイツでは二一％、イギリスでは一七％、フランスでは一三％だった。

ドーパミン活性の高い遺伝子は、たしかにアメリカなどの移民社会に多いかもしれない。とはいえ、ドーパミン志向の人生アプローチは、遺伝子がそれを後押ししているか否かに関係なく、現代文化とは切っても切れないものになっている。現代の世界は、果てしなく流れ込む情報や新製品、広告、そしてもっと多くのものが必要だという意識によって形づくられている。ドーパミンはいまや、人類という存在のもっとも重要な要素になっている。ドーパミンが人類の魂を乗っとってしまったのだ。

人間の本質

ドーパミン産生細胞は、脳細胞の〇・〇〇〇五％を占めるにすぎない。そのごくわずかな細胞を使って、私たちは世界を渡っている。そして、自分とは何者か、その本質を突きつめて考えるときに私たちが思いをめぐらせるのは、そのわずかな細胞の集まりだ。私たちはドーパミンと一心同体であり、私たちの頭のなかではドーパミンこそが私なのだ。

哲学者に人間の本質を尋ねてみるといい。自由意志という答えが返ってきても意外ではないだろう。人間の本質は、本能を乗り越え、環境に対する無意識の反応を越えて行動する能力にある。それはつまり、選択肢を比較検討し、価値観や原理といった高次の概念を考慮し、みずからが良いと信じるもの――それが愛であれ金であれ高尚な精神であれ――を最大化する方法を慎重に選択する能力だ。それはまさに、ドーパミンだ。

学者なら、自分の本質は世界を理解する能力にあると言うかもしれない。それはつまり、身体感覚から流れ込む情報を超越したところから、自分が知覚しているものの「意味」を理解する能力だ。学者は評価し、判定し、予測する。そして理解する。それはまさに、ドーパミンだ。

快楽主義者は、自分の本質は快楽を体験する部分にあると信じている。それがワインであれ女であれ歌であれ、快楽主義者の人生の目的は、もっとを追求したときに得られる報酬を最大化することにある。それはまさに、ドーパミンだ。

芸術家なら、人間の本質は創造力だと言うだろう。それはつまり、過去には存在していなかった真実や美を表現するものを現出させる、神のような力だ。創造が流れ出る泉こそ、芸術家の本質と言える。それはまさに、ドーパミンだ。

そして宗教家なら、人知を超越した存在こそが人間の根幹だと言うかもしれない。それはつまり、実体のある現実を見下ろす存在だ。宗教家にとって、人間のもっとも重要な要素は、空間と時間を超えて存在する不滅の魂だ。魂はその姿を見ることも、音を聞くことも、においを嗅ぐことも、味わうことも、触れることもできない。ゆえに、想像のなかでしか出会えない。それはまさに、ドーパミンだ。

頭を掻くとき

にもかかわらず、脳の九九・九九九%以上は、ドーパミンを産生しない細胞で構成されている。その多くは、意識の外にある機能を司っている。たとえば、呼吸やホルモン系のバランスを維持している。あるいは、筋肉を調整し、一見すると単純な動作を可能にしていたりもする。頭を掻く動作を例に考えてみよう。頭を掻く動作は、それが良いアイデアかどうかをドーパミン回路が判断するところからはじまる。頭を掻くという動作がかゆみのない未来へ至る最善の道だと判断したら、ドーパミン回路はそれを実行するための信号を発する。だが、そこでドーパミンの仕事は――そして意識の関与も――終わる。

ドーパミンは指揮者であり、オーケストラではない。

ある意味では、「それを実行せよ」というドーパミンの指揮は、もっとも単純な部分だ。その次に起きることはあまりにも複雑で、私たちが実際にどう成し遂げているのか、その仕組みを想像することさえ難しい。

腕を持ち上げて頭を掻くためには、指、手首、腕、肩、背中、首、胴体にある数十の筋肉を協調させなければならない。立っているときに動作を実行するなら、その協調の範囲は脚にまで広がる。腕を上方に動かすと重心が変わるので、バランスを調整する必要もある。それは複雑な仕事だ。身体のひとつひとつの関節には、関節を高精度で制御できるようにするために、逆のはたらきをする対立筋(脳内の対立する回路と同じようなもの)が存在する。絶えず変化する力を局所的にかけて関節の片側の筋肉を収縮させると同時に、対立する筋肉をつねに調整しながら弛緩させなければならない。筋肉は個々の繊維でできている。繊維の数は二頭筋だけでも二五万本にのぼる。筋収縮の強さは、その繊維の何%が活動しているかによって決まる。したがって、一本一本の繊維を個別に制御する必要がある。頭を掻くためには、脳は全身の無数の筋繊維を制御しなければならない。一本一本の繊維を互いに協調させて適切に動かし、動作の進行中は収縮の相対的強度を絶えず修正しないといけない。それには膨大な脳力が求められる。おそらく、あなたが自分に備わっていると自覚している脳力よりも大きいだろう。それはドーパミンではないが、あなた自身であることに変わりはない。

私たちが一日のなかでしていることの大半は無意識の行動だ。玄関を出て仕事へ行くときには、意図的な思考はほとんどしない。車を運転する、食事をする、笑い声をあげる、ほほえむ、顔をしかめる、うつむく。そうした無数の行動をとるとき、それについてわざわざ考える必要はない。選択肢を比較検討して決断を下す脳の領域を迂回する行動は、あまりに多い。それならば、そうした無意識の行動——ドーパミン作動性ではない活動——こそが私たちの本質を表していると言うこともできるのではないだろうか。

どんな未来も現実ではない

私たちの知っている人や愛する人たちは、誰もが例外なく、その人を定義する特別な性格を持っている。その性格のなかには、ドーパミンの活動から生まれているものもある。それはたとえば、こんな発言に表れているかもしれない。「あなたが必要とするときに、彼はいつもそこにいる」。だが、無意識の行動、つまりドーパミン作動性ではない活動のほうがはるかに大切に思えることもめずらしくない。それはたとえば、こんなふうに表現される。「彼女はいつも幸せそうだ。どんなにひどい気分のときでも、彼女が僕の気持ちを明るくしてくれる」「彼の笑顔が大好き」「彼女は最高におもしろいユーモアセンスの持ち主だ」「彼の歩き方には、とても彼らしいところがある」

腕を持ち上げて頭を掻くときの個々の筋繊維の収縮のあり方は、私という存在の本質にはとりたてて関係ないような気もする。だが、友人たちはそうは思わないかもしれない。人にはそれぞれ、独特の動き方がある。たいていの場合、本人はそうした癖を意識していないが、まわりの人たちは気づいている。遠くにいる人を、たとえ顔が見えなくても、その動き方から友人と認識することはよくある。動き方の癖は、その人を定義するものの一部なのだ。

私たちが「今日の彼女は彼女らしくない」と言うとき、それは何を意味しているだろうか？　その人は具合が悪いのかもしれないし、昨夜よく眠れなかったせいで疲れているのかもしれない。失望に打ちひしがれているのかもしれない。原因はなんであれ、その人が別の人間のようにふるまうことをあえて選んでいる、という意味にはまずならない。たいていは、意識的な制御の外にあるその人の行動の側面がいつもと違うことを意味している。そして、そうした側面こそ、私たちが「彼女らしい」と思うときに言及するもの——つまり彼女という人間の本質なのだ。本人は自分の精神がドーパミン回路に宿っていると信じているかもしれないが、友人たちはそうは思っていないということだ。

ドーパミン回路を人間の本質と同一視すると、そのほかにも無視されてしまうものがある。それは何か？　感情や共感、大切な人と一緒にいる喜びだ。感情を無視し、そこから切り離されたら、感情は次第に鈍り、やがては怒りや欲、恨みに変わっていくかもしれない。共感を無視すれば、自分以外の人たちを幸せにする能力を失うことになる。そして、親和的関係を無視すれば、自分自身を幸せにする能力を失ってしまう可能性が高い――しかもそれは、早死ににつながるかもしれない。七四年にわたって継続されているハーヴァード大学の研究では、社会的な孤立（孤独感を抱いていない場合も同様）により早死にのリスクが五〇～九〇％高くなることが明らかになった。このリスク上昇率は喫煙とほぼ同じで、肥満や運動不足よりも高い。ただ生き続けるだけでも、私たちの脳には親和的関係が必要なのだ。

さらに、私たちを取り巻く感覚世界の喜びも失われる。花の美しさを楽しむかわりに、キッチンテーブルの花瓶に活けたらどう見えるかを想像するだけになる。朝の空気の香りを吸い込み、空を見上げるかわりに、うつむいて、周囲の世界には目を留めず、スマートフォンの天気アプリをチェックするようになる。

ドーパミン回路を人間の本質と見なすと、私たちは推測と可能性の世界に閉じ込められてしまう。いまここにある現実の世界は見下され、無視され、おそれられさえするだろう。なぜなら、それは自分の手でコントロールできないからだ。私たちがコントロールできるのは未来だけ。そして、コントロールの放棄は、ドーパミン志向の生物が好んですることではない。けれども、どんな未来も現実ではない。一秒先の未来でさえ、現実のものではない。現実と言えるのは、現在の純然たる事実だけだ。その事実は、ありのままに受け入れなければならないし、自分のニーズに合うように土壇場で修正することもできない。それが現実の世界だ。それに対し、ドーパミン志向の生物が生きる未来は、幻影の世界だ。

幻影の世界は、自己陶酔的な避難所になることがある。そこにいるのは、力があり、美しく、褒めそやされる自分自身だ。あるいは、画面上の全ピクセルをコントロールするデジタルアーティストのように、周囲の環境を完全にコントロールできる世界かもしれない。役に立つものだけに注意を向け、なかば目を閉じた状態で滑るように現実の世界を渡っているときの私たちは、果てしない欲望からなる浅い早瀬と引き替えに、現実の深い大海原を手放している。そして最終的には、それが私たち人類を滅ぼすことになるかもしれない。

ドーパミンが人類を滅ぼす？

人類の数が少なく、絶滅の縁で生きていた時代には、もっとを求める衝動が私たちを生き長らえさせていた。ドーパミンは進歩のエンジンだった。そのおかげで、われわれの進化上の祖先は、必要最小限の生活から脱し、浮上することができた。道具をつくり、抽象的な科学を発明し、はるか先の未来を計画する能力を得た人類は、この星を支配する種になった。人類は世界を掌握し、高度な技術を開発してきた。だが、潤沢な環境——もっとがもはや生存上重要ではなくなった時代——になっても、ドーパミンは依然として私たちを前へ、そしておそらくはみずからの破壊へと駆り立てている。

人類という種は、その脳が最初に発達した時代よりもはるかに大きな力を持つに至った。技術が急速に進歩するいっぽうで、進化の歩みは遅い。私たちの脳は、生存が危うかった時代に発達したものだ。現代の世界では、生存はそれほど難問ではなくなっているが、人類はいまだに祖先の脳を固持している。

六世代後の未来に人類が存続していない可能性はあるだろう。私たち人類は、ドーパミン作動性の欲求を満たすことに長けすぎてしまった。すべてのもっとや新しさが個人にとって良いものとは限らないが、同じことは種にも言える。ドーパミンは止まらない。私たちを果てしなく前へと駆り立て、奈落の底に突き落とす。ここから先のセクションでは、最悪のシナリオを見ていこう。もしかしたら、ドーパミンの駆り立てる能力のおかげで、加速し続ける人類の進歩という暗礁や浅瀬を安全に切り抜ける方法を見つけられるかもしれない。だが、そうならない可能性もある。たとえば——。

核のボタン

ドーパミンが人類を滅ぼす可能性としてもっともわかりやすいシナリオが、核戦争による破局だ。ドーパミン活性の高い科学者たちは、ドーパミン活性の高い支配者たちのために、破滅をもたらす兵器をつくり続けている。科学者は破壊度を増す兵器の開発をやめられないし、独裁者は権力を求めることをやめられない。時が経つにつれ、核能力を保有する国はますます増えていく。そしていつか、誰かのドーパミン回路が、未来の資源を最大化する最善の方法はボタンを押すことだという結論に達する日が来るかもしれない。私たちはみな、人類がみずからを滅ぼすよりも先に、おそらくは国連などの国際協調機関を介して、原始的な征服欲を乗り越える方法を見つけることを願っている——そして、見つけられるはずだと、多くの人は信じている。だが、それを実現するためには、きわめて強力な何かが必要になるだろう。脳の配線を変えるのは、並大抵のことではない。

地球を破壊する

もうひとつのわかりやすい破滅のシナリオは、ドーパミンに駆り立てられて消費をますます膨らませ、ついにはこの惑星を破壊するというものだ。産業活動により加速する気候変動は世界各国の重大な関心事で、干ばつ、洪水、減少する資源の暴力的な奪いあいといった悲惨な結果をもたらすと懸念されている。温室効果ガスの半分以上は、セメント、鉄鋼、プラスチック、化学物質を製造する際の化石燃料の燃焼から生じている。そうした資材の需要は、貧困を脱する国が増えるにつれて高まっている。誰もがもっと多くを求めている――そして圧倒的大多数の国では、もっとは贅沢の追求ではない。ひどい貧困から這い上がるための道だ。

国連の気候変動会議のための科学的評価を担っている「気候変動に関する政府間パネル」は、どのような対策をとるにしても、根本的な社会改革を伴うものにする必要があると訴えている。世界経済の成長は減速を余儀なくされるだろう。暖房やエアコン、温水の使用量を減らす必要がある。車や飛行機の利用も、消費も減らさなければならない。言いかえれば、ドーパミンの駆り立てる行動を大幅に抑制しなければならないということだ。より良いもの、より速いもの、より安いもの、もっと多くのものを求める時代を終わらせなければならないだろう。

人類史上、それが――少なくとも人間みずからの選択で――現実になったことはいまだかつてない。画期的な技術が現れなければ、現在の消費増加率を維持しながら温室効果ガスの生成を減らすことはできないだろう。

人工知能が決める最善策

人間よりも賢いコンピューターは、世界を根本から変えることになるだろう。抽象的概念を使って新技術を創造するというドーパミンの生み出す能力のおかげで、私たちのつくるコンピューターは年を追うごとに速く、そしてますます強力になっている。コンピューターがみずからコンピューターをつくれる――そして改良できる――ほど賢くなったら、その進歩は劇的に加速するだろう。その時点で何が起きるかは、誰にもわからない。そのときは、私たちが考えているよりも早く訪れるかもしれない。世界を代表する未来学者レイ・カーツワイルは、早ければ二〇二九年には超知能を備えたコンピューターが登場すると予想している。

従来のテクニックを使ってプログラミングされたコンピューターは、完全に予測可能なものだ。計算のはじめから終わりまでを明確な指示セットに従って実行する。だが、進歩した新しい人工知能は、予測不可能な結果を生む。プログラマーがコンピューターの動作を決めるかわりに、どれくらいうまく目標を達成できるかという基準にもとづき、コンピューターが勝手に変化するようになっている。つまり、みずからプログラミングを最適化し、問題を解決するというわけだ。それは「進化的計算手法」と呼ばれている。成功につながる回路は強化され、失敗につながる回路は弱められる。そのプロセスを続けるうちに、コンピューターは、たとえば顔認識などの割り当てられたタスクをますますうまくこなせるようになる。だが、それがどう機能するかは誰にもわからない。時とともに調整が進み、理解できないほど回路が複雑になるからだ。

そのため、超知能のコンピューターがどんなことをするのか、その可能性を正確に把握することは誰にもできない。ある日、みずから回路をプログラミングする人工知能が、人類という種の排除こそが目標を達成するための最善策だという結論に達する可能性もある。科学者たちは防護策をプログラミングしようとするかもしれないが、そのプログラムがプログラマーの制御の外で進化する以上、その防護策が人工知能による最適化プロセスを無傷でくぐり抜けられるほど強固だと確信することはできない。ひとつの選択肢として、人工知能を備えたコンピューターの製造を単純にやめるという手もある。だが、それはもっとを追求する人類の能力を弱めることになる。したがって、その選択肢は却下されるだろう。ドーパミンは、それが人類のためになるか否かにかかわらず、科学を進歩させる。とはいえ、人類は幸運に恵まれるかもしれない。人工知能を倫理的に行動させる絶対確実な方法が発明される可能性もある。この分野の専門家の多くは、それをコンピューター科学の最優先事項にすべきだと考えている。

人口崩壊

ドーパミンに駆り立てられた技術の進歩のおかげで、私たちはますます簡単にニーズや欲求を満たせるようになっている。スーパーの棚には、絶えず変化する「改良された新しい」製品がつめこまれている。飛行機、列車、自動車は、かつてないほど安く、そして速く、どこへでも行きたいところに私たちを連れて行ってくれる。インターネットは娯楽の選択肢をほぼ無限に提供している。そして毎年、あまりにも多くの魅力的な製品が市場に登場する。最新流行の金の使い方を知るためにジャーナリストの群れを必要とするほどだ。

ドーパミンは私たちの生活をますます加速させている。ついていくためには、以前よりも高度な教育が必要だ。いまや大学院の学位は、ひと世代前の大学教育と同程度の必須条件とされている。労働時間も長くなっている。読むべきメモ、書くべき報告書、返信すべき電子メールは増えるばかり。止まることはけっしてない。昼夜を問わず、いつでも対応することが期待される。職場の誰かに必要とされたら、即座に応えなければならない。広告に登場するのは、ビーチでほほえみながらメールに返信する男性だ。あるいは、ホテルのプールサイドにいる女性は、携帯電話の画面をタップして留守宅のビデオ画像をチェックする。なんという安心。一五分前に最後に見たときから何も起きていない。あらゆるものが自分の支配下に収まっている。

娯楽の形があまりにも多く、教育に割く年月があまりにも長く、仕事に費やす時間があまりにも長いとなると、何かをあきらめなければならない。その何かとは、家庭だ。米国勢調査局によれば、一九七六年から二〇一二年のあいだに、子どもを持たない米国人女性の数はおよそ二倍に増加した。『ニューヨーク・タイムズ』の報道によれば、二〇一五年には第一回「ノットマム・サミット」が開催され、みずからの選択や境遇を理由に子どもを持たない女性たちが世界中から集まったという。

先進国の人々のあいだでは、子どもを持つことに対する興味が大きく低下している。子育てには大金がかかる。米農務省によれば、子どもひとりを一八歳まで育てるには二四万五〇〇〇ドルの費用がかかる。四年間の大学の授業料と家賃と生活費を入れると、さらに一六万ドルがプラスされる。しかも、大学のあとには大学院がある。あるいは、子どもが自宅に戻ってくるかもしれない。そうした諸々の費用を合計したら、別荘の購入や毎年の国外旅行を賄えるだけの金額になるかもしれない。レストランや劇場、ブランドものの服は言うまでもない。子どもをつくるつもりのない新婚のある人は、その理由を簡潔にこう説明していた。「自分たちのためのお金が増えるから」

未来志向のドーパミンは、もはや子どもを持つ方向へカップルを突き動かさない。なぜなら、先進国に暮らす人たちは、老後の生活をわが子に頼らないからだ。政府の出資する年金制度が面倒を見てくれる。そのおかげで、ドーパミンはテレビでも車でもキッチンのリノベーションでも、ほかのことを自由に追求できる。

その行き着く先が人口崩壊だ。世界の人口の約半数は、人口置換水準を下回る国に住んでいる。人口置換水準とは、人口減少を防ぐために一組のカップルがもうける必要のある子どもの数だ。先進国では、両親と置き換わるためには女性ひとりあたり二・一人、早期に死亡するケースを考慮すればもう少し多く、子どもをつくる必要がある。一部の発展途上国では、幼児死亡率が高いため、人口置換水準が三・四になることもある。世界平均は二・三だ。

欧州各国とオーストラリア、カナダ、日本、韓国、ニュージーランドでは、出生率が人口置換水準を下回っている。アメリカはそれよりも安定している。そのおもな要因は、人類の生存を維持する習慣をまだ失っていない発展途上国からの移民が流れこんでいることにある。だが、発展途上国でさえ、出生率は低下している。ブラジル、中国、コスタリカ、イラン、レバノン、シンガポール、タイ、チュニジア、ヴェトナムでは、いずれも出生率が人口置換水準を下回って推移している。

各国政府は、自国をゴーストタウンにしないために手を尽くしている。シリア難民危機の際に、ドイツが国境を開き、来る者すべてを迎え入れたことはよく知られている。デンマークは少子化対策として、黒のネグリジェを着たなまめかしいモデルが登場するコマーシャルを製作し、視聴者に「デンマークのためにしよう」と促している。出生率が〇・七八という低さのシンガポールは、「フレッシュメーカー〔興奮を生むというニュアンスがある〕」が売り文句のメントスと提携し、カップルに「愛国心の爆発」を呼びかける「ナショナル・ナイト」キャンペーンを展開した。韓国では、二人以上の子どもをもうけた夫婦が現金と賞品をもらえる。ロシアでは冷蔵庫を手に入れるチャンスがある。

何もせずに、すべてを体験する

最後にもうひとつ。人類の滅亡とは言わないまでも、人類の衰退は、バーチャルリアリティ（VR）により加速するかもしれない。VRはすでに魅力的な体験を生み出している。VRの世界では、ユーザーは美しくエキサイティングな場所へ行き、宇宙のヒーローになることができる——それも即座に。

現在のVRが生み出しているのは映像と音だが、それ以外の感覚様相も遠からずオンラインに登場するだろう。たとえば、シンガポールの研究チームは、「デジタル味覚シミュレーター」と呼ばれるものを開発した。電流と熱を舌に伝える電極を備えた装置だ。この装置を使えば、さまざまな大きさの電流と熱で刺激し、舌をだまして塩味や酸味、苦味を感じさせることができる。別のグループは、甘味のシミュレーションにも成功している。科学者たちが基本的な味のすべてを意のままに操れるようになれば、それぞれの味をさまざまな比率で組みあわせ、想像しうるかぎりの食べものの味覚を舌に体験させられる。私たちは味覚の大部分を嗅覚として感知している。そのため、においをシミュレーションするアロマディフューザー機能を備えた装置も存在する。この装置には、発明者らが「骨伝導変換器」と呼ぶものも備わっている。発明者らの説明によれば、それにより「食事中の口から伝わる咀嚼音を模倣し、軟組織と骨をつうじて鼓膜に伝える」のだという。

触覚は最後の未開拓領域だ。触覚が切り拓かれれば、VRメーカーはセックスをシミュレーションできるようになる。そして、ポルノは新たなメディアを採用する普遍的な動機だ。ビデオデッキでもDVDでも高速インターネットでもそうだった。絶えず変化する夢の相手とセックスできるときに、変わりばえのしない、要求の多い不完全なパートナーとわざわざセックスする理由があるだろうか？　触覚の領域に踏み込みつつあるポルノは、従来よりもはるかに依存性の高いものになろうとしている。最近、ポルノVRと同期して性器に刺激を与える装置が発売された――要するに、コンピューターの操作するセックス玩具だ。そこには多額の金が絡んでいる。二〇一六年時点でセックス玩具の市場は一五〇億ドル規模だったが、二〇二〇年までに五〇〇億ドルを超えると予想されている。

そう遠くないうちに、いまの私たちが音楽や本を評価しているのと同じように、コンピューターの生み出した体験を評価し、自分の好みを教えられるようになるだろう。コンピューターは私たちの欲求を満たすわざをますます磨き、どんな人間も敵わない域に達するだろう。その次の一歩は、感覚のすべてを使ってバーチャルセックスを体験できるボディスーツだ。これなら生殖という不便さに煩わされることもない。人々はすでに、子どもの数を減らすことを選択するようになっている。現在の傾向がVRの誘惑と出会えば、人類の未来はきわめて危くなるだろう。

VRを手にした人類は、喜んで暗い闇に向かっていくかもしれない。私たちのドーパミン回路が、それが最高の未来だと告げるからだ。

ひとつだけ、人類を救えるものがある。それは、より良いバランスを見極め、もっとへの執着を乗り越え、現実の果てしない複雑さを味わい、いま手にしているものを楽しむすべを覚える、私たち自身の能力だ。

偉大になりたいと願うか？　それならば、存在することからはじめよ。
天高くそびえる広大な建造物を築きたいと望むか？……
建物が高ければ高いほど、その基礎は深くなければならない。
——アウグスティヌス

朝、目が覚めると、世界を良くしたいという望みと世界を楽しみたいという望みのあいだで引き裂かれる。そのせいで、一日の計画を立てるのが難しい。
——E・B・ホワイト

第7章

調和●ドーパミンとH&Nのバランスをとる

すべてをひとつに。

ドーパミンとH&Nのバランスを見つけるには。

生産性の高い不幸、幸福な怠惰

ある中年男性がうつ病の治療を受けるために専門医を訪ねた。彼は悲しみと無力感に加え、未来に対する不健康な強迫観念を持っていた。悪い方向に進む可能性のあるあらゆることに思いをめぐらし、いつも未知の破局をおそれていた。その不安に精神エネルギーを使い果たし、感情が安定しなかった。ごくごく些細なことで怒りを爆発させた。電車に乗って職場へ行くことができなかった。ほかの乗客にぶつかられたり、触れられたりするのに耐えられないからだ。午前三時に目を覚ました妻が、泣いている彼を見つける夜もたびたびあった。「タイヤがパンクしたら、普通の人ならＡＡＡ（全米自動車協会）に電話する。でも僕は、自殺ホットラインに電話をかける」

彼は一般的なうつ治療を受けた。Ｈ＆Ｎ神経伝達物質であるセロトニンの脳内での挙動を変化させる抗うつ剤の投与だ。彼は治療によく反応した。一か月ほどで、気分が徐々に改善し、以前のような明るさと元気を取り戻すまでになった。感情の回復力も向上し、人生の良い面を楽しめるようになった。妻も安堵した。試しに薬の量を増やしてみてもいいのではないかと彼は考え、医師も同意した。「いい気分だった」と彼は次の診察で話した。「すごく幸せだった。何もしなくてもいいような気分だった。朝、ベッドから出る理由がなかった」。彼と担当医師は、薬の量を以前の量まで減らすことにした。その後、感情のバランスは元に戻った。

セロトニン系抗うつ剤に対してこの患者のような劇的な反応を示すのは、特定の遺伝子と環境の組みあわせを持つ少数の人だけだ。とはいえ、この例は、未来を過剰に重視しても現在を過剰に楽しんでも障害が生じる可能性があることをよく表している。

ドーパミンとH&N神経伝達物質は、協調してはたらくように進化してきた。両者はしばしば互いに相反する方向に作用するが、それはつねに発火する脳細胞のなかで安定を維持するのに役立っている。だが、ドーパミンとH&Nのバランスが崩れる例はめずらしくない。とりわけ多いのが、ドーパミン側に傾くケースだ。現代の世界は、ドーパミン一辺倒になる方向へ私たちをひっきりなしに駆り立てる。過剰なドーパミンは生産性の高い不幸につながるのに対し、過剰なH&Nは幸福な怠惰につながることがある。その典型が、ワーカホリックの企業経営者とマリファナ好きの地下室の住人だ。どちらも本当の意味で幸せな人生を送っているわけでも、人間として成長しているわけでもない。良い人生を生きるためには、両者のバランスを取り戻す必要がある。

私たちは本能的に、どちらの方向であれ極端になるのは不健康だと知っている。はじめはどちらかに偏りすぎていた人が最後にはバランスを取り戻す物語が好まれるのは、それが理由かもしれない。映画『アバター』には、はじめはドーパミンに偏りすぎていた人の例が登場する。元海兵隊員のジェイクは採掘会社の警護部隊に雇われる。この会社は、パンドラという名の惑星の天然資源を開発しようと目論んでいる。手つかずの森に覆われたパンドラには、自然と調和して生きるヒューマノイド種「ナヴィ」が住んでいる。ナヴィは「エイワ」と呼ばれる母なる女神を崇拝している。これはドーパミンとH＆Nの対立の典型的な例だ。

採掘可能な資源を最大化するために、採掘会社はその邪魔になる聖地「魂の木」の破壊を計画する。計画に愕然としたジェイクは、みずからのドーパミン的な過去を退け、H＆N的なナヴィの仲間に加わり、ナヴィの人々とのあいだに親密で親和的な関係を育てる。生来のドーパミン的スキルに、ナヴィと協力するという新たに獲得した能力を組みあわせ、ジェイクはチームを組織して採掘会社の警護部隊と闘い、勝利に導く。最後には、魂の木の助けを得てナヴィの一員になり、バランスを手に入れる。

一九八〇年代の古典的映画『大逆転』は、それとは反対の方向から私たちをバランスの境地へ導いてくれる。ビリー・レイ・ヴァレンタインは無責任なホームレスだ。怠け者で自分に甘く、将来のことは何も考えていない。そんなビリーは、ある実験の被験者になる。ビリーと鏡像のようによく似ているが、こちらは成功を収めている商品仲買人と人生を交換するという実験だ。富を築いていくにつれ、ビリーは以前の気楽な生活を否定し、責任感を持つようになる。あるシーンでは、自宅の豪邸で開いたパーティーに昔の友人たちを招くが、彼らがペルシャ絨毯に嘔吐すると、柄にもなく腹を立てる。最後には、緻密な計画を実行して大金を手に入れ、自由気ままな生活に戻るが、そのときには以前とは違う新たな能力を身につけている。

普通の人がバランスを見つけるには、どうすればいいのだろうか？　誰であれ、現代社会を見捨てて木を崇拝する部族と生活をともにする可能性は低いだろう。バランスを見つけるには、別の方法を探すしかない。ドーパミンだけでは、私たちはけっして満たされない。金槌ではねじを回せないように、ドーパミンも私たちに満足を与えることはできない。それなのに、満足は曲がり角のすぐ先に――もうひとつのドーナツ、もうひとつの昇進、もうひとつの征服の先にあると私たちを絶えずそそのかす。どうすればこの踏み車から逃れられるのか？　逃れるのは簡単ではないが、方法はいくつかある。

熟練の技

熟練の技とは、特定の状況セットから最大限の報酬を引き出す能力を意味する。何に熟達するかは人それぞれで、「パックマン」やラケットボールでもいいし、フランス料理や複雑なコンピュータープログラムのデバッグでもいい。ドーパミンの観点から言えば、熟練の技は良いもの――望んで追求するべきものだ。でも、ほかの「良いもの」とは違う。食べものや新しいパートナーを見つける、競争に勝つといった単純なことではない。それよれも大きく、範囲も広い。熟練の技の獲得は、報酬の抽出に成功したことを意味する――ドーパミンがドーパミンの目標を達成したということだ。熟練の技を身につけた瞬間に、利用可能な資源を最後の一滴まで絞り出すというドーパミンの野望は頂点に達する。ドーパミンにとっては、それがすべてだ。そしてその瞬間は、味わうべきいま現在のものになる。熟練の技を獲得した時点で、ドーパミンはH＆Nに屈服する。できることをすべてやりとげたドーパミンは停止し、幸福の回路を突き進むH＆Nに道を譲る。短いあいだかもしれないが、その瞬間にドーパミンが満足感に抗うことはない。ドーパミンはその瞬間を受け入れる。恩恵に浴するのなら、よくできた仕事の恩恵に浴するに越したことはないからだ。

熟練の技は、心理学者が「統制の内的所在」と呼ぶ感情も生み出す。この用語は、みずからの選択と体験を、天命や幸運やほかの人に決められたものではなく、自分の支配下にあるものと考える傾向を指す。それは気持ちの良い感情だ。たいていの人は、自分の制御できない力のなすがままにされるのを好まない。悪天候のなかを飛行しているときは、機内でじっとしているよりも操縦しているほうがストレスが少ないとパイロットは言う。吹雪のなかでの車の運転も同じだ。ほとんどの人は助手席よりも運転席に座りたいと思うだろう。統制の内的所在は人を良い気持ちにするだけでなく、有能にもする。統制の内的所在を強く感じている人は、学業で成功を収めたり、給料の高い職を手に入れたりする確率が高い。

それに対し、「統制の外的所在」を感じている人は、人生を受動的にとらえる傾向が強い。リラックスしてのんびり幸福を感じる人もいるが、自分の失敗を人のせいにすることが多く、つねに全力を尽くすとも限らない。医師はしばしば、この手の人たちにいらだちを覚える。医療上の助言を無視する傾向があるうえに、毎日の服薬や健康なライフスタイルの選択により自分の健康を守る責任があると納得させるのが難しいからだ。

統制の内的所在の発達は、満足感（たとえしばしのあいだでも）と同じく、熟練の技の獲得に伴う数ある利点のひとつだ。けれども、それを手に入れるためには、膨大な時間と労力を要するだけでなく、絶えず精神を鍛えなければならない。技術に熟達するためには、自分が心地いいと感じるゾーンの外に繰り返し出ることが求められる。たとえばピアノを弾くなら、簡単な曲をうまく弾けるようになったら、すぐにもっと難しい曲にとりかからなければならない。それはつらい道のりだが、大きな喜びにもなる。あきらめない人は、たいていの場合、その行為に価値があると感じている。それが情熱を見つけたという実感につながる。ときには、すっかり心を奪われ、その行為に完全に没頭することもある。

五感からのデータ

あなたは歯を磨いているときに何を考えているだろうか？　たぶん、歯を磨くことではないだろう。その日やその週にしなければならないことや、未来のいつかのことを考えている可能性のほうが高い。なぜだろうか？　それが習慣だからかもしれない。心配だからかもしれない。あるいは、未来のことを考えなければ何かを失ってしまいそうでこわいからかもしれない。だが、おそらく何も失うことはない。そして、いましていることを考えていないときのあなたは、まちがいなく何かを失っている。それはもしかしたら、いままで気づいたことのないもの、予想もしていないものかもしれない。

ドーパミンが何よりも好きなのは、報酬予測誤差だ。これは、すでに説明したように、予測よりも良いものを見つけたときに生じる。矛盾するようだが、ドーパミンはあらゆる力を駆使してそうした不正確な予測を避けようとする。報酬予測誤差が快感を生むのは、自分の人生をより良くしてくれる予想外の新しいものが存在するという事実にドーパミン回路が興奮するからだ。だが、予想外の新しい資源に驚くということは、その資源があますところなく活用されていないことを意味する。そのためドーパミンは、大きな快感を生んだ驚きが二度と驚きにならないように手を尽くす。ドーパミンみずからが快感を消しているのだ。もどかしい話だが、私たちが生き続けるためにはそれが最善の策だ。では、どうすれば驚き続けられるだろうか？

現実はこれ以上ない予想外のものの宝庫だ。頭のなかで思い浮かべる空想は予測できる。私たちは同じ題材を何度も繰り返し使う。ときどきは奇抜なアイデアに驚かされることもあるが、そうなるのはまれで、概してほかのことに注意を向けているときに起きる——自分の創造性を力ずくではたらかせようとしているときではない。

現実に、いまこの瞬間に実際にしていることに注意を向ければ、脳へ流れ込む情報量が最大化される。そうすると、新しい計画を立てるドーパミンの能力も最大化する。なぜなら、ドーパミンが未来を正確に予測するモデルを構築するためにはデータが必要で、そのデータは五感から流れてくるからだ。それこそがドーパミンとH＆Nの協力だ。

興味を引く何かがドーパミン系を作動させると、私たちははっと注意を向ける。その注意を内側に向け、H＆N系を作動させることができれば、注意のレベルが高まり、感覚体験がより強烈なものになる。外国で道を歩いているところを想像してほしい。あらゆるものが、なんの変哲もない建物や木、店を見ているときでさえ、普段よりも大きな興奮を呼ぶはずだ。新しい状況にいるせいで、感覚入力がいつもよりも鮮明になっているからだ。その興奮は旅の楽しさの大部分を占めている。この作用は逆方向にもはたらく。H＆Nの感覚刺激を体験すると、とりわけ複雑な環境（「豊かな環境」と呼ばれることもある）では、脳内のドーパミン作動性の認知機能が活発になる。もっとも複雑な環境、もっとも豊かな環境は、たいてい自然環境だ。

花とコンクリート

自然は複雑だ。相互に作用する多くの要素を持つ、複数のシステムで構成されている。多くの要素が互いに影響を与えあう結果、予想外のパターンが出現する。探索すべき細部はほぼ無限にある。そのいっぽうで、私たちにとって自然は、美しいもの、想像力をかきたてるもの、ときに心を落ち着かせ、ときにエネルギーを与えてくれるものでもある。オーストラリア・メルボルン大学のケイト・リー博士を中心とする研究チームは、屋根が草花で覆われた街中の建物の写真という形で自然と四〇秒だけ触れあった場合の認知機能の影響を調べ、コンクリートで覆われた似たようなビルの写真を見せた場合の影響と比較した。

研究チームはふたつの異なる風景の影響を測定するにあたり、一群の学生に集中力を要するタスクに取り組んでもらった。コンピューター画面上に、ランダムな数字を短く表示する。学生は数字を見たらすぐにボタンを押す。ただし、3が表示されたときはボタンを押してはいけない。反応するまでの猶予は一秒未満で、二二五回連続でしなければならない。相当な集中力とモチベーションがなければうまくやりとげられない、難しいタスクだ。この研究では、四〇秒の「小休憩」を挟んでタスクを二回実行してもらった。

一回目と二回目の試行のあいだに草花で覆われたビルの写真を見た学生は、コンクリートの屋根を見た学生よりもミスの数が少なかった。研究チームはその差を説明するものとして、自然の風景が「皮質下覚醒」(欲求ドーパミン)と「皮質注意制御」(制御ドーパミン)の両方を刺激した可能性が高いと推測している。この研究を伝えた『ワシントン・ポスト』の記者は、「草木などの緑で覆われた都会の屋根は、世界中で広く見られるようになっている……(フェイスブックは)最近、カリフォルニア州メンローパークの社屋に九エーカーの巨大な緑の屋根を設置した」と書いている。H&N的な刺激でドーパミンを活性化させるそうした建築アプローチは、精神的に良いだけではなく、経済的にも良い結果をもたらすかもしれない。

倍増するミス

ほぼあらゆる体験は、全神経を集中させればより良いものになる。
——ケリー・マクゴニガル（スタンフォード大学ビジネススクール、経営学講師）

テクノロジー依存の人たちが信じていることとは裏腹に、マルチタスク、つまり複数のタスクに同時に注意を向けることは不可能だ。電話で話しながらメールを読む場合のように、一度に複数のことをしようとすると、注意が複数のタスクを行ったり来たりする結果、どちらに対しても集中力が落ちる。メールを読むのを中断して電話の相手の話に耳を傾けている時間もあるし、メールに集中しているときには電話の相手の話が耳に入らなくなる。話をしている相手には、それがわかる。相手の話に集中していないのははっきり伝わるし、重要な細部を聞き逃すこともある。「マルチタスク」は効率を高めるどころか低下させるのだ。

ユーザー体験の専門家でウェブブラウザ「ファイヤーフォックス4」のリードデザイナーでもあるエイザ・ラスキンが、その一例を提示している。「Jewelry is shiny（宝石は輝いている）」のスペルを一文字ずつ読み上げながら、自分の名前を書いてみよう。どれくらい時間がかかるだろうか？次に、「Jewelry is shiny」のスペルを一文字ずつ読み上げ、それが終わったあとに自分の名前を書いてみてほしい。どれくらい時間がかかっただろうか？　おそらく、「マルチタスク」をしたときの半分くらいだろう。

マルチタスクをしようとすると、ミスも多くなる。メールから注意をそらし、また戻るまでに要する時間はほんの数秒だ。そのごく短い中断でも、集中力を要するタスクでは、ミスの数が二倍になることもある。ミスが起きるのは、注意がそれるからではない。注意を行ったり来たりさせることで精神エネルギーが消費され、その疲労のせいで集中するのが難しくなるのだ。にもかかわらず、世間の人たち、特にコンピューターを使って仕事をしている人たちはマルチタスクをする。

カリフォルニア大学アーヴァイン校は、マイクロソフトとマサチューセッツ工科大学との共同研究のなかで、一日の大部分をオンラインで過ごす人の仕事上の習慣を追跡した。その研究によれば、別のタスクに切り替えるまでのひとつのタスクの継続時間は、平均するとわずか四七秒だった。一日のあいだにタスクを切り替える回数は四〇〇回を超えた。別のタスクに切り替えるまでの時間が短い人ほど大きなストレスを感じ、完遂する仕事も少なかった——その原因はひとえに、「タスクの切り替え」を、それぞれのタスクの完了後に一回だけするのではなく、四〇〇回も繰り返すことにある。この生産性の低下に加え、強度のストレスは疲労や燃え尽きの原因にもなる。

マインドワンダリング

未来の可能性という、抽象的で現実ではないドーパミンの世界で生きることには、代償が伴う。

その代償とは、幸せだ。ハーヴァード大学の研究チームは、あるスマートフォン・アプリを開発してその事実を明らかにした。日々の活動をしている被験者に、自分の思考や感情や行動をリアルタイムで報告させるアプリだ。研究の狙いは、心ここにあらず《マインドワンダリング》の状態と幸福との関連性を探ることにあった。この研究には、八三か国から五〇〇〇人を超える被験者が参加した。

このアプリは不特定の時間に被験者に質問を送り、データを要求する。アプリが被験者に尋ねるのは、「いま、どんな気分ですか?」「いま、何をしていますか?」「いま現在していること以外のことを考えていますか?」といった質問だ。被験者は最後の質問に対し、そのとき何をしていたかに関係なく、ほぼ半分のケースで「はい」と答えた。どの活動でもマインドワンダリングが発生する頻度は同じくらいだったが、唯一の例外がセックスだ。セックスは被験者の注意をよく引き留めていた。それ以外のあらゆる状況では、ほかのことに関する思考が頻繁に生じていた。その頻度はきわめて高く、科学用語で「刺激独立思考」と呼ばれるマインドワンダリングは脳の初期設定モードである、と研究チームが結論づけたほどだ。

幸福との関連を調べたところ、マインドワンダリングをしている人ほど幸福感が小さいことがわかった。これについても、どのような活動をしているかは関係なかった。食事中でも仕事中でも、テレビを見ているときでも社交をしているときでも、その活動に注意を払っているときのほうが幸福感は大きかった。「人間の精神はさまよう精神であり、さまよう精神は不幸せな精神である」と研究チームはまとめている。

だが、幸せなどどうでもよかったら？　ドーパミン傾向があまりにも強く、達成以外のことに興味がない人の場合はどうなのだろうか？　それでも関係ない。なぜなら、どれほど優秀で独特で創造性の高い人でも、H&Nの感覚が供給する原材料がなければ、ドーパミン回路もたいしたことは達成できないからだ。

死んだ息子を抱く聖母マリアを表現したミケランジェロの「ピエタ」は、悲しみと受容という抽象的な概念を強烈に伝える彫刻だ。だが、その芸術家の構想を具現するためには、大理石のかたまりが必要とされる。悲しみを湛えたマリアの美しさは理想化された女性性の表現だが、ミケランジェロがみずからの目を使って現実の女性を観察し、みずからの感情をつうじていまここにある現実の悲しみを感じていなければ、そのイメージを思い描くことはできなかっただろう。

私たちは現在の時を過ごすことで、自分の生きる現実の感覚情報を取り込んでいる。その情報があるからこそ、ドーパミン系がそれを使って報酬を最大化する計画を立てられる。私たちの吸収する印象は、新しいアイデアを次々と引き出し、新しい問題解決方法を見つけ出す能力を高める可能性を秘めている。そして、それはすばらしいことだ。新しい何か、それまで思いついたことのなかった何かの創造は、本質的に驚きを伴う。つねに新しいものを生む創造は、もっとも耐久性のあるドーパミン的快楽になりうる。

創造は、ドーパミンとH&Nを混ぜあわせる優れた手段だ。第4章では、従来の現実のモデルを解体することで生まれる、特定の種類の創造性について説明した。それは並外れた創造性だが、創造者はおのれの作品の追求に駆り立てられ、家族や友人といった人生のほかの要素をすべて退けてしまう。創造にとりつかれた孤独な創造者は、画期的なアイデアを持っていても、たいていは満足していない。彼らの脳では、ドーパミンが優位に立ち、H&N回路が弱まっている。だが、誰でも実践できる、もう少し普通の形の創造もある。ドーパミン的な支配ではなく、バランスを促進する創造行為だ。

木工、編み物、絵画、装飾、裁縫は、現代の世界ではあまり関心を引かない古風な活動だ——けれども、ポイントはまさにそこにある。こうした活動には、スマートフォンや高速インターネットは必要ない。これらの活動をつうじて新しいものを生み出すためには、脳と手を連動させることが求められる。まず、想像力を使って着想を得る。それを実行するための計画を立てる。そのあとで、手を使って現実のものにする。

金融業界ではたらくある企業幹部は、ストック・オプションやデリバティブ、外国為替レートなどの想像上の獣たちに思いをめぐらせて日々を過ごしていた。彼は裕福だが不幸せだった。その不幸せは、彼を精神医療の専門医のもとへと追い立てた。そして数か月後、彼は何十年も昔に手放していた絵を描く情熱を再発見した。「一日の終わりに帰宅するのが待ちきれないんです」と彼は担当医に話した。「ゆうべは、四時間も絵を描いていました。時が経つのも忘れていたくらいです」

誰もが絵画を習得する時間や情熱を持っているわけではないが、だからと言って、美の創造に手が届かないわけではない。たとえば、おとな向けの塗り絵は、一部の人を熱中させ、多くの人を満足させている。一見すると、ばかばかしいように思える。いったいなぜ、大のおとなが塗り絵なんてしなければいけないのか？　だが、塗り絵には、バランスの崩れたドーパミン優位の世界からの逃げ場を提供し、ストレスを緩和する力がある。おとな向けの塗り絵には、美しい抽象的な幾何学模様が登場する——それはまさに、ドーパミン的な抽象概念とH&N的な感覚体験の融合と言える。

子どもにとっても、手を動かすことは大切だ。二〇一五年、『タイム』誌が「学校で工作の授業を復活させる必要があるのはなぜか」と題した記事を掲載した。新鮮な木くずの香りに包まれながらする、ドリルやのこぎりを使った作業は、知能を鍛える授業の合間の良い休憩になる。木にやすりをかけ、ある工作教師の言葉を借りれば「赤ちゃんのおしりと同じくらいすべすべに」する作業は、昨今ではほとんどの人が体験したことのない喜びだろう。そして、最終的にできあがる鳥の巣箱は、まさに小さな奇跡だ。それに思いをめぐらせ、「自分がつくったんだ」と胸のうちで反芻する時間は、心のオアシスになる。

かつては、多くの人がガレージに父親の使う作業台がある家で育った。それもいまやあまり一般的ではなくなっているが、何かを直すという作業には独特の喜びがある。ひとつひとつの作業に、解決すべき問題——ドーパミン志向の活動——があり、その解決策が現実に実行される。不具合を修理するときには、必要な工具や部品が手に入らず、創造性が求められることもある。たとえば、つめ切りをワイヤーカッターとして使えることに気づいたりする。何かを修理するときには、自己効力感と支配の感覚も高まる。H&Nがドーパミン作動性の満足を生むというわけだ。

料理、庭仕事、スポーツも、知的な刺激と身体的な動きを兼ね備え、満足感をもたらして心と身体をひとつにしてくれる活動だ。そうした活動は古くさくなることがなく、生涯にわたって追求することができる。高価なスイス製時計を買えば、数週間はドーパミン作動性の興奮を味わえるかもしれないが、それが過ぎればただの時計だ。地域マネージャーに昇進すれば、当初は仕事に興奮を覚えるだろうが、最終的には変わりばえのしない単調な仕事になる。だが、創造は違う。なぜなら、H&Nとドーパミンが一体となって呼び覚まされるからだ。言ってみれば、鉄に少量の炭素を混ぜて鋼鉄をつくるようなものだ。その結果、より強く、耐久性のあるものができる。ドーパミン的な快楽に身体的なH&Nを加えたときにも、まさにその現象が起きる。

だが、ほとんどの人は、絵画や音楽、飛行機模型の制作といった創造活動をわざわざしようとはしない。それをする実用的な理由がないからだ。そうした活動は、少なくともはじめのうちは難しいし、金や名声が得られるわけでもないし、より良い未来を保証してくれるわけでもない。けれども、私たちを幸せにしてくれるかもしれない。

幸せにはどちらも必要

二〇一五年、社員のやる気を高めたい経営者のためのサービスを提供するコンサルティング会社タイニーパルスが、五〇〇社を超える企業ではたらく従業員三万人以上を対象に調査を実施した。この調査では、経営者、同僚、職業面での成長に関する質問をしたが、本当の狙いは幸福度を調べることにあった。

タイニーパルスによれば、過去にこうした調査が実施された例はないという。経営コンサルタントは概して幸福を重視しているようには見えない。しかし、幸福こそが会社の成功に欠かせないと考えたタイニーパルスは、幅広い業界で幸福度を調べた。対象となった業界には、技術、金融、バイオテクノロジーといった人気分野も含まれている。ところが、幸福度のトップに立ったのは、そうした人気分野のいずれでもなかった。もっとも幸せな従業員は、建設労働者だったのだ。

建設労働者は抽象的な計画を立て、それを具現化する。頭と手を使っている。仲間意識も強い。建設労働者が幸せを感じる理由をタイニーパルスが調べたところ、もっとも多い回答は「すばらしい仲間がいるから」というものだった。ある建設会社のマネージャーは、こう語っている。「一日の終わりに全員をひとつにしている要素が、数杯のビールでしばしリラックスして、いろいろなことを――良いことも悪いことも――語りあう時間だ」。職場という環境で親和的関係が重要な役割を果たし、仕事と友情、ドーパミンとH&Nを両立させているのだ。

建設労働者が挙げた幸せの理由として二番目に多かったのが、「自分の仕事とプロジェクトに興奮しているから」というものだった。これはドーパミン的な理由だ。また、調査レポートの著者らの指摘によれば、建設業界はこの調査の前年に安定した成長を見せ、その成長が賃金の上昇に反映されたという。それにもドーパミンが関係している。哲学者アリストテレスは、幸せこそがあらゆる目的の究極の目的だと考えた。その幸せを手に入れるには、ドーパミンとH&Nの両方が必要ということだ。

＊　＊　＊

私たちを人間たらしめているもの、それがドーパミン回路だ。ドーパミン回路は私たち人類に特別な力を与えている。私たちは考える。計画を立てる。想像する。思考の次元を高め、真実や正義や美といった抽象的な概念に思いをめぐらす。その回路のなかで、私たちは空間と時間のあらゆる壁を乗り越える。人類がきわめて厳しい環境で――外宇宙でさえも――繁栄しているのは、周囲の世界を支配する能力のおかげだ。だが、その同じ回路が私たちを暗い道へ――依存症や裏切り、不幸につながる道へ導くこともある。偉人になろうとするのなら、それには不幸が伴うという事実を受け入れなければならないだろう。なぜなら、不満という刺激こそが私たちを努力へと駆り立て、ほかの人たちが家族や友人と過ごす時間を楽しんでいるときにも休まず続けさせているからだ。

だが、幸せな人生のほうがいいと思うなら、その望みを成就するためには、別の種類の課題を達成しなければならない——調和を見つけるという課題だ。終わりのないドーパミンの刺激という誘惑に打ち勝ち、もっと多くを求める果てしない渇望に背を向けなければならない。ドーパミンとH&Nを融合させることができれば、私たちは調和に到達できる。いついかなるときもドーパミン一辺倒では、望みうる最高の未来にはたどりつけない。感覚的な現実と抽象的な思考が連動してはじめて、脳の潜在能力があますところなく解き放たれるのだ。最高の性能を発揮したときの脳が生み出せるのは、幸福と満足だけではない。富と知識だけでもない。私たちの脳には、感覚的体験と知的な理解力の豊かな混ざりあいを生み出す力も備わっている。その混ざりあいこそが、よりバランスのとれた人間に至る道へと私たちを導いてくれるはずだ。

著者からの注記

本書には、きわめて興味深い科学実験の数々を、見つけられる限りいっぱいにつめこんだ。ただし、特に後半の章には、推測にもとづくものもある。理解しやすくするために、いくぶん過剰に単純化したところもある。脳はとても複雑なもので、最先端の神経学者でさえ、理解可能な脳のモデルを構築するには単純化しなければならない。また、科学とは乱雑なものだ。ある研究と別の研究が矛盾することもあるし、どちらの結果が正しいかが明らかになるまでに時間がかかることもある。証拠全体を検証していたら、読者はすぐに退屈してしまうだろう。そこで、本書の執筆にあたっては、この分野に重要な形で影響を与える研究や、科学的合意が存在する場合にはその合意を反映する研究を選んだ。

科学は乱雑なだけではない。ときに奇妙にもなる。人類の行動を理解するための探求が、おかしな形をとることもある。試験管に入った化学物質を研究するのとはわけが違うし、もっと言えば、生きている人間が感染する病気の研究とも異なる。脳学者たちは、研究室の環境のなかで重要な行動を誘発する方法を見つけなければならない。なかには、恐怖や欲望、性欲といった強い感情が引き起こす、慎重な扱いの求められる微妙な行動もある。本書では可能な限り、そうした奇妙さを浮き彫りにする研究を採用した。

ヒトを対象とする研究は、どのような形であれ油断のならないものだ。医師と患者が協力して病気を治す臨床治療とはまったく違う。臨床治療の場合、それがどのような治療であれ、もっとも効果があると思われるものが選ばれる。唯一の目的は、患者の症状を改善させることだ。

それに対し、研究の目的は科学的な疑問に答えることにある。科学者は被験者のリスクを最小限に抑えるために力を尽くすが、それでもやはり科学が最優先でなければならない。実験的な治療を利用して命が助かることもときにはあるが、たいていの場合、被験者は通常の臨床治療では経験しないであろうリスクにさらされる。

研究への参加を買って出た被験者は、ほかの人たち――その研究がうまくいけばより良い人生を送れるはずの患者たちの利益と引き換えに、みずからの安全を多少なりとも犠牲にしていることになる。それはいわば、閉じ込められた人を助けようと燃えさかるビルに駆け込む消防士のようなもの。他者の幸福のために、みずからを危険にさらす道を選んだということだ。

もちろん、大前提として、自分が何に参加することになるかを被験者が正確に把握する必要はある。その過程はインフォームド・コンセントと呼ばれ、たいていは研究目的の説明と参加のリスクを列挙した長い書類の形をとる。これは良いシステムだが、完璧ではない。被験者がいつも必ず書類を丹念に読むとは限らない。おそろしく長い書類であれば、なおさらだ。ときには、欺瞞が研究に欠かせない要素だという理由から、研究者が意図的に説明を省くケースもある。だが全体として見れば、ヒトの行動の謎解きに取り組む科学者たちは、被験者が自発的なパートナーとなるように最善を尽くしている。

謝辞

『人類の進化と歴史におけるドーパミン的精神（*The Dopaminergic Mind in Human Evolution and History*）』の著者、フレッド・H・プレヴィック博士にとびきりの感謝を贈る。博士の著書は、未来志向のドーパミンと現在志向のその他の神経伝達物質との根本的な違いを教えてくれた。おもに科学者に向けて書かれた本だが、本書を形づくる神経生物学についてさらに深く知りたい方には、プレヴィック博士の本を強くおすすめする。

　私たち著者の担当エージェントを務めた、ハーヴェイ・クリンガー・エージェンシーのアンドレア・サムバーグとウェンディ・レヴィンソンに感謝する。私たちが何をしようとしているかを即座に理解し、私たちの求める裏づけを与えてくれた。本書の発行元であるベンベラ・ブックスのグレン・イエフェスにも感謝する。その熱意と専門知識のおかげで、安心して前へ進むことができた。ベンベラのチーム、とりわけリー・ウィルソン、エイドリエン・ラング、ジェニファー・キャンゾネリ、アレクサ・スティーヴンソン、サラ・アヴィンジャー、ヘザー・バターフィールド、そして顔をあわせたことさえない私たちの作品のために骨を折ってくれたすべての人たちに感謝する。それから、非凡なコピーエディター、ジェイムズ・M・フレイリーに特別な感謝を。彼ならこの一文でさえ、おそらく眠りながらでもより良いものにできるだろう。

　本書の著者のひとりダニエル・Z・リーバーマンは、長年にわたり指導を賜ったフレデリック・

グッドウィン博士に感謝する。グッドウィン博士は世界を代表する双極性障害の専門家で、移住と双極性遺伝子の関係に私の目を向けさせ、一九世紀の米国の特性をより深く理解したいのならトクヴィルの古典的作品『アメリカのデモクラシー』を読めと薦めてくれた。ジョージ・ワシントン大学医師協会には、活気ある学術環境で精神医学を実践する機会を、そして精神疾患とともに生きる人たちを治療するという特権を与えてくれたことに感謝する。みずからの苦痛、達成、希望、そして恐怖を打ち明けるのを厭わない私の患者たちの意欲は、つねにインスピレーションの源になっている。そのことをありがたく思う。憎たらしいほど難しい質問をしてくれた医学生と研修医にも感謝する。彼らのおかげで、脳の機能に関する理解を絶えず再考せざるをえなかった。

本書のもうひとりの著者マイケル・E・ロングは、本書をいち早く読み、科学的に魅力のある本だと太鼓判を押してくれたグレッグ・ノースカットとジム・ハバード、エレン・ハバードに感謝する。専門的な事例を提供してくれたジョン・J・ミラーと、個人的なインスピレーションを与えてくれたピーター・ナッシュにも感謝したい。ジョージタウン大学で私が教える学生たちにも、執筆の大部分は考えることからなると改めて教えてくれたことに感謝する。故ブレイク・スナイダーがいなければ、私は物語の語り方を知らないままだっただろう。そして、ヴィンス・ギリガンがいなければ、私が物語の歌わせ方を知ることはなかっただろう——このふたりに感謝したい。笑いのネタを日々提供してくれる、きょうだいのテッドにも感謝を。これからも続けてほしい。そしてもちろん、ありがとう、お母さん。

ダニエルは妻マサミの支えと前向きな心、やさしい励ましに感謝する。本書完成までの道のりで障害に出くわし、自分自身を疑ったときにも、その疑念はマサミに打ち明けた瞬間に消え去った。息子のサムとザックにも、私の人生に喜びをもたらし、私を人として否応なく成長させてくれたことに感謝する。

マイケルは妻ジュリアが見せてくれた、過去二年間の度量の広さに感謝する。ジュリアはいつも私に好き放題わめかせたあと、額にキスをして、どうにかなると言ってくれた。私の子どもたち、サム、マデレン、ブリンにも、本当は興味がなくても興味のあるふりをしてくれたことに感謝する。きみたち全員を愛している。

著者ふたりは、ホワイトハウス近くにある「TGIフライデーズ」に感謝の意を表したい。私たちはよく、そのバーで制御ドーパミンと欲求ドーパミンの両方のはたらきに身を任せた。そこで生まれた計画と想像は最終的に、あなたがいま手にしているちょっとした現実に帰結した。

最後になるが、この本はそもそも、釣りや野球といったごく普通の余暇にてんで興味がなく、ふたり一緒にできることといえばランチ通いか本の執筆くらいしかない友人どうしの試みとしてはじまったものだ。二度ほど一触即発の事態にはなったが、私たちの友情は変わらない。

ダニエル・Z・リーバーマン、マイケル・E・ロング（二〇一八年二月）

注

◉第１章　愛

1. ドーパミンがオーガズムをもたらすという説もあるが、これは正確ではない。性的反応のサイクルは、欲望、興奮、オーガズム、消散の４つに分けられる。このうち、ドーパミンは欲求、興奮という未来志向にかかわっているが、オーガズムのときにはそのはたらきが止まる。

◉第２章　依存症

1. 長年のコカイン使用者にコカインと同様の刺激物を注射したところ、健康な人に同じ薬物を投与した場合に比べ、ドーパミン分泌量が80%少なかった。依存症患者のドーパミン分泌量は、プラセボ（塩水などの不活性物質）を注射した場合と同程度だった。
2. 本書の全体をつうじ、プライバシーを保護するために個人情報や症例に変更を加え、複数のケースを組みあわせている。
3. この問題はおもに男性に見られるが、女性が影響を受けないわけではない。13人の患者の症例をまとめたメイヨー・クリニックの症例集には、2人の女性の例がある。いずれも独身で、治療開始前は性的な節度を保っていた。
4. ただし、煙草と酒類の値上げ、特に煙草の値上げに関しては異論もある。喫煙者は着々と減っている。喫煙を続ける人は貧しく、教育水準が低い傾向がある。そのため、煙草税が引き上げられると、そうした層の人々がもっとも大きな打撃を受ける。これは裕福で余裕のある人の負担を大きくする税制度と矛盾する。値上げ戦略の支持者は、貧困層に対する増税により痛みが生じても、がんや肺気腫、心臓病になるリスクの低下により相殺できると主張している。

◉第３章　支配

1. ここでは、「環境」という語を一般的な用法とは違う意味で使っている。たいていの人は、環境と言えば自然の世界を思い浮かべる。「環境保護主義」と言うときのように、守るべきものをイメージする人も多い。神経学者が環境という言葉を使う場合、遺伝子から生じる影響と対になるものとして、私たちの行動や健康に影響を与える外の世界にあるものすべてを指している。したがって、環境には山や木や草だけでなく、人や人間関係、食べもの、家なども含まれる。
2. この障害は、成人では子どものような多動性が見られないケースが多いことから、注意欠陥障害（ADD）と呼ばれることもある。ただし、ここでは厳密な科学用語であるADHDを使用する。

◉第４章　創造と狂気

1. 精神科で「狂気」という診断が下されることはない。本書では、この言葉を会話で使う場合と同じように、妄想や思考の混乱・歪みを含む重度の精

神障害を意味するものとして使っている。「狂気」という話し言葉が指す症状は、統合失調症と診断されるケースがもっとも多い。
2．迷信はごく軽度の妄想にあたるのか？　それとも、自分で選んだものなのか？　研究では、迷信深い人にドーパミン活性の高い傾向が見られることが示唆されている。したがって、迷信を信じる一部の人については、特定の遺伝的傾向が存在する可能性がある。
3．「空想」という語は、一般には、無尽蔵の富を夢見るような白昼夢を指すものとして使われることが多いが、この文脈では、広く想像の産物を意味している。
4．自閉症も、脳内のドーパミン活性の異常な高さが関係している。

◉第５章　政治
1．実際に、ロンドンの精神医学研究所の研究グループは、Ｐスコアの高い人の脳では、スコアの低い人に比べてドーパミン受容体の密度が高いことを明らかにした。受容体の密度が高いとドーパミンの信号が強くなり、それが特徴的な性格の表出につながる。この関連性は、Ｐの意味するところ、すなわち「精神病傾向（Psychoticism）」にも見てとれる。高いＰスコアは、統合失調症発症のリスク因子だ。だからといって、リベラルな人すべてが精神病のリスクを抱えているわけではないが、多くの場合、リベラルな人たちには、ときに精神病の領域に片脚を突っこんでいる創造性の高い人たちとの共通点が見られる。
2．このデータにはいくつかの弱点がある。納税申告書から得られたこのデータは、項目別控除を申告した35％の納税者の情報にもとづいている。一般に、項目別控除を申告するのは裕福な納税者だ。また、慈善的寄付のうち、貧困層を支援するための寄付はわずか３分の１にすぎない。ギビングUSA財団の2011年の調査によれば、寄付金の32％は宗教団体、29％は教育機関、私立財団、芸術、文化、環境に関する慈善団体に対するものだという。そうした弱点はあるものの、この調査レポートは、他者に寄付をする可能性が高い人について、興味深い概観を提示している。
3．セロトニン系の抗うつ剤を１回投与しただけでは、気分に影響を与えるには十分ではない。通常、効果が出るまでには、数週間にわたって毎日服用する必要がある。初回の投与で脳内のセロトニン量は増加するが、数週間の治療を経ると、状況はそれよりも複雑になる。うつの症状が消えはじめるころには、脳が薬に適応し、一部の領域ではセロトニン系の活性が高まり、別の場所では活性が低くなる。抗うつ剤が気分を向上させる仕組みについては、まだたしかなことはわかっていない。

◉第６章　進歩
1．第５章で説明したように、アメリカでは、変化を支持するリベラルのほうが、現状維持を好む保守よりもドーパミン活性が高い傾向にある。欧州では、それが逆転する。一般に、リベラルな政府が現状維持を体現しているのに対し、右派政党は急進的な変化を主張している。

参考文献

●第1章 愛

Fowler, J. S., Volkow, N. D., Wolf, A. P., Dewey, S. L., Schlyer, D. J., MacGregor, R. R., . . . Christman, D. (1989). Mapping cocaine binding sites in human and baboon brain in vivo. *Synapse*, 4(4), 371–377.

Colom-bo, M. (2014). Deep and beautiful. The reward prediction error hypothesis of dopamine. *Studies in History and Philosophy of Science Part C: Studies in History and Philosophy of Biological and Biomedical Sciences*, 45, 57–67.

Previc, F. H. (1998). *The neuropsychology of 3-D space.* Psychological Bulletin, 124(2), 123.

Skinner, B. F. (1990). *The behavior of organisms: An experimental analysis.* Cambridge, MA: B. F. Skinner Foundation.

Fisher, H. E., Aron, A., & Brown, L. L. (2006). Romantic love: A mammalian brain system for mate choice. *Philosophical Transactions of the Royal Society of London B: Biological Sciences*, 361(1476), 2173–2186.

Marazziti, D., Akiskal, H. S., Rossi, A., & Cassano, G. B. (1999). Alteration of the platelet serotonin transporter in romantic love. *Psychological Medicine*, 29(3), 741–745.

Spark, R. F. (2005). Intrinsa fails to impress FDA advisory panel. *International Journal of Impotence Research*, 17(3), 283–284.

Fisher, H. (2004). *Why we love: The nature and chemistry of romantic love*. New York: Macmillan. ヘレン・フィッシャー『人はなぜ恋に落ちるのか？——恋と愛情と性欲の脳科学』（大野晶子訳、ヴィレッジブックス）

Stoléru, S., Fonteille, V., Cornélis, C., Joyal, C., & Moulier, V. (2012). Functional neuroimaging studies of sexual arousal and orgasm in healthy men and women: A review and meta-analysis. *Neuroscience & Biobehavioral Reviews*, 36(6), 1481–1509.

Georgiadis, J. R., Kringelbach, M. L., & Pfaus, J. G. (2012). Sex for fun: A synthesis of human and animal neurobiology. *Nature Reviews Urology*, 9(9), 486–498.

Garcia, J. R., MacKillop, J., Aller, E. L., Merriwether, A. M., Wilson, D. S., & Lum, J. K. (2010). Associations between dopamine D4 receptor gene variation with both infidelity and sexual promiscuity. *PLoS One*, 5(11), e14162.

Komisaruk, B. R., Whipple, B., Crawford, A., Grimes, S., Liu, W. C., Kalnin, A., & Mosier, K. (2004). Brain activation during vaginocervical self-stimulation and orgasm in women with complete spinal cord injury:

fMRI evidence of mediation by the vagus nerves. *Brain Research*, 1024(1), 77–88.

◉第 2 章　依存症
Pfaus, J. G., Kippin, T. E., & Coria-Avila, G. (2003). What can animal models tell us about human sexual response? *Annual Review of Sex Research*, 14(1), 1–63.
Fleming, A. (2015, May–June). The science of craving. *The Economist 1843*. Retrieved from https://www.1843magazine.com/content/features/wanting-versus-liking
Study with "never-smokers" sheds light on the earliest stages of nicotine dependence. (2015, September 9). *Johns Hopkins Medicine*. Retrieved from https://www.hopkinsmedicine.org/news/media/releases/study_with_never_smokers_sheds_light_on_the_earliest_stages_of_nicotine_dependence
Rutledge, R. B., Skandali, N., Dayan, P., & Dolan, R. J. (2015). Dopaminergic modulation of decision making and subjective well-being. *Journal of Neuroscience*, 35(27), 9811–9822.
Weintraub, D., Siderowf, A. D., Potenza, M. N., Goveas, J., Morales, K. H., Duda, J. E., . . . Stern, M. B. (2006). Association of dopamine agonist use with impulse control disorders in Parkinson disease. *Archives of Neurology*, 63(7), 969–973.
Moore, T. J., Glenmullen, J., & Mattison, D. R. (2014). Reports of pathological gambling, hypersexuality, and compulsive shopping associated with dopamine receptor agonist drugs. *JAMA Internal Medicine*, 174(12), 1930–1933.
Ian W. v. Pfizer Australia Pty Ltd. Victoria Registry, Federal Court of Australia, March 10, 2012.
Klos, K. J., Bower, J. H., Josephs, K. A., Matsumoto, J. Y., & Ahlskog, J. E. (2005). Pathological hypersexuality predominantly linked to adjuvant dopamine agonist therapy in Parkinson's disease and multiple system atrophy. *Parkinsonism and Related Disorders*, 11(6), 381–386.
Pickles, K. (2015, November 23). How online porn is fueling sex addiction: Easy access to sexual images blamed for the rise of people with compulsive sexual behaviour, study claims. *Daily Mail*. Retrieved from http://www.dailymail.co.uk/health/article-3330171/How-online-porn-fuelling-sex-addiction-Easy-access-sexual-images-blamed-rise-people-compulsive-sexual-behaviour-study-claims.html
Voon, V., Mole, T. B., Banca, P., Porter, L., Morris, L., Mitchell, S., . . . Irvine, M. (2014). Neural correlates of sexual cue reactivity in individuals with and without compulsive sexual behaviors. *PloS One*, 9(7), e102419.

Dixon, M., Ghezzi, P., Lyons, C., & Wilson, G. (Eds.). (2006). *Gambling: Behavior theory, research, and application*. Reno, NV: Context Press.
National Research Council. (1999). *Pathological gambling: A critical review*. Chicago: Author.
Gentile, D. (2009). Pathological video-game use among youth ages 8 to 18: A national study. *Psychological Science*, 20(5), 594–602.
Przybylski, A. K., Weinstein, N., & Murayama, K. (2016). Internet gaming disorder: Investigating the clinical relevance of a new phenomenon. *American Journal of Psychiatry,* 174(3), 230–236.
Chatfield, T. (2010, November). *Transcript of "7 ways games reward the brain."* Retrieved from https://www.ted.com/talks/tom_chatfield_7_ways_games_reward_the_brain/transcript?language=en
Fritz, B., & Pham, A. (2012, January 20). Star Wars: The Old Republic? the story behind a galactic gamble. Retrieved from http://herocomplex.latimes.com/games/star-wars-the-old-republic-the-story-behind-a-galactic-gamble/
Nayak, M. (2013, September 20). Grand Theft Auto V sales zoom past $1 billion mark in 3 days. Reuters. Retrieved from http://www.reuters.com/article/entertainment-us-taketwo-gta-idUSBRE98J0O820130920
Ewalt, David M. (2013, December 19). Americans will spend $20.5 billion on video games in 2013. *Forbes.* Retrieved from https://www.forbes.com/sites/davidewalt/2013/12/19/americans-will-spend-20-5-billion-on-video-games-in-2013/#2b5fa4522c1e

◉第３章　支配

MacDonald, G. (1993). *The light princess: And other fairy tales.* Whitethorn, CA: Johannesen. ジョージ・マクドナルド『かるいお姫さま』（脇明子訳、岩波書店）
Previc, F. H. (1999). Dopamine and the origins of human intelligence. *Brain and Cognition*, 41(3), 299–350.
Salamone, J. D., Correa, M., Farrar, A., & Mingote, S. M. (2007). Effort-related functions of nucleus accumbens dopamine and associated forebrain circuits. *Psychopharmacology*, 191(3), 461–482.
Rasmussen, N. (2008). *On speed: The many lives of amphetamine*. New York: NYU Press.
McBee, S. (1968, January 26). The end of the rainbow may be tragic: Scandal of the diet pills. *Life Magazine*, 22–29.
PsychonautRyan. (2013, March 9). *Amphetamine-induced narcissism* [Forum thread]. Bluelight.org. Retrieved from http://www.bluelight.org/vb/threads/689506-Amphetamine-Induced-Narcissism?s=e81c6e06edabbcf704296e266b7245e4
Tiedens, L. Z., & Fragale, A. R. (2003). Power moves: Complementarity

in dominant and submissive nonverbal behavior. *Journal of Personality and Social Psychology*, 84(3), 558–568.

Schlemmer, R. F., & Davis, J. M. (1981). Evidence for dopamine mediation of submissive gestures in the stumptail macaque monkey. *Pharmacology, Biochemistry, and Behavior*, 14, 95–102.

Laskas, J. M. (2014, December 21). Buzz Aldrin: The dark side of the moon. GQ. Retrieved from http://www.gq.com/story/buzz-aldrin

Cortese, S., Moreira-Maia, C. R., St. Fleur, D., Morcillo-Peñalver, C., Rohde, L. A., & Faraone, S. V. (2015). Association between ADHD and obesity: A systematic review and meta-analysis. *American Journal of Psychiatry*, 173(1), 34–43.

Goldschmidt, A. B., Hipwell, A. E., Stepp, S. D., McTigue, K. M., & Keenan, K. (2015). Weight gain, executive functioning, and eating behaviors among girls. *Pediatrics*, 136(4), e856–e863.

O'Neal, E. E., Plumert, J. M., McClure, L. A., & Schwebel, D. C. (2016). The role of body mass index in child pedestrian injury risk. *Accident Analysis & Prevention*, 90, 29–35.

Macur, J. (2014, March 1). End of the ride for Lance Armstrong. *The New York Times*. Retrieved from https://www.nytimes.com/2014/03/02/sports/cycling/end-of-the-ride-for-lance-armstrong.html

Schurr, A., & Ritov, I. (2016). Winning a competition predicts dishonest behavior. *Proceedings of the National Academy of Sciences*, 113(7), 1754–1759.

Trollope, A. (1874). *Phineas redux*. London: Chapman and Hall.

Power, M. (2014, January 29). The drug revolution that no one can stop. *Matter*. Retrieved from https://medium.com/matter/the-drug-revolution-that-noone-can-stop-19f753fb15e0#.sr85czt5n

Baumeister, R. F., Bratslavsky, E., Muraven, M., & Tice, D. M. (1998). Ego depletion: Is the active self a limited resource? *Journal of Personality and Social Psychology*, 74(5), 1252–1265.

MacInnes, J. J., Dickerson, K. C., Chen, N. K., & Adcock, R. A. (2016). Cognitive neurostimulation: Learning to volitionally sustain ventral tegmental area activation. *Neuron*, 89(6), 1331–1342.

Miller, W. R. (1995). *Motivational enhancement therapy manual: A clinical research guide for therapists treating individuals with alcohol abuse and dependence*. Darby, PA: DIANE Publishing.

Kadden, R. (1995). *Cognitive-behavioral coping skills therapy manual: A clinical research guide for therapists treating individuals with alcohol abuse and dependence* (No. 94). Darby, PA: DIANE Publishing.

Nowinski, J., Baker, S., & Carroll, K. M. (1992). *Twelve step facilitation therapy manual: A clinical research guide for therapists treating individuals with alcohol abuse and dependence* (Project MATCH

Monograph Series, Vol.1). Rockville, MD: U.S. Dept. of Health and Human Services, Public Health Service, Alcohol, Drug Abuse, and Mental Health Administration, National Institute on Alcohol Abuse and Alcoholism.

Barbier, E., Tapocik, J. D., Juergens, N., Pitcairn, C., Borich, A., Schank, J. R., . . . Vendruscolo, L. F. (2015). DNA methylation in the medial prefrontal cortex regulates alcohol-induced behavior and plasticity. *The Journal of Neuroscience*, 35(15), 6153–6164.

Massey, S. (2016, July 22). An affective neuroscience model of prenatal health behavior change [Video]. Retrieved from https://youtu.be/tkng4mPh3PA

●第４章　創造と狂気

Orendain, S. (2011, December 28). In Philippine slums, capturing light in a bottle. *NPR All Things Considered*. Retrieved from https://www.npr.org/2011/12/28/144385288/in-philippine-slums-capturing-light-in-a-bottle

Nasar, S. (1998). *A beautiful mind*. New York, NY: Simon & Schuster. シルヴィア・ナサー『ビューティフル・マインド――天才数学者の絶望と奇跡』(塩川優訳、新潮社)

Dement, W. C. (1972). *Some must watch while some just sleep*. New York: Freeman.

Winerman, L. (2005). Researchers are searching for the seat of creativity and problem-solving ability in the brain. *Monitor on Psychology*, 36(10), 34.

Green, A. E., Spiegel, K. A., Giangrande, E. J., Weinberger, A. B., Gallagher, N. M., & Turkeltaub, P. E. (2016). Thinking cap plus thinking zap: tDCS of frontopolar cortex improves creative analogical reasoning and facilitates conscious augmentation of state creativity in verb generation. *Cerebral Cortex*, 27(4), 2628–2639.

Schrag, A., & Trimble, M. (2001). Poetic talent unmasked by treatment of Parkinson's disease. *Movement Disorders*, 16(6), 1175–1176.

Pinker, S. (2002). Art movements. *Canadian Medical Association Journal*, 166(2), 224.

Gottesmann, C. (2002). The neurochemistry of waking and sleeping mental activity: The disinhibition-dopamine hypothesis. *Psychiatry and Clinical Neurosciences*, 56(4), 345–354.

Scarone, S., Manzone, M. L., Gambini, O., Kantzas, I., Limosani, I., D'Agostino, A., & Hobson, J. A. (2008). The dream as a model for psychosis: An experimental approach using bizarreness as a cognitive marker. *Schizophrenia Bulletin*, 34(3), 515–522.

Fiss, H., Klein, G. S., & Bokert, E. (1966). Waking fantasies following interruption of two types of sleep. *Archives of General Psychiatry*,

14(5), 543–551.
Rothenberg, A. (1995). Creative cognitive processes in Kekulé's discovery of the structure of the benzene molecule. *American Journal of Psychology*, 108(3), 419–438.
Barrett, D. (1993). The "committee of sleep": A study of dream incubation for problem solving. *Dreaming*, 3(2), 115–122.
Root-Bernstein, R., Allen, L., Beach, L., Bhadula, R., Fast, J., Hosey, C., & Podufaly, A. (2008). Arts foster scientific success: Avocations of Nobel, National Academy, Royal Society, and Sigma Xi members. *Journal of Psychology of Science and Technology*, 1(2), 51–63.
Friedman, T. (Producer), & Jones, P. (Director). (1996). *NOVA: Einstein Revealed*. Boston, MA: WGBH.
Kuepper, H. (2017). Short life history: Hans Albert Einstein. Retrieved from http://www.einstein-website.de/biographies/einsteinhansalbert_content.html
James, I. (2003). Singular scientists. *Journal of the Royal Society of Medicine*, 96(1), 36–39.

●第５章　政治

Verhulst, B., Eaves, L. J., & Hatemi, P. K. (2012). Correlation not causation: The relationship between personality traits and political ideologies. *American Journal of Political Science*, 56(1), 34–51.
Bai, M. (2017, June 29). Why Pelosi should go—and take the '60s generation with her. *Matt Bai's Political World*. Retrieved from www.yahoo.com/news/pelosi-go-take-60s-generation-090032524.html
Gray, N. S., Pickering, A. D., & Gray, J. A. (1994). Psychoticism and dopamine D2 binding in the basal ganglia using single photon emission tomography. *Personality and Individual Differences*, 17(3), 431–434.
Eysenck, H. J. (1993). Creativity and personality: Suggestions for a theory. *Psychological Inquiry*, 4(3), 147–178.
Ferenstein, G. (2015, November 8). Silicon Valley represents an entirely new political category. TechCrunch. Retrieved from https://techcrunch.com/2015/11/08/silicon-valley-represents-an-entirely-new-political-category/
Moody, C. (2017, February 20). Political views behind the 2015 Oscar nominees. CNN. Retrieved from http://www.cnn.com/2015/02/20/politics/oscars-political-donations-crowdpac/
Robb, A. E., Due, C., & Venning, A. (2016, June 16). Exploring psychological wellbeing in a sample of Australian actors. *Australian Psychologist*.
Wilson, M. R. (2010, August 23). Not just News Corp.: Media companies have long made political donations. *OpenSecrets Blog*. Retrieved from

https://www.opensecrets.org/news/2010/08/news-corps-million-dollar-donation/
Kristof, N. (2016, May 7). A confession of liberal intolerance. *The New York Times*. Retrieved from http://www.nytimes.com/2016/05/08/opinion/sunday/a-confession-of-liberal-intolerance.html
Flanagan, C. (2015, September). That's not funny! Today's college students can't seem to take a joke. *The Atlantic*.
Kanazawa, S. (2010). Why liberals and atheists are more intelligent. *Social Psychology Quarterly*, 73(1), 33–57.
Amodio, D. M., Jost, J. T., Master, S. L., & Yee, C. M. (2007). Neurocognitive correlates of liberalism and conservatism. *Nature Neuroscience*, 10(10), 1246–1247.
Settle, J. E., Dawes, C. T., Christakis, N. A., & Fowler, J. H. (2010). Friendships moderate an association between a dopamine gene variant and political ideology. *The Journal of Politics*, 72(4), 1189–1198.
Ebstein, R. P., Monakhov, M. V., Lu, Y., Jiang, Y., San Lai, P., & Chew, S. H. (2015, August). Association between the dopamine D4 receptor gene exon III variable number of tandem repeats and political attitudes in female Han Chinese. *Proceedings of the Royal Society B*, 282(1813), 20151360.
How states compare and how they voted in the 2012 election. (2014, October 5). *The Chronicle of Philanthropy*. Retrieved from https://www.philanthropy.com/article/How-States-CompareHow/152501
Giving USA. (2012). *The annual report on philanthropy for the year 2011*. Chicago: Author.
Kertscher, T. (2017, December 30). Anti-poverty spending could give poor $22,000 checks, Rep. Paul Ryan says. Politifact. Retrieved from http://www.politifact.com/wisconsin/statements/2012/dec/30/paul-ryan/anti-poverty-spending-could-give-poor-22000-checks/
Giving USA. (2017, June 29). Giving USA: Americans donated an estimated $358.38 billion to charity in 2014; highest total in report's 60-year history [Press release]. Retrieved from https://givingusa.org/giving-usa-2015-press-release-giving-usa-americans-donated-an-estimated-358-38-billion-to-charity-in-2014-highest-total-in-reports-60-year-history/
Konow, J., & Earley, J. (2008). The hedonistic paradox: Is homo economicus happier? *Journal of Public Economics*, 92(1), 1–33.
Post, S. G. (2005). Altruism, happiness, and health: It's good to be good. *International Journal of Behavioral Medicine*, 12(2), 66–77.
Brooks, A. (2006). *Who really cares?: The surprising truth about compassionate conservatism*. Basic Books.
Leonhardt, D., & Quealy, K. (2015, May 15). How your hometown

affects your chances of marriage. *The Upshot* [Blog post]. Retrieved from https://www.nytimes.com/interactive/2015/05/15/upshot/the-places-that-discouragemarriage-most.html

Kanazawa, S. (2017). Why are liberals twice as likely to cheat as conservatives? *Big Think*. Retrieved from http://hardwick.fi/E%20pur%20si%20muove/whyare-liberals-twice-as-likely-to-cheat-as-conservatives.html

Match.com. (2012). Match.com presents Singles in America 2012. *Up to Date* [blog]. Retrieved from http://blog.match.com/sia/

Dunne, C. (2016, July 14). Liberal artists don't need orgasms, and other findings from OkCupid. Hyperallergic. Retrieved from http://hyperallergic.com/311029/liberal-artists-dont-need-orgasms-and-other-findings-from-okcupid/

Carroll, J. (2007, December 31). Most Americans "very satisfied" with their personal lives. Gallup.com. Retrieved from http://www.gallup.com/poll/103483/most-americans-very-satisfied-their-personal-lives.aspx

Cahn, N., & Carbone, J. (2010). *Red families v. blue families: Legal polarization and the creation of culture*. Oxford: Oxford University Press.

Edelman, B. (2009). Red light states: Who buys online adult entertainment? *Journal of Economic Perspectives*, 23(1), 209–220.

Schittenhelm, C. (2016). What is loss aversion? *Scientific American Mind*, 27(4), 72–73.

Kahneman, D., Knetsch, J. L., & Thaler, R. H. (1991). Anomalies: The endowment effect, loss aversion, and status quo bias. *Journal of Economic Perspectives*, 5(1), 193–206.

De Martino, B., Camerer, C. F., & Adolphs, R. (2010). Amygdala damage eliminates monetary loss aversion. *Proceedings of the National Academy of Sciences*, 107(8), 3788–3792.

Dodd, M. D., Balzer, A., Jacobs, C. M., Gruszczynski, M. W., Smith, K. B., & Hibbing, J. R. (2012). The political left rolls with the good and the political right confronts the bad: Connecting physiology and cognition to preferences. *Philosophical Transactions of the Royal Society B: Biological Sciences*, 367(1589), 640–649.

Helzer, E. G., & Pizarro, D. A. (2011). Dirty liberals! Reminders of physical cleanliness influence moral and political attitudes. *Psychological Science*, 22(4), 517–522.

Crockett, M. J., Clark, L., Hauser, M. D., & Robbins, T. W. (2010). Serotonin selectively influences moral judgment and behavior through effects on harm aversion. *Proceedings of the National Academy of Sciences*, 107(40), 17433–17438.

Harris, E. (2012, July 2). Tension for East Hampton as immigrants

stream in. *The New York Times*. Retrieved from http://www.nytimes.com/2012/07/03/nyregion/east-hampton-chafes-under-influx-of-immigrants.html
Glaeser, E. L., & Gyourko, J. (2002). *The impact of zoning on housing affordability* (Working Paper No. 8835). Cambridge, MA: National Bureau of Economic Research.
Real Clear Politics. (2014, July 9). Glenn Beck: I'm bringing soccer balls, teddy bears to illegals at the border. Retrieved from http://www.realclearpolitics.com/video/2014/07/09/glenn_beck_im_bringing_soccer_balls_teddy_bears_to_illegals_at_the_border.html
Laber-Warren, E. (2012, August 2). Unconscious reactions separate liberals and conservatives. *Scientific American*. Retrieved from http://www.scientificamerican.com/article/calling-truce-political-wars/
Luguri, J. B., Napier, J. L., & Dovidio, J. F. (2012). Reconstruing intolerance: Abstract thinking reduces conservatives' prejudice against nonnormative groups. *Psychological Science*, 23(7), 756–763.
GLAAD. (2013). *2013 Network Responsibility Index*. Retrieved from http://glaad.org/nri2013
GovTrack. (n.d.). Statistics and historical comparison. Retrieved from https://www.govtrack.us/congress/bills/statistics

◉第 6 章　進歩

Huff, C. D., Xing, J., Rogers, A. R., Witherspoon, D., & Jorde, L. B. (2010). Mobile elements reveal small population size in the ancient ancestors of *Homo sapiens*. *Proceedings of the National Academy of Sciences*, 107(5), 2147–2152.
Chen, C., Burton, M., Greenberger, E., & Dmitrieva, J. (1999). Population migration and the variation of dopamine D4 receptor (DRD4) allele frequencies around the globe. *Evolution and Human Behavior*, 20(5), 309–324.
Merikangas, K. R., Jin, R., He, J. P., Kessler, R. C., Lee, S., Sampson, N. A., . . . Ladea, M. (2011). Prevalence and correlates of bipolar spectrum disorder in the World Mental Health Survey Initiative. *Archives of General Psychiatry*, 68(3), 241–251.
Keller, M. C., & Visscher, P. M. (2015). Genetic variation links creativity to psychiatric disorders. *Nature Neuroscience*, 18(7), 928.
Smith, D. J., Anderson, J., Zammit, S., Meyer, T. D., Pell, J. P., & Mackay, D. (2015). Childhood IQ and risk of bipolar disorder in adulthood: Prospective birth cohort study. *British Journal of Psychiatry Open*, 1(1), 74–80.
Bellivier, F., Etain, B., Malafosse, A., Henry, C., Kahn, J. P., Elgrabli-Wajsbrot, O., . . . Grochocinski, V. (2014). Age at onset in bipolar I

affective disorder in the USA and Europe. *World Journal of Biological Psychiatry*, 15(5), 369–376.

Birmaher, B., Axelson, D., Monk, K., Kalas, C., Goldstein, B., Hickey, M. B., . . . Kupfer, D. (2009). Lifetime psychiatric disorders in school-aged offspring of parents with bipolar disorder: The Pittsburgh Bipolar Offspring study. *Archives of General Psychiatry*, 66(3), 287–296.

Angst, J. (2007). The bipolar spectrum. *The British Journal of Psychiatry*, 190(3), 189–191.

Akiskal, H. S., Khani, M. K., & Scott-Strauss, A. (1979). Cyclothymic temperamental disorders. *Psychiatric Clinics of North America*, 2(3), 527–554.

Boucher, J. (2013). *The Nobel Prize: Excellence among immigrants.* George Mason University Institute for Immigration Research.

Wadhwa, V., Saxenian, A., & Siciliano, F. D. (2012, October). *Then and now: America's new immigrant entrepreneurs, part VII.* Kansas City, MO: Ewing Marion Kauffman Foundation.

Bluestein, A. (2015, February). The most entrepreneurial group in America wasn't born in America. Retrieved from http://www.inc.com/magazine/201502/adam-bluestein/the-most-entrepreneurial-group-in-america-wasnt-born-inamerica.html

Nicolaou, N., Shane, S., Adi, G., Mangino, M., & Harris, J. (2011). A polymorphism associated with entrepreneurship: Evidence from dopamine receptor candidate genes. *Small Business Economics*, 36(2), 151–155.

Kohut, A., Wike, R., Horowitz, J. M., Poushter, J., Barker, C., Bell, J., & Gross, E. M. (2011). *The American-Western European values gap.* Washington, DC: Pew Research Center.

Intergovernmental Panel on Climate Change. (2014). IPCC, 2014: Summary for policymakers. *In Climate change 2014: Mitigation of climate change* (Contribution of Working Group III to the Fifth Assessment Report of the Intergovernmental Panel on Climate Change). New York, NY: Cambridge University Press.

Kurzweil, R. (2005). *The singularity is near: When humans transcend biology*. New York: Penguin. レイ・カーツワイル『ポスト・ヒューマン誕生——コンピュータが人類の知性を超えるとき』（井上健・小野木明恵・野中香方子・福田実訳、NHK出版）

Eiben, A. E., & Smith, J. E. (2003). *Introduction to evolutionary computing* (Vol. 53). Heidelberg: Springer.

Lino, M. (2014). Expenditures on children by families, 2013. Washington, DC: U.S. Department of Agriculture.

Roser, M. (2017, December 2). Fertility rate. *Our World In Data*. Retrieved from https://ourworldindata.org/fertility/

McRobbie, L. R. (2016, May 11). 6 Creative ways countries have tried to up their birth rates. Retrieved from http://mentalfloss.com/article/33485/6-creative-ways-countries-have-tried-their-birth-rates

Ranasinghe, N., Nakatsu, R., Nii, H., & Gopalakrishnakone, P. (2012, June). Tongue mounted interface for digitally actuating the sense of taste. In *2012 16th International Symposium on Wearable Computers* (pp. 80–87). Piscataway, NJ: IEEE.

Project Nourished—A gastronomical virtual reality experience. (2017). Retrieved from http://www.projectnourished.com

Burns, J. (2016, July 15). How the "niche" sex toy market grew into an unstoppable $15B industry. Retrieved from http://www.forbes.com/sites/janetwburns/2016/07/15/adult-expo-founders-talk-15b-sex-toy-industryafter-20-years-in-the-fray/#58ce740538a1

◉第 7 章　調和

Lee, K. E., Williams, K. J., Sargent, L. D., Williams, N. S., & Johnson, K. A. (2015). 40-second green roof views sustain attention: The role of microbreaks in attention restoration. *Journal of Environmental Psychology*, 42, 182–189.

Mooney, C. (2015, May 26). Just looking at nature can help your brain work better, study finds. *Washington Post*. Retrieved from https://www.washingtonpost.com/news/energy-environment/wp/2015/05/26/viewing-nature-can-help-your-brain-work-better-study-finds/

Raskin, A. (2011, January 4). Think you're good at multitasking? Take these tests. *Fast Company*. Retrieved from https://www.fastcodesign.com/1662976/think-youre-good-at-multitasking-take-these-tests

Gloria, M., Iqbal, S. T., Czerwinski, M., Johns, P., & Sano, A. (2016). Neurotics can't focus: An in situ study of online multitasking in the workplace. In *Proceedings of the 2016 CHI Conference on Human Factors in Computing Systems*. New York, NY: ACM.

Killingsworth, M. A., & Gilbert, D. T. (2010). A wandering mind is an unhappy mind. *Science, 330*(6006), 932–932.

Robinson, K. (2015, May 8). Why schools need to bring back shop class. *Time*. Retrieved from http://time.com/3849501/why-schools-need-to-bring-back-shop-class/

TINYpulse. (2015). *2015 Best Industry Ranking. Employee Engagement & Satisfaction Across Industries*.

クレジット

p.068 図 2 by Sasangi Umesha
p.170 図 4、p.271 図 5 by Thomas Splettstoesser (www.scistyle.com)
License c/o Creative Commons Attribution-Share Alike 4.0 International.
p.177 ボブ・ディラン『風に吹かれて』抜粋

カバーイラスト（花の素材）
© iStock.com/bauhaus1000, nicoolay, cosveta

解説

ドーパミンは、私たちを人間たらしめている神経伝達物質だ。ドーパミンをつくる細胞は、脳神経細胞のごくわずかしかない。にもかかわらず、私たちの生き方から人類の進歩に至るまで、大いなる影響を及ぼしている。たとえば、熱愛・冒険・創造・成功などに駆り立てる力の源も、ドーパミンにほかならない。

従来、ドーパミンは快楽物質と呼ばれ、脳内で「報酬」刺激によって放たれ、快感をもたらすとされてきた。ところが近年、こうした解釈は適切ではないことが明かされている。新たな知見では、ドーパミンは「報酬予測誤差」に関わっているのだ。たとえば街をぶらついているとき、思いがけず素敵な店を見つける……この予想外の良いできごと（報酬予測の誤差）によって、ドーパミンが分泌され、私たちはわくわくする。ここで重要なのは、「素敵な店」という結果（報酬：現実・現在・身体近傍的）ではなく、「予想外、期待と可能性」への反応（予測誤差：想像・未来・身体外的）であることだ。

脳内でドーパミンは、ふたつの回路を通して私たちを動かしている。ひとつは「欲求回路（中脳辺縁系の経路）」であり、もともと生存・生殖につながる行動を促すために進化した。なにかを求め、ほしいというモチベーションの感情もこの回路が引き起こす。通常、ほしいもの（報酬）を獲得できれば欲求は満たされ、次に同じものを得ても喜びや驚き（予測誤差）は薄れる（……恋愛が長続きしないのも、そういうわけだ)。ところが、こうした誤差回路がうまく機能せずに、いつまでも満たされなくなると、依存症につながる。麻薬などのドラッグ、飲酒、ギャンブル、ゲームなどにハマってやめられなくなってしまうのだ。もう好きでもないのに、どうしてもほしくなるという依存の罠もそこにある。

脳内のもうひとつの回路は、「制御回路(中脳皮質系の経路)」であり、欲求ドーパミンの衝動を制御し、有利な結果へと導く。抽象的概念、先を見越した戦略・計画によって、周囲の状況を支配する力ともなる。また、想像力の源でもあり、私たちを想像上の未来へと連れて行く手立てを与える。成功を目指して、飽くなき努力をさせるのも同じ力だ。ドーパミンは望ましい未来を得るためにはたらくだけなので、その手段は問わない。ドーパミンに良心はないのだ。服従することで相手を逆に支配したり、競争に勝つために詐欺をしたりするのも、計算高いドーパミンの作用というわけだ。

ドーパミンは創造力の秘密も握っている。統合失調症の治療薬は、ドーパミン活性を低下させる(つまり統合失調症はドーパミン過剰の傾向がある)。統合失調症では、本来ならば無視すべきなんでもないものを重要と思いこんだりすることがある。これは「潜在抑制機能障害」などと呼ばれ、注意を払う能力が抑制されなくなることで起こる。この障害は妄想・幻覚などを引き起こすとともに、なじみのある世界・モデルを壊すはたらきもする。夢のように、まったく異なるものが結びついて、新たなアイデアを生み出したりするのだ。まさに、創造と狂気は紙一重というわけだが、ドーパミンはこうした創造的な刺激に深く関わっている。

世の中を動かしている政治の陰にも、ドーパミンが潜んでいる。遺伝的傾向と政治的姿勢とのあいだに関わりのあることが、さまざまな研究によって裏づけられているのだ。たとえば、D4と呼ばれるドーパミン受容体をコードする遺伝子。このD4遺伝子のバリアント（多様体）のひとつに、「7R」という対立遺伝子《アレル》がある。この遺伝子を持つ人は、飽きやすく、新しいものやめずらしいものを追い求め、興奮しやすい、短気、浪費癖といった傾向がある。そして政治的にはリベラルな志向が高い。一方で保守派は、目新しさや変化を好まず、堅実で、脅威や危害をより避けようとする。

面白いのは人類の大移動（アフリカを出て、アジア、北米、南米へと至る）にも、この7Rが絡んでいることだ。人類の移動経路にあたる各地の遺伝子データを調べたところ、アフリカからの移動距離が長くなるほど、7Rの保有率も高かった。このことは変化に対応しやすいドーパミン活性の高い者たちが、より遠くまで移動を続けた集団の生存・繁殖で優位に立っていたことを示している。

また、双極性障害（躁うつ病）も、移住と関わりがある。実際に移民の多い国では、双極性障害の有病率が高い（アメリカは世界最高の四・四％、ほとんど移民のいない日本は〇・七％できわめて低い）。双極性障害では分泌されたドーパミンを再取り込みする脳のはたらきが弱まり、ドーパミン過剰になってしまう。それがエネルギーの高揚や多幸感、目標指向型の行動などをもたらす。疾患にまでいたらない活動過多《ハイパー》な気質は「発揚気質《ハイパーサイミック》」と呼ばれるが、それはまさにアメリカ人の典型的な開拓者精神に当てはまる。

好奇心に溢れ、冒険やイノベーション、未来へと駆り立てられ、創造性や戦略にも長けたドーパミン気質は良いことだらけのように見える。しかし、必ずしもそうではない。私たちをもっと先へ、もっと目新しいなにかへと突き動かすこの力は、ダークサイドを併せ持っている。長続きしない愛、満足感の欠如、共感の乏しさ、抽象的で現実からの遊離、依存症や精神病のリスク……などなど。こうしたマイナス面を補うのが、本書にたびたび登場する名脇役であるＨ＆Ｎ（ヒア＆ナウ）回路だ。この回路はセロトニン、オキシトシン、エンドルフィンなどによって作動する。長続きする友愛を育み、いまここの現実に着地し、具体的な思考、身体的感覚や共感とともにある。象徴的なのが、オーガズム体験だ。快楽が極まるオーガズムはドーパミンが関わっているように見えるが、むしろドーパミンを抑止し、Ｈ＆Ｎ回路が活性化しなければ得られない。

ドーパミン回路とＨ＆Ｎ回路の調和こそ、脳の潜在能力をもっとも解き放つ。そのための実践的な方法も本書には紹介されている。さまざまな欲求を煽る現代社会そのものが、ドーパミン的であり、私たちをもっと！と盛んに駆り立てる。Ｈ＆Ｎ回路とのバランスをつねに意識することは、「いまここ」に充足し、「幸せ」を実感するための鍵となるだろう。

本書出版プロデューサー　真柴隆弘

著者
ダニエル・Z・リーバーマン Daniel Z. Lieberman
ジョージワシントン大学の精神医学・行動科学部教授およびクリニカル・アフェアーズ副会長。アメリカ精神医学会の特別研究員。キャロン財団リサーチ・アワードを受賞。米国の保健福祉省、商務省、薬物・アルコール政策局などに精神医学の知見を提供している。

マイケル・E・ロング Michael E. Long
ライター、スピーチライター、脚本家。ジョージタウン大学でライティングを教える。プロフェッショナル・スピーチライターズ協会の常任コーチ。講演者としても評価が高く、オックスフォード大学での基調講演を含め、世界各国で講演を行っている。

★ Forbes 誌：年間ベストブック (2018)

訳者
梅田 智世（うめだ ちせい）
翻訳家。訳書は、リアム・ドリュー『わたしは哺乳類です』、リチャード・メイビー『イースト・アングリアへ：わたしは自然に救われた』、ダレン・ナッシュ『ビジュアル 恐竜大図鑑［年代別］古生物の全生態』、ジョナサン・グランシー『世界建築大全：より深く楽しむために』など。

もっと！
愛と創造、支配と進歩をもたらすドーパミンの最新脳科学

2020年10月15日　第1刷発行
2024年　6月20日　第5刷発行

著　者　　ダニエル・Z・リーバーマン、マイケル・E・ロング
訳　者　　梅田 智世
発行者　　宮野尾 充晴
発　行　　株式会社 インターシフト
〒156-0042　東京都世田谷区羽根木 1-19-6
電話 03-3325-8637　メールアドレス inter@intershift.jp
www.intershift.jp/
発　売　　合同出版 株式会社
〒184-0001　東京都小金井市関野町 1-6-10
電話 042-401-2930　FAX 042-401-2931
www.godo-shuppan.co.jp/
印刷・製本　モリモト印刷
装丁　織沢 綾（カバーは原著装丁をアレンジ）

Printed in Japan
ISBN 978-4-7726-9570-1　C0040　NDC400　188x130